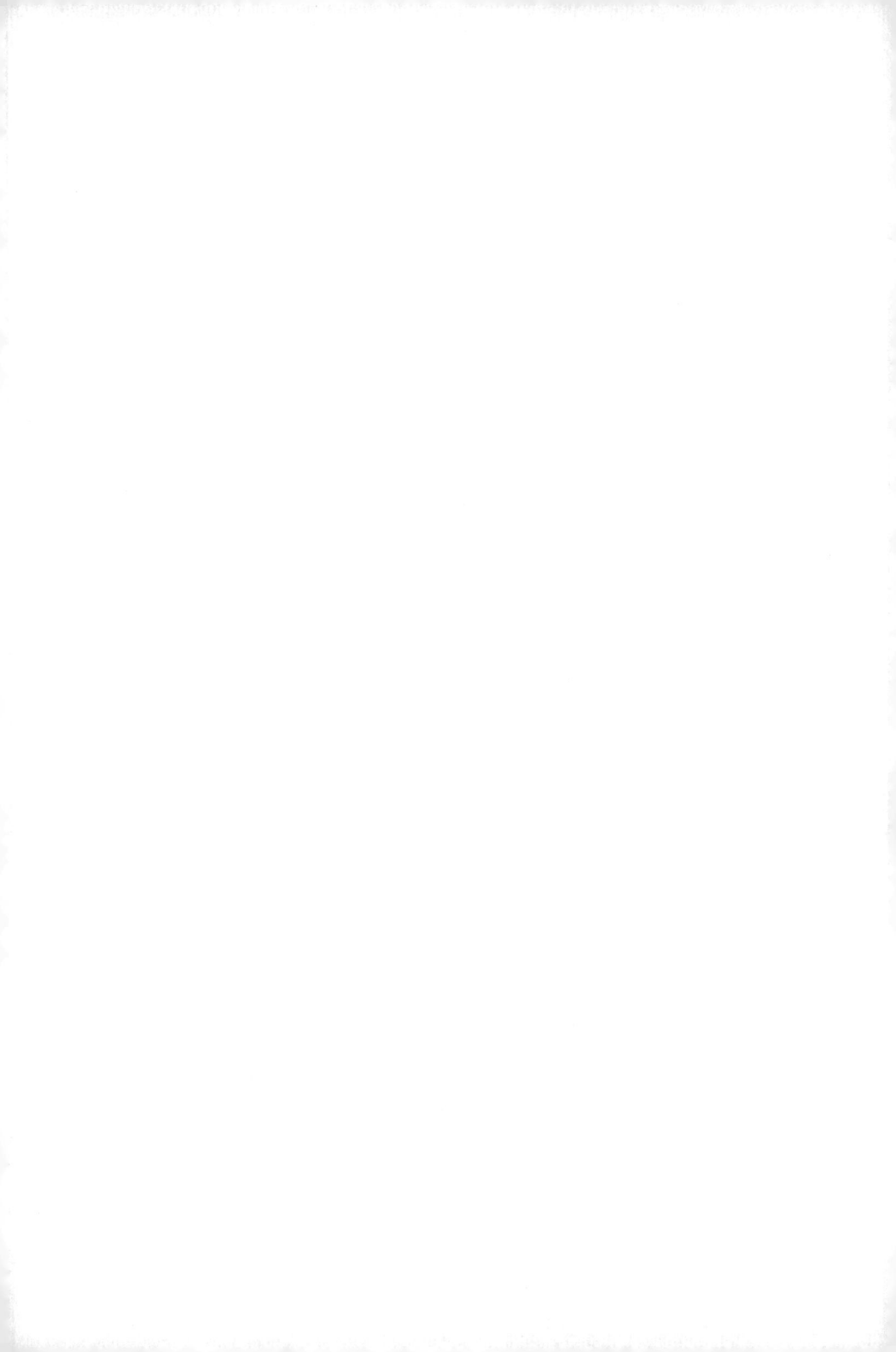

歯科春秋

― 小児歯科の創設と発展に沿って ―

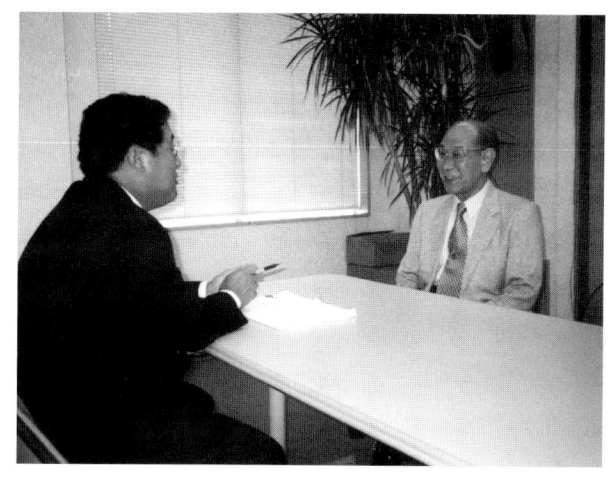

落合靖一／田中晃伸

わかば出版株式会社

はじめに

　私がまだ若い頃『舞踏会の手帖』というフランス映画があった。巨匠ジュリアン・デュヴィヴィエ監督による世界初のオムニバス映画で当時、一世を風靡した名作だった。映画の筋は、中年過ぎのある上品な未亡人が娘時代、舞踏に誘われ愛を囁いてくれた夢多き青年達を、手帖に記してある順に次々訪れ、それらの男性との再会を、一人ずつ一編の話に仕立てたものだった。

　最初に訪れた山間の大邸宅に住む人は、その日の朝亡くなったと昔の彼によく似た息子に告げられ、靄のかかる美しい湖のほとりに悄然とした彼女が一人佇む話；次にその昔、新進気鋭だった医師を訪うと、彼はアルコールですっかり身を持ち崩し堕胎医に落ちて、屋根裏部屋で妻と激しく金銭上の口論をしていたという話；また弁護士志望だった有為な青年は、どこで何を間違えたのかギャングの首領になっていて、彼女の目の前で朗々とヴェルレーヌの詩を誦し過ぎ去った青春を偲びながら、多数の警官に包囲され逮捕されるという話；さらに若い頃から呑気に遊んでばかりいた美容師を訪うと、相変わらず気楽に手品などを見せ臆面もなくまたダンスに誘うデリカシイの無さに彼女はすっかり落胆する、などなどという話が5、6編ほど続く。

　最後に彼女が昔、社交界にデビューした懐かしいサロンに立ち寄ると、そこにはやはり若く美しい娘がいて、ダンスに誘う青年と手に手を携え、嬉々として踊るのを見る。彼女は思わず近寄って声をかけようとするのだが、強いて押しとどめ静かに物思いに耽る、というシーンで終わる。この結びの場面は主演女優マリー・ベル（だったと思う）の名演技で、実に印象的な圧巻だった。

　諸行無常というか、"それが人生"（セ・ラ・ヴィ）というのか、まだ若かった私の心にも、しみじみと深い影を響かせた名画だった。

今回、田中晃伸君と対談しながら、私は何度となくこの映画を思い出していた。昔を今になすよしもないが、若き日の過ぎ去った出来事、懐かしい人々に深い愛着を覚えること、しきりであった。

　思えば私の学生時代、日本はアメリカと大戦争をして互いに殺し合った。現に昭和20年3月の空襲で、一晩に10万人からの都民が無惨に焼き殺されるのを目の辺りにした。やがて戦争が終って平和になると、どうしたご縁か、このアメリカへ渡り一生の仕事になる小児歯科を教えてもらうことになる。アメリカ人は実に親切で、何もわからない私に手を取って丁寧に教えてくれた。

　日本へ帰ると、優秀で努力家の多数の畏友に囲まれ、小児歯科を建設する仕事に携わった。正直いって私は別になんの才にも恵まれず、これといった特徴もない人間だが、ただ生まれ合わせた時期だけは天の恩寵を受け期せずして日本における小児歯科の創立に身をもって巡り合う、という素晴らしい幸運に恵まれた。そして戦後日本の驚くべき発展の中で小児歯科が隆盛の一途をたどるのを、つぶさにこの目で見たのである。まことに数奇な人生だった。

　これは私自身にしてみれば、すべてが紛れもない事実だし、私だけのかけ代えのない大切な資産でもある。しかし他の人からみれば、私の人生など、なんの変哲もないばかりか、別に取り立てて言うほどのものではない。ゲーテの『詩と真実』などには、生きざまの質からして遥かに遠く及ばないのである。

　何年も前から同学の親しい友人である田中君が、退職した私に、なぜか過去の話を書くよう求めていた。「過去のある女」の話なら、そこには艶ややかな香りも漂ようが、不粋な私の過去なんてマルデ三文の値打ちも無い。それで私はその都度、曖昧な返事を重ね逡巡していた。今回シエン社の百瀬文隆社長にまで誘いをうけ、とうとう重い腰を上げざるを得なくなった。

　けれども世の中がこれほど変わり、今の若い人達が何を求め、何を知りたいのか、全然見当もつかない。それで田中君に若い人の代表として質問してもらい、それに答える形ならばと開き直った。

　田中君の聞き上手と熱心さに、ついつい私も引き込まれ、言わずもがなの事ばか

り話したような気がする。果たして皆様のご期待に少しでも答えたのか、また多少でも興味をもって読んでいただけるのかどうか、甚だ心許ない。しかし対談は大変楽しく進んだ。その辺の模様は、各章末に挿入した『みちくさコーナー』から、ご想像いただけると思う。

　ゲラを読み返してみると、私自身は計らずも過去の総まとめができたわけで、拙い人生だったのに、こうした機会を与えてもらい本当に私は恵まれていると思う。田中君や百瀬社長には、心から深謝の気持ちでいっぱいである。

　同時に懐かしい日々や、大勢のお世話になった先輩、友人の方々が彷彿として浮かんでくる。これは私にとって真に華麗な所有以外の何者でもない。ただ、だいぶ昔の話だし、私の記憶に思い違いの多いのもわかっている。失礼の段があればぜひお許し願いたいし、またご叱正があればいただきたい。

　最初の二章は私が歯科医になるまでと最初にアメリカに行った頃の話なのだが、田中君もまだ生まれていないというので、私が所属する四ッ谷歯科医師会の会報『四谷歯報』に以前書いたものを転載させていただいた。転載を快諾して下さった池田作会長および宮下邦彦編集委員長に御礼申しあげる。

　また東京医科歯科大学小児歯科学教室の5周年記念誌と同10周年記念誌、および小児歯科学会雑誌を何かにつけて参照させていただいた。関係諸先生には深く感謝している。

　　平成12年6月29日
　　　72回目の誕生日、寓居で愛犬ポニの声を聞きながら

　　　　　　　　　　　　　　　　　　　　　　落　合　靖　一

目　　次

はじめに ……………………… 3

I　歯科医になるまで ……8
1. 歯科へ進学した理由　8
2. 入学はしたけれど　9
3. 戦時中の学生生活　10
4. 終戦を迎えて　11
5. 戦後の混乱　12
6. 教育制度の改革　13
7. 歯科の教育改革　15
8. 戦争直後の学生生活　17
9. 国家試験のこと　18

　　みちくさコーナー：
　　　アメリカへの最初の船旅　21

II　小児歯科との出会い ……23
1. 卒業はしたけれど　23
2. 卒後の研修生活　25
3. フルブライトの留学生試験　27
4. 初めて聞く"小児歯科"　29
5. アメリカへ渡って　31
6. フォーサイスでの生活　33
7. イリノイ大学の大学院　38
8. イリノイ大学の思い出　39

　　みちくさコーナー：
　　　ボストン余録　43

III　日本の小児歯科の始まり ……46
1. 小児歯科が生まれたいきさつ　47
2. 小児歯科の先達たち　50
3. 帰国して始めたこと　53
4. 患者の洪水　53
5. 小児歯科集談会で仲間がふえる　56
6. 小児歯科を支えた第一世代　59
7. 小児歯科教育の始まり　63
8. 訳書による初めての教科書　64

　　みちくさコーナー：
　　　啓蒙書の読者が受賞？　71

IV　変貌する歯科医療 ……74
1. 発展のための胎動　74
2. 歯科器材の進歩と医療管理学　76
3. 日本小児歯科学会の誕生　78
4. 初期の頃の学会と研究　83
5. 人類遺伝学への興味　86

　　みちくさコーナー：
　　　テレビ出演あれこれ　89

目次

V 小児歯科医療の歩み……91
1 小児歯科の形が整う　91
2 全身麻酔下の治療と北療育園　94
3 臨床医とむし歯予防　98
4 カルピス騒ぎ　101
5 器材、器具、薬剤の発達　102
　みちくさコーナー：
　　「ムシ歯学」の翻訳　109

VI 大学から開業へ………111
1 開業への動機と開業地探し　111
2 開業時の苦労　116
3 う蝕の予防　125
4 神戸臨床小児歯科研究会
　（KSCP）と予防センター　129
5 むし歯が減った　142
6 日本と世界の小児歯科の流れ　147
7 講師としての全国行脚　153
8 外国との交流　156
9 咬合誘導について　169
　みちくさコーナー：対談集
　　『めぐりあい』を読んで　173

VII 小児歯科で開業しながら……175
1 診療所の経営管理　175
2 ICD（国際歯科学士会）とWHO　179
3 留学時代の思い出　186
4 大学、学会の友人たち　190
5 学会の歴史　195
6 標榜医と認定医　205
7 現在の国民健康保険制度　209
8 障害児のための歯科医療　209
　みちくさコーナー：
　　趣味を生かして　214

VIII 結びとして………………216
1 歯科教育の将来　216
2 引退前後　219
3 対談の終わりに　223

年　譜………………………227
あとがき……………………232
著者略歴……………………236

Ⅰ　歯科医になるまで

1　歯科へ進学した理由

　私が東京医学歯学専門学校（現在の東京医科歯科大学）歯学科の入学試験を受けたのは、昭和20年2月初めのことであった。日米戦争はすでに4年目で、東京の町は空襲の焼け跡ばかりが目立っていた。

　私がこの学校を選んだのは、徴兵猶予（卒業まで軍隊にいくのが延期される）の制度があったからである。当時の日本では飛ぶ鳥落とす勢いで絶対の権力機関であった帝国陸海軍も、医者不足には悩まされていた。そして戦争継続に必要な医者をつくるのに大変苦心して、いろいろの特例や恩典を設けていた。その一つに医科系学生に対する徴兵猶予があった。また歯科医を医者にする制度もあった。歯科医師は2年の速修教育を受けるだけで、医師の資格を得ることができた。国家試験ナンテ面倒なものは一切ない。

　こうした国策に沿って本来、歯科医の養成機関だった東京高等歯科医学校も昭和19年に医学科を併設し、東京医学歯学専門学校（以下、東医歯専と略）と名称を変えた。同じ頃できた国立の医学教育機関としては、前橋医専（現群馬大医学部）や米子医専（現鳥取大医学部）など全国に8校もある。現在も時折言われる「旧六新八」の新八である。

　私の当初の予定では東医歯専の歯科に4年学んで歯科医になり、さらにその後、医科に2年進むつもりでいた。そうすれば有難いことに、都合6年間は軍隊にいかなくてよい。卒業すれば歯医者と医者の両方の免許がとれるから、軍医としてまず弾丸の飛んでくる戦場へ行かなくて済む。戦争が終ったとしても、二つの免許があれば食いはぐれることはなかろう。何よりその間に、アメリカとの戦争にケリがつくだろうと考えた。早い話が兵隊逃れで、これには命がかかっていた。

　申し訳ないが、決して歯科医学に崇高な憧れや期待があってのことではない。親の跡目を継ぐという訳でもない。無論、かつての一時期のように歯医者は儲かるナンテ夢にも思わなかった。戦争で死なずにすめば、せめてもの拾い物というのが根本的な動機だった。

　今にして思えば情報の基本的欠如というヤツで全くひどい話だが、しかし当時の

中学生、日本橋の繊維問屋の小倅（こせがれ）としては、こんなところが精一杯の知恵だった。要するにモリエールではないが「心ならずも医者にされ」たのである。オーバーに言えば、職業選択に関して私は戦争犠牲者だった、と今でも心から思っている。

合格発表は3月の初旬だった。同じようなことを考えた奴は多かったとみえ、倍率はかなり高い試験だったが運よく入学できた。その後、数日して私の日本橋の家はB29の空襲で灰燼に帰した。昭和20年3月10日、いや正確には3月9日の晩から10日にかけての空襲で東京の下町一帯が焼けた、あの夜の大空襲のことである。

私の父は和装服装品、わかりやすくいえば女の人の着物とか帯、それに肌着や付属品を製造し商うのが仕事だった。こんな華美で贅沢な平和産業は、戦争の初期から軍部や政府に睨まれ営業を停止させられていた。それで千葉県の利根川沿いに小さな家を買って疎開し、自給自足の生活のため百姓を始めた。東京府と東京市が統合して東京都になった（昭和17年）頃のことである。それで両親と幼い弟妹は空襲にもあわず無事だった。私だけが家を守って、留守番がてら日本橋に残っていた。とは言っても夜泊まるだけで昼は勤労動員で工場へ通い、駆逐艦の給水ポンプなんていう得体の知れない物を作っていた。

空襲のあった夜、私も勇をこして家に落ちた焼夷弾の幾つかは消し止めた。しかし焼夷弾は次々に落ちてきて、とても守り切れるものではない。自分の部屋で受験参考書の山が音を立てて燃え上がるのを見ながら、家を飛び出して逃げた。その時、東医歯専の入学許可証だけはしっかり胸のポケットに入れ何度も上から確認したのを覚えている。これが無くなったら、軍隊へ引っ張られモトも子もないと思ったからだ。そして一晩中、かねて避難場所に指定されていた浜町公園で近所の友人とプールの水をかぶりながら、無数の火の粉が隅田川を越えて渡ってくるのを呆然と眺めていた。3月初旬の夜というのに火災で非常に暑く、辺りは騒然として強い風が吹きまくっていた。一晩で女、子供を含め約9万人が焼死、重軽傷者は11万人、罹災者は百万人といわれている。今、思い出してもゾッとする光景である。因みに平成7年の神戸大震災では約5,000人が死んで、あの騒ぎだった。いかに戦争というものが過酷かつ非情、またバカバカしいかわかるだろう。

2　入学はしたけれど

4月に入学式があり、正式に東医歯専の学生になった。東京の交通事情はもうメ

タメタで毎日、正午頃にはB29の空襲があり、来られる学生だけが来るという変則的な授業開始だった。枚長は長尾優先生だった。

　一年生の時は医科と歯科の学生が合併で講義を聴いた。つまり解剖、病理、生理、生化などの基礎医学は、医科と歯科が共通だったからである。これはかつて日本の歯科界で大きな問題になった医科、歯科一元論に基づくものであるとは卒業してから知った。東医歯専は当時から一元論のメッカであった。合併授業は二年生まで続いた。

　現在の歯学部の建物のあたり一帯は、草の生えた空き地で片隅に木造の柔道練習場があった。この畳の上に座って正面に黒板だけ置いた教室で、藤田恒太郎先生の解剖や清水文彦先生の細菌学の講義を聴いたとは、今、思い出しても信じられない。まるで昔の寺子屋教室だった。教科書なんかむろん無い。先生が黒板に書いて下さるのを、藁半紙を綴じた手製ノートに必死になって書き写した。当り前のノートや万年筆、ペン、インクなど全く手に入らない時代だった。講義にスライドなんか一度も見たことはない。

3　戦時中の学生生活

　戦争はますます苛酷さを加え、とてもまともな講義のできる状態ではなくなっていた。空襲の合間を縫って集まった学生10名ぐらいに今でいうセミナー形式で、薬理の岡田正弘先生（晩年、昭和大歯学部長）が田辺元の哲学概論を読んで解説して下さったり、生理の山際一三先生が科学する心や医者として患者に尽くす基本理念など、お話を聞かせて下さった。それまで中学で工場の勤労動員ばかり行っていた身には、非常に斬新で興味のある講義だった。

　最近、患者との接し方や医者の態度や倫理がよく問題にされるが、確かに近頃はああいう話を先生もしなくなったし、学生も聞く機会が無くなった。新しい学説や技術の習得だけで、教える方も教わる方も精一杯なのだろうが、古き良き時代というか、人間形成の一環として、ああいう教育は若い時代にどこかで復活させてやりたいと思う。

　当時は各学年ごとにクラス主任の先生がいた。我々のクラスは矯正学教室の担当で、2組に分けてA組は高橋新二郎教授、B組は榎恵助教授が担当された。私はB組だった。榎先生が戦前テキサス大学へ留学された頃の話をよく聞かせて下さった。

アメリカと必死の戦争をしているのに、若い時のアメリカでの生活は有益で楽しかったという話を聞いて、中学とは随分次元の違うところだと思ったし、自由というのはどういうことかということも朧気に学んだ。ただ、週に何回か教練と称して、配属将校の軍人さんに校庭で重い銃を担いで行進や突撃訓練を習った。榎先生は「銃を担いで走り回った後では、手指が震えてとても細かい歯型彫刻はできまい。何とかしてやりたい」と学生のために気を配り、暗に教練を批判されるのをよく聞いた。しかし時代や社会は、とてもこうした考えを受入れる雰囲気ではなく、オカシな話だが、何よりも我々学生が余り気にしていなかった。教育の力というのは恐ろしい。我々学生にしてみれば、学校で軍事教練をするのは当然で、別にそれ程辛いとも思わなかった。

　滝野川にあった陸軍被服廠(ひふくしょう)へ勤労動員で何日も通った。実はこの広大な敷地に戦後、米軍キャンプと肢体不自由児の療養施設、東京都立北療育園ができた。それから十数年たった昭和35、6年頃から私はこの北療育園へ、脳性麻痺の子供たちの歯の治療に毎週一回、定期的に通うことになるのだが、昔を思い出してはまことに感無量であった。

4　終戦を迎えて

　7月の半ば過ぎから、とりあえず夏休みになった。夏休みといっても別に行けるところもない。汽車は満員だし、第一切符だって自由に買えない。そして連日のように米軍機の空襲があった。この頃になると、高空から爆撃機B29が爆弾を落とすだけではなく、グラマンF6Fとかロッキードア51なんていう艦載戦闘機までやってきて縦横に暴れ回るので、とても危険で空襲になったらウカウカ外出もできない。畑の草むしりや手入れをしなければ、食べるものだって手に入らない。夏休みになっても決して暇ではなかった。

　ご記憶の方もあると思うが、終戦の年、昭和20年の夏は非常に暑かった。8月になって広島と長崎に新型爆弾が落ちたというニュースを聞いた。しかし大和魂があれば大丈夫と宣伝されていたので、あまり気にしていなかった。これがかの有名な原子爆弾であったとは、広島から来ていたクラスメートに聞くまで知らなかった。

　8月15日の正午にラジオで重大放送があると言われたが、どうせ「米軍が上陸したら最後の一人まで戦え」といったようなことだろうぐらいにしか考えていなかっ

た。ところがこれがとんでもない話で、この日をもって太平洋戦争がアッケなく終結するという、全く信じられない事態が起こった。

　私は昭和3年の生まれである。考えてみれば昭和6年に満州事変が始まった時、私は3歳だった。それ以来、5―15事件、2―26事件、昭和12年の日中戦争、昭和16年の日米開戦と私が育つにつれて軍部と戦争だけが拡大し、平和な時期というのは一度も経験したことがない。だから学生時代を通して、何となく世の中というのはこんなもので、社会に戦争のない人生なんて考えられない、実に不幸な育ち方をした。これはその後アメリカへ留学してつくづくと感じたことで、私の人生観が大きく変わるのだが、それはまた後の話である。

5　戦後の混乱

　戦後処理はパタパタ進んだ。8月末には占領軍が厚木に到着し、9月2日には米戦艦ミズーリ号で降伏文書が調印され、連合軍総指令部（GHQ）が日比谷の第一生命ビルに置かれて、マッカーサー元帥が総司令官になった。

　私は兵隊になるのが嫌で歯科へ来たのだが、僅か4か月で思いもかけずその軍隊をアメリカが取り潰してくれた。必然的に歯科にいる理由もなくなった。それで次の年に他の学校を受け直そうと考えたのだが、百姓をしてカツカツの生活をしている両親をみると、とてもそれは言い出せなかった。もし、あの時違う道を選んでいたら、どんな人生になったろう、と今でもよく考えることがある。

　9月に学校が再開した。日常生活は大混乱し友人たちも今後どうしてよいのかわからず、右往左往していた。ある講義のとき、藤田先生がニコニコして
「諸君、これからは自由に研究や討論ができる。外国とも交流ができるだろう。本当に良かったね。大いに頑張って今までの遅れを取り戻そう」
と冒頭に発言されたのが、未だに強く印象に残っている。私はアッケにとられて、この人は偉い解剖学者だそうだが、戦争に負けて嬉しいのかと思った。同級生の中にも「あいつはとんでもない反戦論者だ」とか「あんな奴がいるから戦争に負けたんだ」と、イキマイた者もかなりいた。私もどちらかといえば、彼等の考えに賛成だった。今にして思えば実に微笑ましい。つまり、そういう環境の中で、そういう教育だけを受けて育ってきたのだ。

　前にも書いたが、私の父親は戦争中は国策に沿わないといって商売も止めさせら

れ、我々子供を抱えてずいぶん苦労をしたらしい。商人だから、根っからの自由主義者だった。戦争中にも私によく戦争批判、軍人誹謗の発言をした。私は学校の先生や友人達とは全く異質の発言をする父親を、内心ヘンな奴だと思っていた。事実、8月15日の終戦の詔勅を自宅で聞いたのだが、聞き終った時、父親が小さい声で「よかった」と溜め息まじりに呟くのを確かに聞いている。

「戦争に負けて何がよかっただ、情けない」と私は思った。しかしこういう親父の元で育ったので、藤田先生の話を聞いても皆のようにとんでもない意見だとは思わなかった。むしろ職業は全く違うのに、この学校にはウチの親父とよく似た考えの先生が随分いるんだなあ、何故だろう？　と不思議だった。若い時に外国へいった奴は、みんなカブレてあんなふうに考えるのかとも思った。大袈裟にいえば、どうやらこの辺が私の思想形成の転換期になったようだ。

戦争がすんで毎日の空襲だけはなくなったが、食料を始め日常の物資は戦争中より欠乏し本当に困った。学校はどうやら戦災を免れて（付属病院は完全焼失したが）、実習の器材や顕微鏡などには事欠かなかった。

世の中は徐々に明るさと希望を取り戻していった。何もないけれど、戦争が終って将来の計画だけは、どうにか立てられるようになった。町には「青い山脈」とか、笠置シズ子の「東京ブギウギ」が流行り、アメリカ一色に染まっていった。美空ひばりがデビューしたのもこの頃である。

私は2時間以上かけて利根川沿いの町から汽車で通学した。毎朝5時28分発の汽車に乗るのは私も辛かったが、それに間に合うように朝飯や弁当を作る母親はもっと大変だったろう。ガスなどなくて炊事や風呂炊きはすべて薪だった。ただ田舎にいたお陰で三度とも米の御飯が食べられたのは恵まれていた。汽車は上野駅に着くが、上野から御茶ノ水までは歩いた。電車は少なく、込んでとても乗れなかったのだ。歩き慣れれば、上野と御茶ノ水というのは決して遠い距離ではない。何キロぐらいあるか、ご存じだろうか？　この辺の感覚も、戦争中の人と、すぐ車に乗る今の人で随分違うと思う。意外と東京旧市内は小さいのである。

6　教育制度の改革

極めて短期間の間に日本の政治体制を始め官僚機構、教育制度、その他すべてのシステムが、好むと好まざるとに拘らず連合軍、主としてアメリカの手で変革され

た。

　歯科医学教育も例外ではなく、大きく変わった、いや変えられた。この頃のアメリカ人は短期間に、非常に合理的かつ大変精力的な仕事をしたと思う。

　教育制度の改革を説明するために、戦前の日本の一般教育について簡単にふれておこう。私は戦前の制度で教育を受けた最後の学生なので、新、旧両教育制度については、受ける側から身をもって詳しく知っている。

　まず小学校は6年制で、戦後も変わっていない。これは義務教育であった。小学校を卒業すると、男子は中学校、女子は女学校へ進んだ。つまり男女別学である。これは義務教育ではなく、家庭の事情で進めない子は小学校の高等科というのに2年間通って義務教育、つまり初等教育が8年で終了した。この小学校高等科の歴史は古く、石川啄木が明治中期に代用教員をした話は有名である。

　中学校（女学校）は5年制で、同程度の学校に商業学校、工業学校というものもあり、それぞれ商業、工業を中心に教え、卒業すればいずれも中等教育終了者である。

　主に中学校へ進んだ者が、さらに高等教育を受けるため専門学校、高等学校、大学へと進んだ。中学校（女学校）は本来5年制なのだが、4年終了の段階で上級学校を受験できた。私も中学は4年修了者である。

　ここで高等教育機関の専門学校、高等学校、大学について少し説明しておこう。

　専門学校は、それぞれの目的に応じて工業専門学校、経済専門学校、医学専門学校、歯科医学専門学校、薬学専門学校、さらには繊維専門学校、美術専門学校、鉱山専門学校、蚕糸専門学校などと実に多種多様で、国、公、私立取り混ぜて多数あった。期間はいずれも3年制で、医科と歯科だけが4年制である。現在の専門学校と呼称は同じだが、内容はかなり違う。また陸軍士官学校とか、海軍兵学校など陸海軍の将校を養成する学校も中学4年で受けられたから、これも専門学校レベルということになろう。ただしこれは文部省令による学校ではない。

　次に旧制の高等学校というのは国立大学の予科だと思えばよい。国立大学には9校の帝国大学、それに千葉医大、金沢医大、新潟、岡山、長崎など6校の国立医科大学（旧6新8の前者）、また工業大学、商科大学などがあったが、高等学校の卒業生はこれら大学のいずれかの学部に進学した。高等学校は国立のものが多く（もちろん公、私立のものもあったが）、全国の主要都市に散在していた。いずれも2年制

で、将来の進路にあわせて文科と理科に分かれていた。さらに文科は甲、乙、丙の三部に分かれ、文科甲類は英語、乙類はドイツ語、丙類はフランス語を専攻した。また理科は二つに分かれ、理科甲類は数学や工学系、理科乙類は生物や医学系となっていた。これから見ても、昔の高等学校というのは大学の専門課程に進む前の外国語学習を中心にした、いわば教養課程であった。

さらに大学だが、私立の大学は自分の学内に予科（2年制）を併設していた。したがって中学から直接予科に進学するのである。予科を終了すれば、自動的に本科に入学できる。大学の学部は文科、理科のいずれも3年制で医学部だけが4年だった。大学の卒業生はいずれも学士になった。

ザットこんなところが戦前の日本の教育制度である。自分で書きながらつくづく思うが、かなり複雑な制度である。明治以来日本の教育を少しでも高めようと多数の先輩や専門家が、努力と苦労を重ねた結果こうなったのであろう。お陰で日本人の教育水準は明治以来、ごく短期間に非常に上昇したが、その裏にはこうした複雑な教育制度を生んだ。

例えば医者になるとすると、中学を卒業して4年制の医学専門学校へ行ってもよいし、高校を2年すませ旧帝大の医学部、または千葉や岡山などの国立医大へ4年行ってもよいし、あるいは私立の医科大学へいって予科と本科を合わせて6年やってもよいということである。要するに医者になるのに中学を卒業してから、4年コースと6年コースの二種類があるというわけだ。そして社会に出れば医学士という学位がつくかつかないだけで、医者としての資格は同等というのだから、今の人にはちょっと理解しにくいであろう。

7　歯科の教育改革

幸か不幸か、歯科には大学がなく全部専門学校だったから、こういう厄介なことはなかった。私の例でいうと小学校6年、中学校4年そして歯科の専門学校4年で、合計14年間の教育、つまり順調に進んで21歳の若さでともかく歯科医になった。

さて話を本題に戻して、こういう日本の教育制度にアメリカが占領政策の一つとして手をつけた。そして日本の文部省を通して、彼等が改革を進めた結果が今日の6・3・3制となり、従来の日本の教育システムは基本的に変わった。これについては今さら詳しく言うまでもない、周知の通りである。

歯学教育だけについて大筋を述べると、戦前の日本には、次の8校の歯科医養成機関があった；

東京歯科医学専門学校（私立）

日本歯科医学専門学校（私立）

東京医学歯学専門学校・歯学科（国立）

日本大学・歯科専門部（私立）

大阪歯科医学専門学校（私立）

福岡医学歯学専門学校・歯学科（県立）

東洋女子歯科医学専門学校（私立）

日本女子歯科医学専門学校（私立）

　これらの学校はいずれも明治、大正、昭和の初期に創立され、歴史と伝統をもって日本の歯科医療に貢献し、年々歯科医を世に送り出していた。この8校から年間1,000人ほどの卒業生があった。当時、老齢、死亡、その他の理由から離職する歯科医の数は全国で年間900人ほどと見積もられていたから、年間の歯科医の自然増は100人程度である。これはその頃の日本の全人口の自然増に比べれば、決して十分な数ではなく、歯科医は常に不足していた。因みに、歯科医の養成機関も男女は別学で、上記6校の学校は男子校、後の2校はその名の示す通り女子校である。

　終戦の翌年、昭和21年（1946年）にアメリカの強い勧告で、医師、歯科医師の養成機関はすべて大学レベルに昇格することになり、このために歯科教育審議会なるものが発足した。そして各学校について、全般的な設備や内容、教授陣の数やその資格、外来施設や臨床実習の状況、研究室の設備やその活動状況、図書室の設備などが細かく調査された。私は当時まだ学生、それもごく低学年の学年だったので詳しいことはよくわからない。この辺のことは長尾優先生の書かれた〝一筋の歯学への道普請〟に詳しく述べられている。いずれにせよ上記の8校の専門学校のうち6校だけが大学に昇格して、次のように名称をかえた；

東京歯科医学専門学校→東京歯科大学

日本歯科医学専門学校→日本歯科大学

東京医学歯学専門学校・歯学科→東京医科歯科大学・歯学部

日本大学・歯科専門部→日本大学・歯学部

大阪歯科医学専門学校→大阪歯科大学

福岡医学歯学専門学校・歯学科→九州歯科大学

　つまり男子校6校がそのまま大学に昇格し、4年制の本科教育に加えて2年制の予科教育機関（当時はpre-dental courseと呼ばれた）を併設した。東京医学歯学専門学校は医学科、歯学科ともに大学に昇格し、昭和21年7月に東京医科歯科大学と名称を変えた。また福岡医学歯学専門学校は医学科を閉鎖して、歯科だけの単科大学となった。2校の女子歯科医専はその時の在校生が卒業すると同時に閉鎖された。各歯科大学は男女共学制になった。そして在校生はそのまま進級させて卒業させ、次の年からの新入生は大学予科へ入学することになった。

　今考えても本当に大変な改革をやったものだと思う。敗戦国と占領軍という関係だったから、こんなゴリ押しもできたのだろう。関係された方々にとっては、大変な苦悩であったと思う。日本中が軍国主義からデモクラシーへ、大転換を余儀なくされたバックがあったからこそ出来た改革であつた。もちろん歯科教育を大学レベルでという動きは戦前、戦中を通してあったのだが、これがなかなか日本政府に認められなかった。最終的にはアメリカの力で初めて可能になった。結論としては結構なことであったが、短期間に、しかも敗戦で疲弊した社会で、これをやったのは偉いことだったろうと思う。

8　戦争直後の学生生活

　この騒ぎで昭和21年4月には東京医学歯学専門学校は新入生をとらなかった。つまり私たち17回生が、東京医学歯学専門学校の最後の学生になったわけである。だから何となく変わった人が多いのかもしれない、牛込歯科医師会会長をした田中健吾、矯正の福原達郎、エンドの大谷満などである。

　一年おいて新東京医科歯科大学の第一回生が入学することになる。このクラスにはやがて歯科医学会長になる砂田今男、先年、医科歯科大学の学長をした山本肇らがいた。

　昭和20年の夏、日本は完全に武装解除されて、陸軍士官学校とか海軍兵学校などといった軍関係の学校が閉鎖になり、その在校生が希望する学校へ復員してきた。もちろん入学試験はしたらしいが、その時のクラス定員の1割を限度に各学校が引きとった。

　私たちのクラスにも、6、7人の軍関係からの生徒が入ってきた。そして全員で

約70名のクラスになった。しかし卒業の時までに家庭の都合で中退した人、病気で亡くなった人などが10数人あったので、結局4年たって卒業したのは50数名にすぎなかった。

　3年の後期から臨床実習が始まった。付属病院は戦災で焼けていたので、学校の半地下の部屋が診療室になっていた。患者数も少なく、治療に使う器具類や材料なども無かった。よく固まらない石膏、ボソボソのアマルガム、直ぐに切れなくなるバーなど、今では一寸想像できないものばかりだった。むろんポーセレンなんか無い。話に聞くだけで見たこともない。ユージノールも聞くだけだった。金材料は全く無いので真鍮でキャストをしたが、これが難しくって大弱りをしたこともある。麻酔薬も効かなかった。まだペニシリンも無い時代で、薬の数も知れたものだった。

　こんな状況で患者実習をしているうちに、これも突然、アメリカの命令で医者や歯科医の国家試験が施行されることになった。その時現在の資格保有者は特例で除外されたが、昭和22年の卒業生からは、国家試験に合格しないと医師や歯科医の免許証が取得できないことになってしまった。

　私たちの2年先輩が第1回目の国家試験に該当し、卒業を目前に控えて大あわてをしていた。それまでは学校の卒業試験にパスして卒業証書を貰えば、それで厚生省から自動的に免許証がおりる約束になっていたのだから大変な変革だった。学校で真面目にやっていれば、資格試験だから落第する心配はないと言われても、受験するほうにしてみれば、そう簡単には割り切れない。これも戦後の混乱の一つであったに違いない。

9　国家試験のこと

　私は昭和24年の3月に卒業し第5回の国家試験を受けた。当初は国家試験が春、秋に行われていた。秋には新卒業者はいないが、春の試験が何かの理由で受けられなかった人、あるいは春の試験に失敗した人が受験した。したがって偶数回目の試験は受験者が少ない。第1回以来、試験科目が追い追い増えてきて、はっきり覚えていないが、確か基礎、臨床合わせて11科目か12科目の筆記試験があったと記憶する。駿河台の中央大学の大講堂で受験した。当時はまだマル、バツ式の試験はなくて記述試験だった。解剖では一寸失敗したが、病理で稼いだので平均すれば60点以上にはいくと自分では思った。

筆記試験はこんなことでまあまあだったのだが、大変なのは実習試験だった。これには保存と補綴と口腔外科があった。全部やるのに３日か４日かかったと思う。
　補綴の実習試験は午前中が総義歯の陶歯配列で、午後は試験官が自由に出題する補綴物を作製する。私の場合は「デビス・クラウンを作製せよ」という問題だった。何だかよくわからなかったが、見よう見まねで模型を削り適当に作ってお茶を濁した。あまりよい点にはならなかったと自負している。元来、補綴には全く自信がなかった。午前中の陶歯配列だって、自慢にはならないが決して立派な出来ではなかったと思っている。
　大変なのは保存実習の試験だった。午前中は補綴と同じく、技工室でⅡ級インレーの鋳造をする。これには前もって小臼歯と大臼歯の健全抜去歯を集め、二本並べて５センチ角ぐらいの石膏台に植えておかなくてはならない。これをまず試験官に見せてサインを貰い、次に大臼歯の近心面から咬合面にかけてⅡ級窩洞を形成しまたサインを貰い、次にワックス・パターンを作ってサインを貰い、最後にこれを埋没して鋳造する。材料は銀合金だった。出来上がった鋳造物を、スプルー線をつけたまま窩洞に試適した状態で提出する。研磨はしない。恐らく時間の関係だったのだろう。治療室で電気エンジンを使って窩洞形成し（当時タービンはなかった）、技工室へ戻って埋没、鋳造をするのだから、皆、気忙しいのと気が立っているのでゴタゴタして大騒ぎだった。
　午後は患者実習だが、これがまた大変だった。前歯の隣接面にシリケート・セメント充填（当時はコンポジット・レジンなどという便利なものは無い）と、臼歯のⅡ級窩洞にアマルガム充填をするのである。そのためにまず適当な患者を用意しなくてはならない。これはむろん受験者、つまり我々が探すのである。前歯用の患者と臼歯用の患者をまず２人探して用意する。患者は生きて生活している人だから、当日ヒョッとして来られなくなることもある。それで更に予備の患者を１人ずつ、都合４人を見つけてこなければならなかった。今にして思えば、本当によく患者がいてくれたものだと感心する。
　私は全く幸いなことに、家に出入りする八百屋の娘さんに、上顎中切歯の近心隣接面に小さう窩があり、しかも同側の上顎第一小臼歯の近心隣接面にう窩のあるのを見つけた。
　それで事情を話して頼み込んだところ、キップのいい八百屋の親父さんは二つ返

事で承諾してくれ「そんな大事な試験のお役に立つなら、たとえ熱がでたって必ず伺わせますから」と胸を叩いて請け合ってくれた。それでこちらも早速何かを持ってゴマ擦りに行き、無事交渉が成立した。したがって皆が4人も患者を探して大慌てしている時に、私はこの娘さん1人で涼しい顔をしていた。

　試験当日、最初に患者の審査を試験官にしてもらうのだが、「うまい患者をみつけたね」と先生に尻を叩かれた。つまり患者は1人で両方のケースをもっているから、ラバーダムを一度片顎にかければ全部済んでしまう。大臼歯にⅡ級窩洞を形成するより、小臼歯の方が時間的にも遙に楽に決まっている。しかも近心隣接面だから直視できる。こちらにしてみれば「無理してこういう患者を一生懸命探したんだ」と思ったが黙っていた。患者実習でもラバーダムをかけてはサインを貰い、窩洞形成してはサインを貰い、充填してはサインを貰い、とワン・ステップごとに試験官がチェックし質問もした。しかし、この患者のお陰で他の人の3分の2の時間で、無事に終ってしまった。

　外科の臨床試験は楽だった。正確には口外の試験とはいわず、〝診断等の試験〟といったように記憶している。これは患者さんが何人か口外の外来の治療椅子に座っている。我々は数名が1組になって治療室に入り、それぞれ1人の患者さんを受け持って問診と口腔内診査をし、カルテに記載して待っていると試験官が現れる。そして試験官が患者さんの現症やカルテを中心に、口頭試験をするという仕組みである。私の患者になってくれたのは、事務の学生課の人だった。毎日顔を合わせていただけに非常に協力的で、小さい声で「前の受験生には、こんな事を聞いていたよ」と教えてくれた。残念ながら、私は全然違った事を聞かれたが。この患者は学校が用意してくれた。

　以上、細かく書いたのは、最近は国家試験が筆記試験だけで実習がなくなってしまい、それもマル、バツ式でコンピューター処理になったからである。確かに近頃のように受験生が増加すると、こんな実習試験はとてもやっていられないだろうと思う。患者を集めるだけでも大変である。また保存実習で国家試験受験者、つまり未資格の学生が、たとえ有資格の試験官の監督下とはいいながら、患者に堂々と治療するということも法律的には問題があるのかもしれない。

　要するに実習試験は、今日のような時代にはもう適さないのであろう。時代がのんびりしていたから出来たのだ。しかし受験した我々にとっては、大変だったが、

非常に有益な経験だったことも事実であった。

　お陰様でどうにか合格し、曲がりなりにも歯科医になってしまったのである。

みちくさコーナー

アメリカへの最初の船旅

田中　先生は最初フルブライトの留学生でアメリカへいらしたんですね。よく聞くんですが、フルブライトというのはそもそも何ですか。

落合　戦後アメリカの占領軍が日本へ進駐しました。当然日常の生活物資は、日本から調達するわけです。これは日本政府が提供していたのですが、アメリカはこの費用を日米の教育交換に拠出しました。これがフルブライト基金です。この法案を考えたアルカンサス出身の上院議員フルブライトさんの名がつけられ、これで留学した人をフルブライトの留学生fulbrighterといいました。もちろん日本からアメリカへ行くばかりでなく、アメリカから日本へ研究に来たアメリカ人もいます。それからドイツ、フランスなど戦後に米軍の駐留した国には、皆この制度がありました。

田中　どういう人が行ったのですか。

落合　受験資格は大学、旧高専卒業で、専攻にかかわらず受けられました。恐らく毎年10万人ぐらい受験したと思います。何しろ今と違って日本に外貨は一文もなく、これ以外に国外留学など絶対できなかったから。受験料など一切無料でした。

田中　それで、何人ぐらい合格したんですか。

落合　私の行った昭和29年は約200人ほどだったと思います。やはり文科系の人が多かったですね。私が初の歯科医でした。前年の秋に試験があったんですが、私は初めてマルバツ式の試験を受けました。最初から最後まで英語です。それはまあ、アメリカがやるんだから仕方がないけど。

田中　大学院レベルの人だけですか。

落合　いや、幾つかジャンルがあってね、我々の上にresearch scholarというの

があった。これは大学教授クラスの方々です。
田中 確か氷川丸で行かれたんですね。
落合 そうです。対日援助の一環ですから、日本の航空機か船舶しか使えなかった。飛行機は週に3便、DC4だっけ、小さいのが西海岸まで行っていただけです。それで、急いで行く必要のある人だけが飛行機で、残り120人くらいのフルブライターが、2週間近くかけて太平洋を渡ったのです。今から思うとのんびりしていい旅だったなあ。今の若い人にも味わわせてあげたいですよ。

II 小児歯科との出会い

1 卒業はしたけれど

　昭和24年の春、学校を卒業し国家試験にも合格はしたが、身の振り方がきまらない。世の中は戦後の混乱と極端な物資不足でどうにもならない。ポツポツ疎開先から復帰する人達は増えていたが、とても就職先なんかない。親戚に医者、歯医者はいないから相談のしようもない。同級生は故郷へ帰ったり、親の後を継いで開業の手伝いを始めた僅かの人を除いて、ほとんど皆ブラブラしていた。

　日本橋の浜町、久松町一帯は見渡す限り焼け野原で両国橋から清洲橋まで見えた。父はいち早く富沢町に小さな家、というより小屋を建て千葉の疎開先から通い、細々ながら繊維雑貨の商売を始めた。私は一間しかない六畳間に寝泊りして留守番をした。千葉の自宅から上野の女学校に通う妹が週に一、二回米や野菜を差し入れにきてくれた。

　私はいろいろ考えたが、ただボーッとしていても仕方がない。特にはっきりした目的もないが、最初の予定どおり来年は医学部へ進学してみようか、という気になった。同級に福原達郎君（後の昭和大学歯学部長、日本矯正学会長）がいた。彼とは学生中から親しくしていたが、やはり医学部を受けたいという。ただ学校は新制大学になり、我々旧制の卒業生はどういう扱いになるのか、試験を受けて予科からやり直すのか、それとも学部に直接いけるのか、皆目見当がつかない。

　それで2人で、クラス主任の榎先生に相談に行った。私は多分「もっと勉強したいとは感心だ」ぐらいに褒められて、アドバイスがいただけると思ったが、それがちょっと違っていた。最初、穏やかに迎えてくれた先生が、話をするうちに段々怖い顔になり、

　「君達、何を考えているのか知らんが、歯科を出ただけでは不足かね。この上、医学部へいって何をするんだ。医者と歯医者の両方ができる訳がない。もし医者になったら今までの勉強が無駄じゃないか」と叱られた。

　もともと確とした根拠がある訳ではないから、そう言われると、なるほど、それもそうだと簡単に思った。さらに榎先生は、

　「こんな大変な時代に、君らのお父さんがまだ学校へやって下さるというのなら、

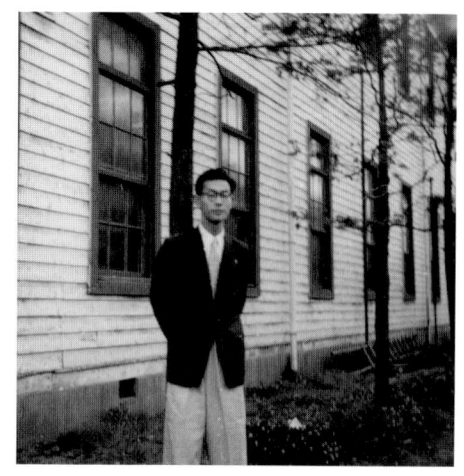

医科歯科大学を卒業して保存科の専攻生の頃。後ろに見えるのが戦後にできた当時の木造二階建ての歯科付属病院。ここには今、医学部の鉄筋の病院が建って当時を偲ぶ影もない。

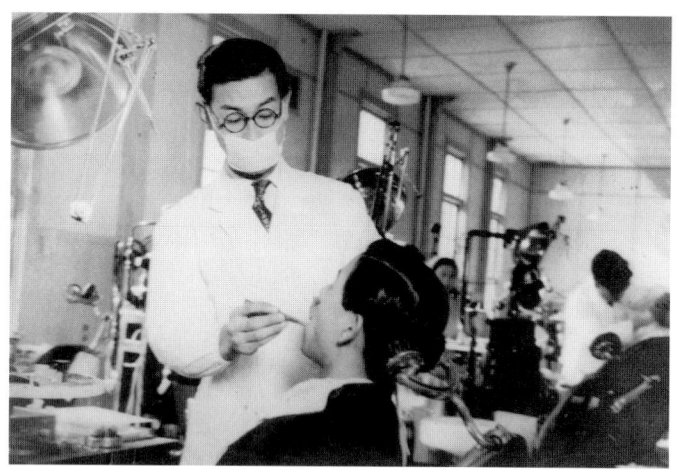

木造の病院の中で保存科の患者さんを治療した。

なぜもっと歯科の勉強をしないのだ。学校を出たとはいえ、君らはまだまだ歯科のこと何も知らないじゃないか」
と諭された。
　それは確かにそのとおりだった。結局、二人とも医学部ゆきを断念し、新制東京医科歯科大学の歯学部専攻生として大学に残ることになった。福原君は榎先生の矯正科に残った。それがご縁で五十年後の今日、彼は矯正家として立派に成功し大成

した。先はわからないものだ。

　私は歯学部長の檜垣麟三先生に相談した結果、檜垣先生が私を第三保存、現在の歯内療法学の鈴木賢策先生の教室へ弟子入りさせて下さった。その後、昭和26年に大学院が設置され、鈴木先生が大学院へいけとおっしゃるので、英語とドイツ語の試験を受けて新制東京医科歯科大学大学院第一回生になった。

2　卒後の研修生活

　世の中は段々落ち着き、昭和25年の朝鮮動乱勃発以後、経済情勢もやや好転してきた。東京の街は徐々に復興し、昭和26年にはアメリカと講和条約が結ばれた。しかし戦争の爪痕はまだ至る所に残り、外来患者は少なく、私の手持患者は常に僅か2、3人だった。保険なんてまだない時代だ。これではいくら新米の私でも時間を持てあます。午前中に患者をすませ、午後は研究室で先輩が実験に使う試験管やビーカーを洗ったり、図書室で文献をあさったりして暇をつぶした。

　当時、日比谷の三信ビルの一階にアメリカのCIE（民間情報教育局）の図書館があった。ここにはアメリカの歯科の新刊書や雑誌がかなりきていた。日本ではまだ歯科の本など発行されなかったので、ここへ出かけては新着書籍に目を通し、医局集談会で発表した。図書館の歯科部門はいつも空いていたが、ここで榊原悠紀田郎、正木正、杉山不二、その他著名な先生方によくお会いした。

　確か昭和25年の暮れ頃だったろう。たまたま青山学院の前を通ったら、学生募集の立看板が目についた。英米文学部とあったのにフッと惹かれ、何気なく願書をもらった。当時の願書は粗末なガリ版刷りで、今の学校案内のようにカラー写真の立派なものではない。その代りタダでいくらでもくれた。

　最初に書いたように、私は軍隊にいくのが嫌で歯科へ進学したのだが、実は外国文学がやりたかった。どれも結局ものにはならなかったが、語学は好きで英語を初めドイツ語、フランス語、ギリシャ・ラテン語など片っ端からかじっていた。そしてレクラム文庫のモウパッサン、バルザックなど、古本の原書を次々読んで一人で悦に入っていた。こんなことが心底に潜在していたのだろう。

　誰にも黙って密かに受験したら、戦後のドサクサまぎれで合格してしまった。それで入学手続きをして青山学院英米文学部学生になったのだが、一つ困った問題が起こった。それは入学金やら授業料の支払いである。父には黙って受けたので今さ

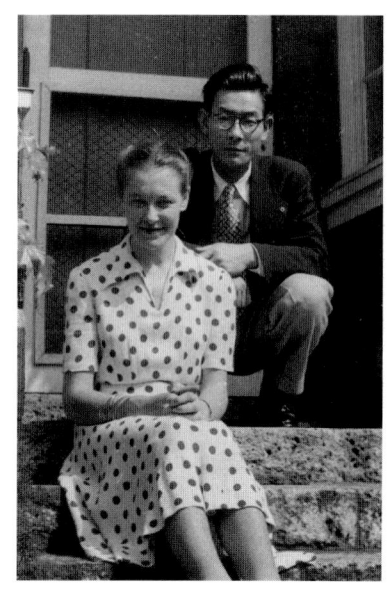

パリから来た娘さんに芝白金の自宅でフランス語を習った。とはいうものの、音楽会や銀ブラばかりしてフランス語の勉強はあまりする暇がなかった。

ら頼む訳にもいかず、どうせ言えば反対されるにきまっていた。父は商売がやや軌道にのって人手が足りず、私にケインズ経済学の講釈をしては、歯科医をやめて一緒に商売をしないか、としきりに勧誘したり説得したりしていた。

　この頃、家族全員も疎開先を引上げ、日本橋橘町に建てた小さな家に戻ってきた。悪いとは思ったが、背に腹は代えられない。つい「デンチメーターという高価な器械がいる」とか「ワックスパターンという舶来の道具がないと困る」なんて無茶苦茶なことを言って、東京へ来たばかりで何も知らない母を騙し、当時にすればかなりの金を度々せしめた。授業料も今ほど高くはなかったので、これで結構、小遣いまでが賄えたと思う。

　国鉄の浅草橋から御茶ノ水までと、地下鉄の三越前から外苑前までの通学定期を２枚買って、随時、医科歯科へ通ったり青学へ通ったりしていた。両方とも比較的暇な学生生活だったので結構優雅で楽しかった。当時、青学の院長は豊田実先生だった。今は青山学院大学になって学長というが、あの頃は青山学院だったので院長先生と呼んだ。豊田先生は非常な秀才で東大の英文科を首席で卒業し、二番が芥川龍之介だったというのは有名な話だ。この豊田先生にシェイクスピアのマクベスを教わった。「消えろ、消えろ、蠟燭の火よ、Life is but a walking shadow（人生は

歩く影法師に過ぎない）……」などの名台詞は、今でも耳にアリアリと残っている。

　こうして二足の草鞋を履き軟派学生をやって済ましていた。今から考えれば冷汗ものでで同時に２つの学校に通うのは学則で禁じられている。バレれば両方とも退学だ。呑気な私がそれを知らなかっただけで、こんなことができたのも全く妙な話だが、やはり戦後の混乱期だったからだと思う。

3　フルブライト留学生試験

　こんな二重生活をしていた昭和28年の夏、福原君と渡辺義男先生（後の鶴見大学病院長、口腔外科教授）に
「フルブライトの留学生試験を受けてみないか」
と誘われた。私は別にアメリカへ行きたいとも思わなかったし、外国までいって歯科の勉強をする気はさらに無かったので、そう言って断ると、
「どうせ落ちるから大丈夫だヨ」
と２人は誘っておいてヘンなことを請け合うし、試験は無料で土曜日の午後だから誰にもわからない。コッソリ受けて自分の実力を試してごらん、なんてけしかける。実はこの２人は英会話が得意でアメリカの事情にも詳しく、その前年すでに受験していて、「我々のような暇潰しにやるお嬢さん芸の英語勉強じゃとても無理だが……」と、詳しく教えてくれた。ご親切にも福原君は願書を二通持って来て、それを一組くれた。見ると大判の10数頁にわたるもので、アメリカへ出すのだから当然だが、すべて英文でタイプするようになっている。型通り姓名、現住所などから始まって、生まれてから現在までの経歴をエッセイに書き、さらにアメリカでの研究プランを細かく書けとある。これは大変だ、と思ったが、ともかく何とかデッチあげて締切りまでに提出してみた。

　試験は確か10月の土曜日だったと思う。受験者が多いので都内にかなりの試験場があったが、私は目白の日本女子大学で受けた。問題は数10頁に及ぶパンフレットで、解答はマークシート用紙１枚に全部書き込めるようになっている。単語の綴字、発音、アクセント、動詞から名詞あるいはその逆の形、読解、長い英文の朗読を２回聞いてその要旨、また幾つかの問いに答えるといった試験で、徹底的に語学力だけが試された。よくもこう日本人の弱いところばかり知ってやがると思ったが、後で聞いたらミシガン大学の日本語学研究所で作った問題だそうだ。ここは戦争中か

ら日本語を熱心に研究したところで、日本のことは隅々までよく知っていた。
　旧制の専門学校、大学の卒業生ならば誰でも無料で受験できたから、恐らく日本中で10万人以上が受けたと思う。現在のように自由に外国へ出られる時代ではなく、1ドルは360円もしたし、第一、外貨は日本政府が絶対にくれなかった。それがこの試験に合格すれば、1年間マルマルのタダでアメリカへ行けるのだ。当然、受験者は多く、当るかどうかは宝くじを引くようなものだった。
　専攻分野に関係なく、まず英語の試験でふるい落とす。そして300人ぐらいに絞り、その後は分野別に最終合格者を決める。私の年度は120人ほどが合格した。英語の試験は専攻分野の別なく同じ問題で受けるので、英語専攻の人が有利に決まっている。けれども一次試験にパスすれば、今度は私のような語学専攻でない者がずっと有利になる。こんなことも後になってから知った。
　私は最初からアメリカなんか行く気はなかったし、正直いって結果はどうでもよかったのだが、それでも試験が終って「これは俺の能力じゃ、とてもパスする筈がない」と十分に確信した。それで誰にも話さず、自分でもやがて忘れてしまった。
　ところが世の中というのは思いがけない事が起こるもので、翌、昭和29年の春、多分3月頃だったが、突然、学長室へ呼び出された。長尾学長はまじめな顔で、
「君はフルブライトの留学生試験を受けたのかね」と尋ねた。私は咄嗟に、しまった、誰にも言わなかったのに、どうして学長にまでバレたんだろう、とドギマギ慌てながら、
「はあ、どうもすいません。アメリカへ行く気なんかないんですが、ちょっと人に勧められまして……。どうせ無理とは思っていましたが、もう受けません。大学院を続けますからお願いします」と、汗をふきふき余計なことを言って謝った。すると先生は笑って、「いや、謝らなくていいんだ。君は受かったそうだよ」
　今度は私の方がビックリして、
「まさか、そんなこと絶対ありません」
と自信をもって否定した。
「実はさっきフルブライト事務局の人が君の身辺の調査に来た。鈴木教授と2人でよいように話はしておいたが、君は第一次試験にパスしたそうだ」
　私はまだ信じられない。先生は、
「歯科では初めての合格者だそうだ。身体検査にパスすればアメリカへ行けると言

っていた。君は胸の病気（肺結核）はないね」
「ええ、それは大丈夫ですが……。本当に受かったんですか」とまた首をかしげた。
「そうだよ。だから調査に来たんだ。うまくいって、まあ、よかったじゃないか」
「はあー、そうですか。でも弱ったな。まさか合格するとは思わなかったので、アメリカへ行くなんて考えたこともありません。第一、アメリカにどんな歯科大学や病院があるのかさえ、実は全然知らないんです」
「うん、それはまあそうだろう。そこで一つ話があるんだが、まあ座りたまえ」
　先生は椅子を指差された。学長室で座って話などしたことがないので落着かなかった。試験に受かって嬉しいどころか、これは弱った、どうしよう、降りる訳にはいかないのか、などと考えながら先生の話を聞いた。

4　初めて聞く〝小児歯科〟

　長尾先生の話によると、GHQからの指令で新制大学に教科科目の追加があると文部省から通達がくるそうだ。それによって前年、付属の衛生士学校もできたが、今度は小児歯科講座を置く通達がきた。もちろん小児歯科は大切な科目なので教室を作るのはよいのだが、さて教室を設立するとなると、まずそれをやる人が必要だ。それで誰かをアメリカへやって小児歯科を勉強させようと考えていたのだが、簡単にアメリカへは渡れない。どうだろう、君はアメリカへ行って小児歯科をやってくる気はないか？　アメリカの高橋君（矯正の高橋新次郎教授のこと。その当時、日米の交換教授でアメリカにおられた）からも、若い人が小児歯科の勉強に来るのなら、ボストンのフォーサイスがいいと言ってきている。ここへいって、ぜひアメリカの小児歯科を勉強してきたまえ、ということだった。

　私は保存科の下っ端大学院学生で小児歯科なんて聞いたこともないし、そんな教室ができようが、できまいが全く関係ない話なので黙って聞いていた。最後に長尾先生に、
「小児歯科って一体何をするんですか」と恐る恐る愚問を発した。すると先生は、
「それは君、子供の歯科に決まっているじゃないか」と笑われた。私はもっと具体的に細かく知りたかったのだが、恐らく長尾先生だってご存じなかったのだろう。何しろ日本の歯科界では〝小児歯科〟という言葉さえ、滅多に聞かない時代だったのだから。

その後いろいろ経緯があって、ともかく私は何だかよくわからないが、アメリカへ小児歯科なるものを勉強にいく羽目になった。行く先はボストンのフォーサイス小児歯科研究所、期間は1年、そしてその次の年、つまり昭和31年には医科歯科大学に小児歯科学教室が設置されるという予定だった。

　また公用旅券をもらうには文部教官助手でないと資格がないので、大学院を退学して急遽、保存科の助手にしていただいた。

　青山学院もアドバイザーの先生と相談して結局、中途退学することになった。後1年で英文学士になれたのに、ちょっと惜しかった。でも同時に英米文学部長の倉長真教授も同じフルブライトの交換教授で、プロビデンスのブラウン大学へ行かれることを知った。「君がボストンへ行くなら近いね」と言われ、私も先生と一緒なら安心だと思った。

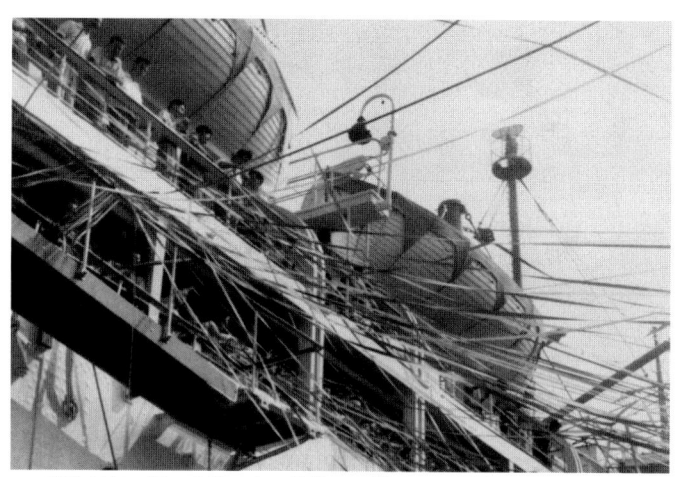

昭和29年、夏、大勢の人に見送られ横浜の大桟橋から、氷川丸で出帆した。航空機が発達した現在、あまり見られなくなった光景だ。

　こんな訳で大変慌ただしいおっつけ仕事の準備の末、1954（昭和29）年8月22日に横浜大桟橋から、かの有名な氷川丸（戦争中、赤十字をつけた病院船だったためアメリカ潜水艦の攻撃を免れ、ただ一隻生き残った日本の客船、約1万トン）に乗ってシアトルへ向かった。太平洋はいたって波穏やか、まるで芦ノ湖でボートを漕ぐみたいに日付変更線をサラリと越え、2週間の楽しい船旅だった。毎晩、後甲板

で日米交流のダンス・パーティーがあり、昼間はデッキで遊んだり鯨やイルカを眺めて暮らした。

フルブライトというのは豪気な制度で、氷川丸は一等船客の切符をくれたし、アメリカの大陸横断列車もプルマンの個室寝台車に乗せてくれた。にもかかわらず日本銀行は大変ケチで、全額でたったの50ドル（それも1ドル365円の換算で円を取った）のお小遣いしかくれなかった。

5 アメリカへ渡って

さて、ここでいよいよ私の人生には非常に大きな衝撃となった、アメリカでの生活を書くことになる。恐らく思い出すままに書き出せば紙は何枚あっても足りないし、読む方もご迷惑だから、なるべく関連ある事項だけにとどめようと思う。

私がアメリカに滞在したのは1954（昭和29）年9月から1956年8月までの足掛け3年の期間であった。私の26歳から28歳まで、青春時代の感じ易い時であったし、何しろ戦争に負けてまだ10年も経っていなかった。

日本は世界最低の貧乏国だが、アメリカは日本に勝って欧州でも対独戦に勝ち抜き、世界の富の3分の2を独占して得意の絶頂にいた。アイゼンハウアー大統領率いる大アメリカ国民は誇りと新興の意気に燃えて、世界のリーダーたらんと堂々と胸を張り、上を向いて歩いていた。カーネギー・ホールではハリー・ジェイムスが高々とトランペットを吹鳴らし、若きベラフォンテが「星条旗よ、永遠なれ」を歌い、グリア・ガースンやイングリット・バーグマンが優雅な美貌を銀幕に競った、いわばアメリカの古き良き黄金時代である。私は今にして、この時期にアメリカにいられたことを深く感謝せずにはいられない。

その後、何回かご縁があってアメリカを訪れたが、ケネディを失い、ヴェトナムで失敗して以来、すっかりアメリカ人が自信喪失し、心なしか肩を落とし下を向いて歩くのを見て、昔の友人のために惻隠の情を禁じ得なかった。東洋でいう諸行無常なのか。それに反比例して、わが日本の価値がドンドン上昇したのは何とも皮肉なことだった。

昭和29年といえば、日本では電気洗濯機、冷蔵庫、掃除機が三種の神器と呼ばれ、庶民のあこがれの的だった。どこの家庭にもテレビは無かった。もちろん車なんかある訳がない。トヨタがトヨペットクラウンを発表し、乗用車の製造技術がどうや

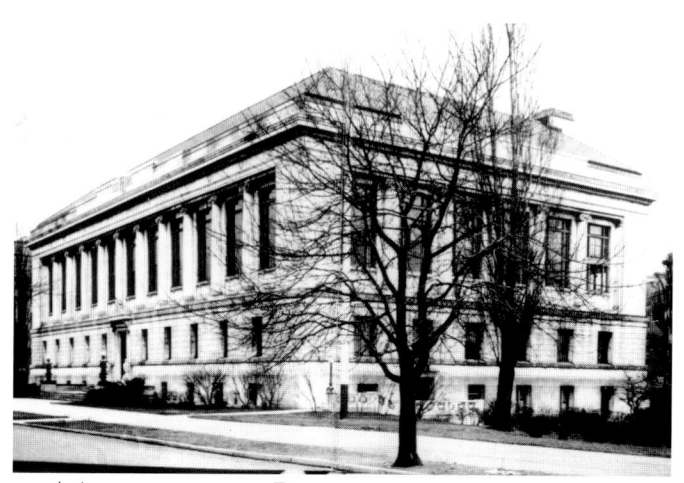

当時のフォーサイスの全景。この建物は現在は大きく変わってしまった。

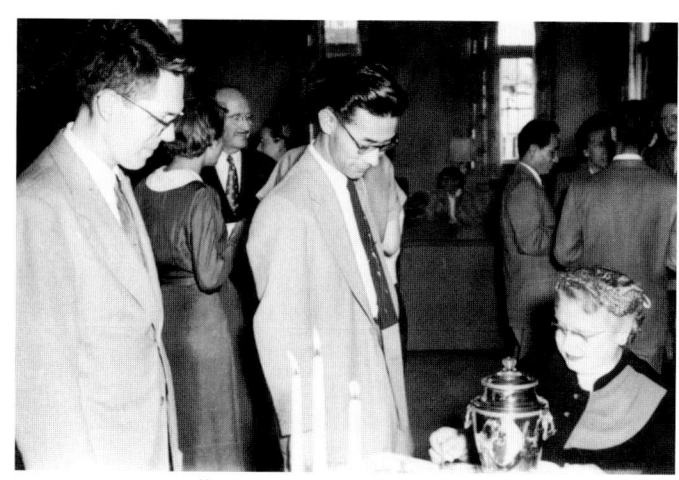

フォーサイスに着いて間もなくのフォーサイス家の懇親パーティ。右手前、お茶を入れてくれるのがフォーサイス二代目夫人、左手前は"From Ape to Man"の著書で有名な人類学者のハーバード大学ハント教授。

ら国際水準に達したのは昭和30年のことだ。こんなことから当時の日本のレベルは想像していただけるだろう。ここからポンとアメリカへ渡ったのだ。とても丹波篠山の猿どころではない。見る物、聞く物、すべてが珍しかった。綺麗な缶詰の犬の餌を、安い肉だと思って喜んで食べたのも無理はない。当時の日本では、生意気に犬が缶詰を食うなんて誰も想像さえしなかった。

6 フォーサイスでの生活

　フォーサイスでは男女合わせて20人ほどの若い歯科医が、世界各国やアメリカ各地から小児歯科の研修にやってきていた。

　午前と午後に1時間ずつハーバードやタフト大学の先生の講義がありSognnaes、Glickman、Moorrees、Hunt、Hurmeなど、その道では有名な大家のお話が開けた。

　外来では30分ごとのアポイントで小児患者（主として小学生）の治療をする。木曜の午前は低年齢の幼児をみる日、泣き声が高いのでシンフォニー・アワーと称した。

　フォーサイスにはアメリカで最も歴史の古い有名な歯科衛生士学校があり、ここの生徒が実習で我々のアシスタントをしてくれる。治療はすべてチーフのDr. Hutchの指示に基づいて進め、終わるとまた彼のチェックを受けて患者を帰す。歯髄処置とアマルガム充填が多かった。毎月10日ほど当番で小児科、矯正科、口腔外科、栄養科へ実習にいく。

　さらに隔週金曜日の午後3時からClinical conferenceといって、自分の手持患者から適当なものを選んでcase reportの発表をする。私もやがて順番が回ってきて、双子の女の子の齲蝕罹患に関する遺伝と環境の要因分析について、臆面なく私見を述べたりした。

　最初は英語がよくわからないで弱ったが、3、4カ月もしたらすっかり慣れてクリスマス頃からは本当に日常生活が楽しくなってきた。衛生士学校の生徒達のパーティにもよく招かれたし、なにしろ彼女らが毎週開くカードパーティでキャナスタ（ブリッジの一種、あちらへ行って英語で教わった）に、すっかり凝って熱中した。

　フォーサイスは本来、Forsyth Dental Infirmary for Childrenといって、小児歯科専門の教育・研究施設である。その設立は古く1916（大正5）年に遡る。私のい

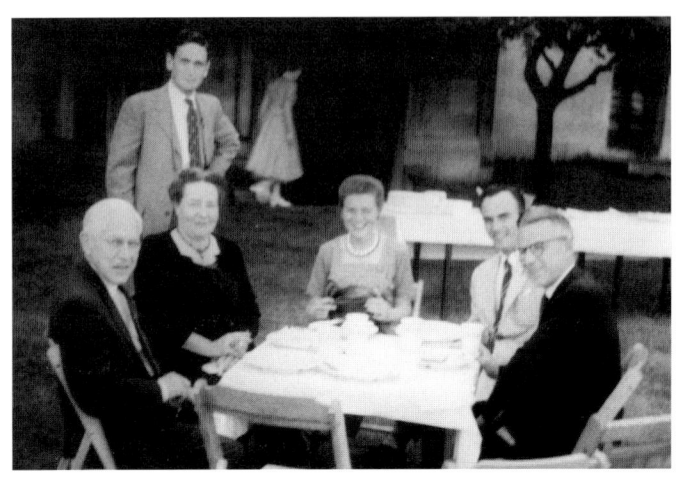

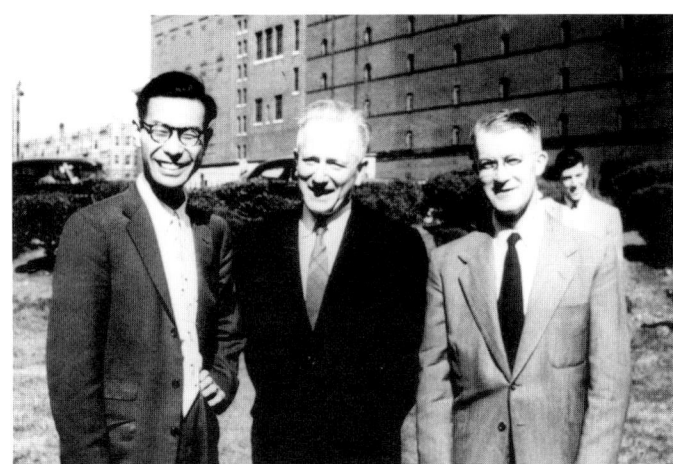

フォーサイスでお世話になった先生方。
 (上) 右手前、当時の所長だったマジェリソン先生、左手前、外来部長のハッチ先生。後ろに立っているのがロンドンから来たブライアン君。
 (下) 中央、口腔外科のワインバーガー先生、右端、基礎学のハーメ先生。

た頃はハーバード大学の施設の一つで、世界でも有数な小児歯科の医療施設だった。しかし1970年代にForsyth Dental Centerと名称を変え、歯科医学全般の研究機関に変身した。最近の齲蝕学で有名なGibbonsやSocransky、酸性リン酸フッ素のBouldevold、矯正学のMoorreesなど、皆ここの研究者である。

　ボストンは昔から革製品が特産だが、その業界で成功した実業家の一人にM.B.フォーサイス氏という人がいた。このフォーサイス夫婦が晩年ニューヨークへ旅行した時、泊ったホテルの隣室で子供が一晩中大声で泣き喚き、よく寝られないという事件があった。翌朝ボーイに聞いたら、子供は大変歯が悪く、それが痛み続けたためとわかった。

　フォーサイス氏は同情してボストンへ帰り、自分の主治医の歯科医にこの話をした。実はこの歯科医が偉い人で、大切な子供の歯が放置されている理由を詳しく説明した。フォーサイス氏はいたく感奮し、後年「私の遺産は世界中の子供から、歯の痛みをなくすことに使ってくれ」と遺言して亡くなった。

　遺産を任されたこの歯医者さんは、Percy Howeという。どこかで聞いた名だろう、そう、ハウのアンモニア銀療法の、あのハウ先生だ。当時ハーバード大学の教授だった。

　Dr. Howeは多くの人と相談して、世界中から若い優秀な歯科医を集め、それを小

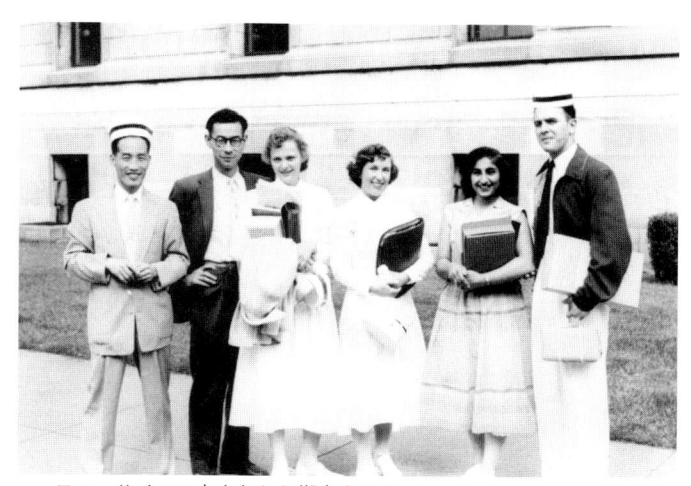

フォーサイスの友人たちと衛生士さん。

児歯科医に仕立ててまた各地へ帰せば、目的が達成できると考えた。そしてその教育と研究の施設をFenway公園の中に建て、ハーバード大学へ寄贈した。これがフォーサイスの始まりである。私がいた頃は遺産の利息で運営していた。場所は源氏物語絵巻のオリジナルがある、有名なボストン美術館のすぐ隣にある。

　私が行った時には残念ながらDr. Howeは亡くなっていたが、ご年配の上品な奥さんがまだご健在で、フォーサイスの図書館長をしておられた。

「先生は日本でも有名な方で、私たちの国家試験の問題にも出ました」と言ったら大層喜ばれ、普段は空かずの部屋の先生の研究室へ呼んで、話を聞かせてくれたり、資料や記録、先生の使った実験器具などを見せてくれたりした。そして応接室でよく昼飯をご馳走になった。

　昼飯といえば、もう一人忘れられない人がいる。それは栄養科のDr. Pekosという主任栄養士だ。緑の黒髪に肌は小麦色、30歳ぐらいでギリシャ系の凄いベッピンさん、おまけにMITの生化学で"ミュータンス菌のATPサイクルと糖代謝"なんて、オッソロしい研究でPh. D.をムシリ取ったという女傑である。

　この超美人はどういう訳か、ロンドンから来たBrian、セントルイスのRobert、それに東京の私（私は通称Seiと呼ばれた）の3人がお気に入りで、昼飯によく呼んでくれた。昼飯といっても大抵BLTか、黒パンのオープンサンドだが、でもさすが栄養士だけあってスープやコーヒーはすこぶるうまかった。

　この素敵なオネエサマはデザートになると、我々若い品のよい紳士方を前にして、V字型に大きく開いた胸元から豊満な乳房の真ん中の凹みをチラチラ見せながら、Sexual misbehavior of human female（人類女族の性的不品行？）なんてキワドい話をしては、妖艶なまなざしで私たちの意見を求める。後ろでは若い栄養士や衛生士学校の実習生が、ニヤニヤして相槌を打つ。栄養科は女ばかりの聖域なので、ジュヌビエーブ妃を囲むラーンスロットと円卓の騎士よろしく、我々3人はただひたすら礼儀正しく服従して、慇懃に"イエス、マム"を繰り返していた。

　とにかくフォーサイスの1年は楽しく、アメリカの生活に慣れる非常によい機会だった。1年経って確かに小児の診療には慣れたし、治療の仕方もどうやらわかってきた。しかし正直言って、小児歯科学とはどういうもので、その体系はどうなっているのか、独学で読んだ小児歯科学のテキストだけではどうも頼りない。このまま日本へ帰っても、小児歯科の全体を正しく伝えることはできそうもない。やはり

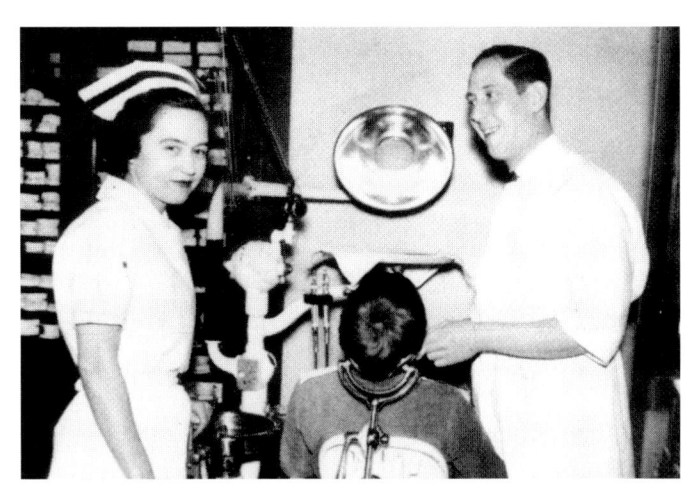

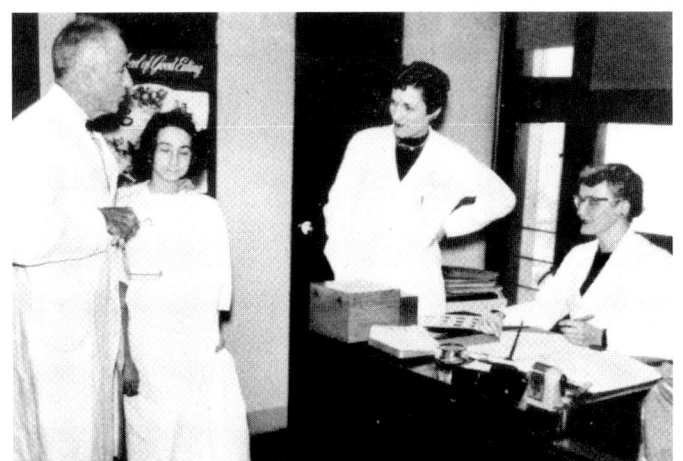

(上) フォーサイスの矯正科主任のモリース先生。
(下) 栄養科の相談室。左に立つのが小児科のシッソン教授、中央が例の栄養科主任ペコスさん。

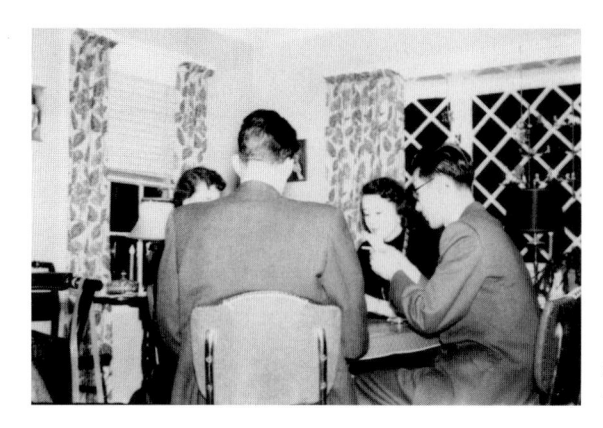

衛生士連中に誘われてブリッジに熱中。おかげで付き合いが広がった。芸は実を助けるか。

大学へ行って、正規の小児歯科学の講義をキチンと聞かなくてはダメだと思った。これはまさしく正解だったのだが、その心底をよーく分析すると、実は日本へ帰りたくない気持ちが半分以上含まれていた。

7　イリノイ大学の大学院

　フルブライト委員会は帰路の旅費は3年まで待ってくれる。ただ2年目からの滞在費は自分で工面しなければならない。それで私はフォーサイスの課程が終る少し前、当時アメリカの小児歯科では代表的人物だったイリノイ大学のマスラー先生、ミシガン大学のイーズリック先生、ノースカロライナ大学のブラウワー学長宛に図々しく手紙を書いた。そして自分の身分を告げ、小児歯科を勉強して日本へもって帰りたい、また学資がないので考慮していただけるか、という3点を述べた。

　待つほどにシカゴのマスラー先生から返事がきた。日本へ小児歯科を新しくもって帰るという話に関心がある、詳しいことを知りたいので早急に大学に会いに来ないか、という内容だった。先生にお会いして、私はすっかり傾倒した。有名な学者でアメリカ小児歯科界の大ボスなのだが、実に気さくで親切だった。いろいろ細かいことを聞いて下さり、一緒に学部長室へ行って紹介してくれたり（当時の歯学部長は有名な組織学者Isaac Schour、乳歯の新産線を発見した人）、また矯正のBrodie教授（最初にセファログラムの分析を考えた人）などに次々会わせてくれた。最後に学長秘書のおばあさんの所へ行って何やら長いこと話していると思ったら、彼女は大きな書類を出して来て、「ここにサインしなさい」という。見ると奨学金の書類

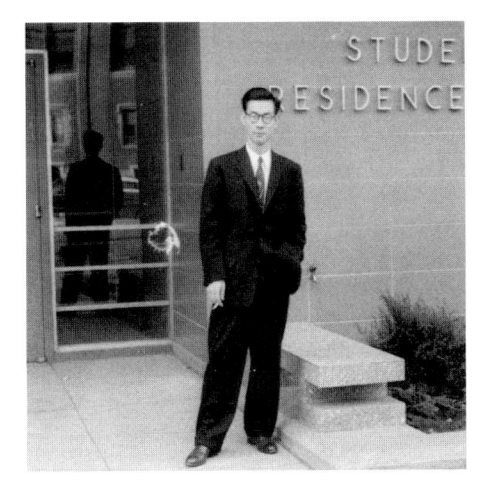

イリノイ大学ドーミトリーの玄関前。27歳の秋だった。

だった。つまり学資の心配までしてくれてあったのだ。2日間シカゴに滞在して寄宿舎の予約まで済み、9月から大学院学生になる手続きが全部修了した。

ボストンへ帰ったらEaslick先生から「旅行していて返事が遅れた、一度会うからお出で」という手紙が来ていた。ちょっと惜しかったし、アメリカの友人は皆「そんなこと気にすることはない」と言ったが、しかし私はどうもMassler先生に義理が悪いような気がして「結局ミシガンとは縁がなかった」と諦めた。そしてイリノイ大学へ行くのを前提に、ヴィザァの滞在期間延長を初め諸々の事務手続きを進めたのであった。

8　イリノイ大学の思い出

自分の口から言うのもおかしいが、イリノイ大学での1年間は実によく勉強した。いや、正確には勉強させられた。私の生涯で、あんなに熱意に燃えて、夢中で歯科医学を勉強したことはない。それこそ寝る間も惜しかった。その後、小児歯科について曲がりなりにも何か言えるようになったのは、すべてあの時の勉強のお陰であったとよく思う。

何しろ環境がよかった。大学の図書館は実に立派で、世界中から文献が集まっていた。19世紀に発行された雑誌Dental Cosmosが1巻1号から揃っているのにも驚き、有名なG.V.Blackの窩洞形成やHyattのアマルガム戦争の論文を興味深く読んで

感激した。それからは暇があると図書館に入り浸り、夜中の3時、4時まで広い部屋に煌々と電気を点けてただ一人で本を読んだ。図書館の人、大学の夜の警備員ともすっかり親しくなり、どこへ行っても木戸御免だった。

　当時やっと日本の各大学や学会から刊行物が来るようになったので、それを英訳して文献分類の手伝いまでするようになった。東京歯科大の「歯科学報」や医科歯科大の「口腔病学会雑誌」の原著論文などはよく翻訳した。これは結構、アルバイトになり、思いがけぬ収入に私も実はニッコリしたのだが。

　Massler先生は毎週テーマを出してリポートを書かせた。同僚大学院生はアメリカ人3人とフランス人留学生1人の5人だった。私の第1回のリポートのテーマは歯科用セメントの接着についてだった。「これ、これの論文があるから、取りあえずそれらを読んで考えたまえ」といったアドバイスはしてくれるが、それだけである。当時からすでに接着性充填材料の考えはあった。

　2週後にリポート発表会をする。Massler先生と助教授のBarberさんが加わった席で、5人がそれぞれ違ったテーマの発表をし合うのだから半日以上はかかる。全員で質疑応答をしたり、ケチをつけ合った。アメリカ人はこういう時に遠慮をしない。勝手なことを言う。こっちだって負けてばかりもいられないから応酬する。この騒ぎは最後にMassler先生が「Gentlemen！…」と全員に呼びかけて、裁定を下すまで続く。奇想天外の面白い議論がよく出た。

　毎週土曜日には組織学の課外実習があり、かの有名なOrban、Weinmann、Sicher先生が講義にみえた。ご承知のようにこれらの先生は、みな20世紀前半オーストリーでGotlieb門下、現代歯牙組織学を作り上げたウィーン学派の面々である。つまり私の先生、医科歯科大の島峰、檜垣、東歯大の花沢先生らの同僚である。ユダヤ人だったため戦争中ヒトラーに追われシカゴへ集まったのだが、この時はもうすでに退職しておられた。しかし矯正と小児歯科の大学院の合同講義には毎回来て、印象に残る名講義を聞かせてくれた。

　Orban先生からは、あの歴史的名著"Oral Histology and Embryology"、WeinmannとSicher先生からは有名な"Bone and Bones"で親しく教えていただいた。どの先生も恐らくお年は70歳を過ぎていたと思うが、皆お元気で小さな骨の実物をもって来ては学生を寄せ集め、強いドイツ語なまりの英語で、それは親切に説明して下さった。本当に胸を打ついい講義だった。アメリカの大学は当時から土曜日は

休みだったのだが、この課外講義だけは例外で、土曜日の午前8時半から昼までやった。これも毎週レポートを書いて提出し、試験もあった。2回目の試験で私が間違えて一番になった時、Weinmann先生はイリノイ大学の紋章のついたペーパーナイフをお祝いに下さった。今でも大事に使っている。

　さらに火曜日の午前中、学部学生にBarber先生が小児歯科の講義をするので、講義係りで出欠を取ったりした。また臨床実習ではライターとして、デッカイ学生達を相手に実習指導をした。これらはいずれも日本へ帰って小児歯科教室を作るということで、Massler先生が特に取り計らってくれたことだった。月曜、水曜、木曜、金曜の午前は大学院の外来でMassler、Barber両先生の指導の下で、患者の治療をした。

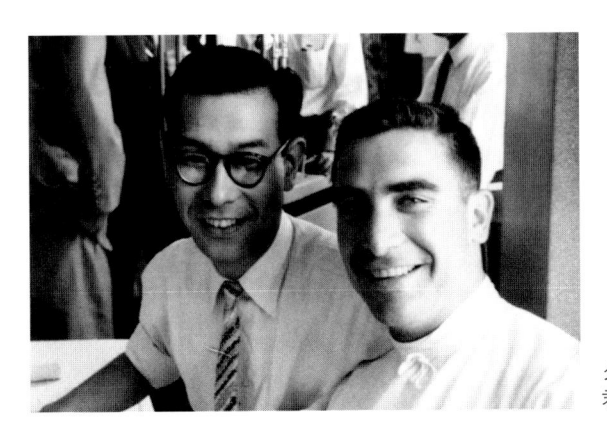

シカゴのミッドウインター・クリニックで同僚のマゴーリス君とテーブル・デモをした。

　またセミナーと称して教授が我々大学院生だけに講義をする。これが本命の小児歯科の講義で、いやというほど絞られた。最初はScientific Paperというテキストで、論文の書き方から教わった。次いで私が帰国後に日本で翻訳した小児歯科の教科書Dentistry for Childrenを中心に、小児歯科の講義が始まった。毎週1章、30～40頁ずつ進むが、各章ごとに論文を書いて提出する。これが大変な勉強だった。少しでも曖昧なところがあると猛烈に追求される。アメリカの大学院教育は実に徹底していてコワイ。とうとう小児歯科の初めから、いや解剖や病理の基礎学を含めて歯科医学の勉強をもう一度、最初から全部やり直したのは自分でもビックリした。

　今日、大学や衛生士学校で講義をしている時、私は無意識に英語が先に浮かんで

しまう。周波条ではなくperikymata、ヘルトビッヒの上皮鞘でなくHertwig's epithelial sheathと口に出る。enamel cuticleやpellicleにいたっては、恥ずかしいが正確な日本語を知らない。自分でも実にキザな癖というか、いやな習慣だと思って情けないのだが、どうにもならない。結局、私の歯科医学は基本的には英語で頭に入ったものなので、それを無理に日本語に翻訳して使っていたに過ぎなかった、と気がついた。それで学生サンには最初にそう言って、謝ることにしている。

　当時、アメリカでは「成長発育学」が一斉に花開いていた。戦争中の1940年代に解剖、組織、病理、遺伝、生化、生理などの基礎部門で成長発育研究が著しく進歩した。有名なWatsonとLowreyの名著「Growth and Development of Children」が医学、社会学、心理学、教育学など小児に関する分野で熱心に読まれ、研究された。当然、小児歯科学にもこの風潮は取り込まれ、冒頭から「小児歯科医療の目的は小児の顎、顔面、歯列、歯などの正常な成長発育を促すことにある」と、折あるごとに繰り返し叩き込まれた。小児歯科の歴史を振返る時、1950年代は成長発育論を基礎にした小児歯科学の全盛時代だった。

　私は当然日本へ成長発育論に基づく小児歯科をもって帰った。そして日本でこの流れの小児歯科学が発達した。それはそれでよかったのであろうが、今日、社会情勢がこれだけ変ってみると、私にはまたひと味違った小児歯科が求められているように思えてならない。それは成長発育学とともに予防に基礎を置く、あるいは疫学に基礎を置くといったもっと社会性の強い小児歯科であるような気がするのだが、この辺のことをこれからの若い人達はどう考えているのだろうか？

　ま、この論議はまた別のところでやるとして、私のアメリカ生活の続きに戻ろう。

　Massler先生は修辞学の大家で、英語の発音や会話も実に明瞭だったが、非常に美しい、いい英文を書いた。私のレポートに赤を入れながら、「私は全く日本語の読み書きを知らない愚か者だが、ここはアメリカだから少しでもいい英語を書く努力をしなくてはいけない」と言って、実に丹念に私の下手な英文を直して下さった。紙は真っ赤になったが、お陰でいい英語を書く非常な参考になった。

　ついでにMassler先生は私を呼ぶとき普通の親しいアメリカ人が言うように、オーシェ（これはオチアイのなまり）とか、セイ（セイイチの略称）とは決して呼ばなかった。何度も何度も私に言わせて正確にDr.オチアイ、ふだんの会話ではセイイチと極めて正しく呼んでくれた。昭和48年に先生はピアニストの奥さんと日本へ来ら

れ小児歯科学会で講演したり、私の家でプライベート・セミナーをやって下さったりしたが、残念なことに数年前亡くなられた。私の一生を作ってくれた大先輩として、私には忘れられない人だ。

　先生は私が帰国するとき「もう1年いてマスターをとっていかないか」と親切に誘って下さった。しかし日本ではその一年前に小児歯科の教室ができていて、長尾先生から早く帰るようにいわれていた。本当は余り帰りたくはなかったが、いい夢を見たと思って諦めることにした。

　1956（昭和31）年6月、大学が終わるとすぐ荷物をまとめ、ドイツから同じフルブライトで来ていたHeinz君という口腔外科専攻の留学生と2か月かけて車でアメリカ中を旅した。48州のうち行かなかったのはテキサス州だけという大旅行だった。

　シアトルからの帰路は再び氷川丸に乗り、日本へは8月17日に帰国した。その後、氷川丸は横浜の山下公園に繋留されてホテルになった。私は往きも帰りも偶然同じ105号の部屋だった。数年前に行ってみたが、室内は当時と全然変わらず大変懐かしかった。

　帰りついた日本は豊かな国に変身し、経済白書も「もはや戦後ではない」と自信を謳歌していた。敗戦の影はほとんど消えて世の中は明るさを取り戻し、発展と繁栄の高度経済成長に向かって一路、滑り出していた。予定通り昭和31年9月から東京医科歯科大学の新しい小児歯科学教室へ勤務して、日本で小児歯科を作る仕事が始まった。石原慎太郎の小説「太陽の季節」がベストセラーになって、巷には「太陽族」なる新語が流行していた頃のことである。

― みちくさコーナー ―

ボストン余録

田中　先生はバロック音楽党なんですね。ボストン時代からですか。

落合　ええ。第二次世界大戦が終わって、ヨーロッパやアメリカでバロック音楽ブームになったでしょう。イタリアからI. musiciやVirtiosi di Romaが来たり、それは賑やかでした。ボストンで初めてVivaldiの「四季」を聞いた

時、これは日本へもっていったら受けるなあと思った。案の定、それから数年して日本でもエラく流行りだした。今でも街角で流れているの聞くと、フットあの頃を思い出すね。

田中　なるほどね。他にも何か音楽の話ありますか。

落合　ええ、フォーサイスの近所にガードナー美術館(ミュージアム)ていうのがあってね。これは二十世紀の初めにガードナーさんという富豪の未亡人が金に飽かして建てたんです。2、3年前、いやもっと前か、ここで大きな盗難があって、フェルメールの絵なんかがゴッソリ盗まれたから、ご存じかな。

田中　ええ、知っています。邸宅美術館で有名な……。

落合　そう、外から見ると普通の建物なんだけど、部屋は皆ロココ風で古物の調度品で飾られ、壁にはレンブラントやルーベンス、それにラファエロなんかが無造作に懸けてあるんです。スゲエ財産だと思ったな。

　　　中央に小さなホールがあってね、ここで毎月ハープシコードやリュートの演奏会をします。演奏するのはボストン音楽学校の古典専門の連中です。聞くのは30人ぐらい、古物の椅子やソファに勝手に腰掛けて聞くんです。なぜかお婆さんが多くてね、そのお婆さん方が「こっちへお出で」と呼んでくれ、「お若いの、お前もこんな音楽好きかい」なんて鼻眼鏡越しに聞くんです。礼儀正しく「イエス、マム」なんて答えると、笑って紅茶とクッキーが出て、いい雰囲気でした。お婆さん達と随分知り合い、「日本の坊や」(ジャパニーズ・ボーイ)なんて可愛がられ、楽しくって毎月通った。

田中　先生は婆さんに好かれるんだ（笑い）、そこは会員制なんですか。

落合　そう、でも無料でした。金持ちのお婆さん方の寄付でやっていたらしい。でも最初に名前を登録する時、モーニング着たアッシャみたいなおじさんが出て来て、銀製のお盆でうやうやしく名刺を取ったのには驚いた。だからアロハ・シャツなんかじゃ行かれない。暑くてもチャンと黒い背広にネクタイで、お行儀よくしなきゃダメって言われた（笑い）。

田中　そんなとこ私じゃとても無理だな。それからランドフスカにもお会いになったとか……。

落合　そうなんです。これは忘れられない。ランドフスカさんはポーランド人なんだけどユダヤ系だったんでしょう、戦争前にアメリカへ亡命してボスト

ン郊外に住んでいた。紹介してくれる人がいて、お尋ねしました。もう相当なお年のお婆さんでした。まあ、二十世紀にハープシコードを復活させた偉大な功労者だからね、専門家の間じゃ神様みたいなんだけど。そんなこと言っちゃ悪いが、皺くちゃで鉤鼻で三角帽子でもかぶれば、それこそ箒に乗って空を飛びそうだった（笑い）。

田中 まさに魔女ですね。どんな話したんです。

落合 訛りが強くて余り言うことはよく分からなかったけど、日本から持って行った絹の風呂敷と真珠を差し上げたら、とても喜んでくれた。ランドフスカ・スクールというハープシコード専門の学校があってね、お弟子さんが案内してくれました。

田中 もう亡くなりましたよね。

落合 ええ、私が帰国して数年後に亡くなってます。今でもスクールはありますよ。日本からも多くの若い人が留学しています。私の知人でハープシコーディストの姐御がいるんだけれど、彼女が留学した頃には、もうランドフスカさんはいなかった。それでこの話をしたら、彼女は「ランドフスカ先生は生前日本人には２人しか会っていない、最後に会ったのは若いお医者さんと聞いたけど、それが先生だったの」なんてエラく尊敬されて「ランドフスカ先生と握手した手を握らせてよ」なんて頼まれた。まるで神様なんだ。

田中 それはやはり先生の余録ですよ（笑い）。先生はアメリカで、本当に小児歯科やってたんだか何だかよく分からないな（笑い）。

III　日本の小児歯科の始まり

田中　さて、これから先生に小児歯科の発足当初からというか、先生のお若い頃からのお話をいろいろお聞きしますが、どうかよろしくお願いします。
　先生は1954年(昭和29年)、フルブライト留学生としてアメリカへ渡り、足掛け3年にわたってフォーサイスとイリノイ大学の大学院で小児歯科学を学び、1956年（昭和31年）8月に帰国。早速、東京医科歯科大学に誕生したばかりの小児歯科学教室へ勤務をはじめられました。これは前の二章で読みましたが、その辺から、お話をうかがいたいと思いますが。

落合　まず、初めに昭和30年代というのはどんな時代であったか、ということを簡単にお話しておきたいと思います。
　昭和20年代は戦争に負けて、日本中がメチャメチャになり大混乱してアッという間に過ぎていきました。これが30年代に入りますと、どうやら戦後の混乱から立ち上がり、アメリカの強い影響下でしたが、とにかく復興と再生の兆しが見えてきたのです。
　復興とひと口にいっても、もちろん日常生活には経済的にも、衣食住の上でも、いろいろ不自由はありました。何しろ1ドルが365円もしましたし、日本人は自由に海外へも出られない時代でした。
　しかし私は端的にいって、その後日本が発展を続ける基礎ができた時代だったと思うのです。ご承知のように、日本はやがて40年代の高度経済成長期を迎え驚異的な発展を遂げるわけですが、その種子がすべてこの30年代に芽生えたと思います。
　例えば日本が国連に加盟したとか、5千円や1万円の紙幣ができた、現在の天皇が民間人の娘さんと結婚した、一般庶民には買えないがカラーテレビが出来たなどという時代で、政府が時の経済白書に「もはや戦後ではない」と大見得を切ったのです。何しろ30年代も終わりの39年には東京でオリンピックが華々しく開催され、日本は敗戦国ではなく一流国の仲間入りを果たしました。同時に東京大阪間に新幹線が走りだし、それまで7、8時間かかった東海道を3時間余りで結ぶようになりました。

当然、歯科界にもいろいろ変革がありました。歯科の教育機関は全部新制の大学になったし、技工士、衛生士の教育機関も充実しました。現在のタービン類が登場したのもこの時代ですし、何より重大なのは国民皆保険が昭和36年に施行されたことです。日本の歯科医療が基本から全面的に変わりました。

　今考えるとあんな短い期間によくあれだけのことが出来たと思うのですが、戦争中に失ったものや遅れたものを少しでも早く取り戻そう、という気持ちで皆夢中になってやりました。確かに皆よく働いたと思います。今にして思えば忙しい中をさらに無理して仕事をしたわけで、それだけにいろいろ不備な点もありました。その幾つかが、今日何かと問題を残しているんだと思うのです。要するに現在の歯科界が抱えている課題のほとんどが、良かれ悪しかれ、昭和30年代に発芽したといえると思います。

1　小児歯科が生まれたいきさつ

田中　なるほど。それでは、大学の話に移りたいと思います。先生は31年9月から、東京医科歯科大学に勤務されるようになりましたが、アメリカで小児歯科学を勉強して帰国された先生にとって、日本の当時の歯科学教育というのは、どのような状態だったのでしょうか。

落合　そうですね。何から話したらいいか、まず当時、つまり私の帰国した頃、日本には歯科大学は6校しかありませんでした。東京に4校と大阪、小倉（北九州）に1つずつです。各歯科大学は大学院（新制度の）までをすでに発足させていたと思います。正確に言うと、昭和25年頃、大阪大学に歯学部が設置されていました。これは全くの新設で、学生数も少なく、教職員も医科歯科大の先生方が講義をしに行っていたと思います。

　その6校のうちで東京医科歯科大学だけが、その前年に小児歯科学教室を設置していました。これは昭和26年に日本へ来たアメリカのデンタル・ミッションの勧告に基づいて、昭和30年に国会で予算が通過、31年5月に正式に講座が開設されたからです。

　したがって他の5校は、小児歯科の教室や講座を持っていませんでした。子どもの患者さんが来院すると、保存科で大人に混じって乳歯や幼若永久歯の治療をしていました。ただ日本大学だけは、深田英朗先生が保育歯科といって小児治療

をしておられたと覚えていますが、まだ独立した講座にはなっていなかったと思います。

　毎年の歯科大学卒業生の数は大体1,000人ぐらいだったんでしょうか、そのうち国家試験で大体1割ちょっとが落ちて、年間免許を貰う歯科医はざっと900人ぐらいだったんでしょうね。当時、毎年7、8百人の開業歯科医が死亡や引退で減っていましたので、日本は永久に歯科医の数は増えない、人口増加には追いつかないといわれていました。

　そんな状況下で昭和30年代に、大阪大学の歯学部は充実していき、新たに名古屋に愛知学院大学歯学部、39年には横須賀に神奈川歯科大学が出来ました。

田中　先生、デンタル・ミッションというのは……。

落合　正式な名称は何と言うのか知りませんが、戦後日本の各分野にアメリカの専門家の方が来られて、民主的な社会を作る為にいろいろ提案や勧告、アドバイスをしていきました。経済改革、農地改革、税制改革などがその勧告を受けて次々に実行されました。たしか税制で有名なシャープ博士なんかもその一人でした。

　歯科の分野でも、アメリカ歯科使節団といったかな、学者や大学の先生、それに開業医などからなる5、6人のグループが昭和26年に来日しました。この中にはイリノイ大学の補綴のティルマン教授、ワシントンの連邦規格局のパッヘンバーガーさん、サンフランシスコ開業医ハロルド・オピスさんなんかがいました。私は当時保存の大学院にいたペイペイ学生だったけれど、少しばかり英語を喋ったので、使節団が大学に来た時、案内役兼通訳みたいなことをしたので覚えています。

　このグループが、ほぼ1カ月にわたり日本の歯科事情を詳細に調査しました。そしてたしか4月に、膨大な報告書を出して帰ったのですが、そのほとんどがGHQ、つまりマッカーサー司令部を経て、日本の文部省や厚生省に伝達されたと思うのです。もちろんペイペイ大学院生の私がその全貌を知るよしもないが、私が知る限り、というか私の関係した範囲で言うと、

①歯科大学卒業生に国家試験を課さなくてはいけない（終戦まで歯科の学校を出れば卒業と同時に免許証が貰えたが、昭和22年からアメリカの勧告で国家試験制度になっていたのを追認した）。

②大学に小児歯科、歯科レントゲン科などの専門講座を設ける必要がある。

③歯科衛生士教育を始める（それまで日本には衛生士はいなかった）。
④前歯金冠の撤廃。
その他に、歯科教育に関するいくつかの改革案が盛り込まれていました。

　当時これらはrecommendation、つまり勧告という形だったのですが、実態はＧＨＱからの命令で、日本政府はカネや諸般の事情が許す限り、出来るだけ速やかに、この命令には従わなければならなかったのだそうです。

　当時は恐らくカネがなくて遅れていたのでしょうが、この勧告は昭和26年に講和条約が結ばれてアメリカ占領軍がいなくなっても、まだ生きていたようです。

　昭和30年に小児歯科設置の国会承認が得られ、そして医科歯科大学に小児歯科学教室が出来たと聞いています。だからまことにヘンな話だが、元はといえば小児歯科はアメリカが作ってくれたんです。

　それから当然ですが、私立の他の歯科大学にも、この件は文部省から伝えられていたと思います。ただ講座を新設するというのは大変費用も掛かりますし、第一、人がいません。それで他の大学では小児歯科講座の設置が、延び延びになっていたのだと思います。

田中　そこで、勧告の一つとして、小児歯科の問題が出てきたわけですね。

落合　そうです。具体的に言うと、実際に予算がおりたのは昭和30年だったようです。けれど、予算は貰ったものの、小児歯科を教えるかんじんの先生がいない。そこでまあ、いろいろ話はあったんだけれど、もう亡くなられた保存の山下浩教授が、小児歯科の主任教授になりました。その後で、檜垣麟三先生の息子さんで旺夫（モリオ）先生という方が、パリ大学から帰国して講師になりました。その頃の話を聞くと、備品なんか何もなくて研究のテーマも決まらず、研究費をどう使おうかということで、山下先生や檜垣先生が顕微鏡を買ったりして、備品を揃えるだけでも大変だったそうです。

田中　その頃、先生は……。

落合　私はまだアメリカにいたから、その頃の苦労は知らないんです。私はあと１、２年ぐらい、アメリカの大学で勉強してみようかと呑気に構えていました。そこへ、東京の長尾優学長から、「早く帰って来い、もう出来ちゃったんだから、帰って来ないと困るんだ」という手紙がきました。

　それで、31年の夏に帰って来たわけですが、帰ってみると、そこには山下先生

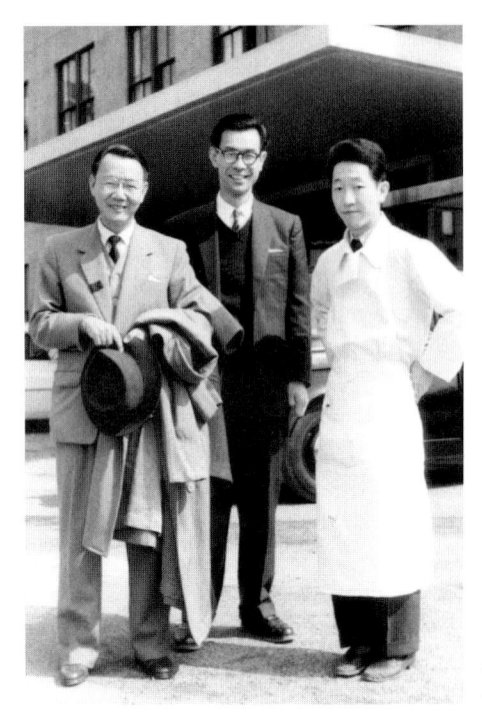

昭和36年、当時の東医歯大の玄関前で、檜垣旺夫先生と日本の衛生士学校の視察にこられたサイゴン大学のTuat教授。

と檜垣先生と私の3人しかいないんです。その後ですぐ、現在中野でご開業の水野和子先生（昭和31年医科歯科大学卒）、青山の須永照久先生（昭和30年医科歯科大学卒）が助手として入局されました。そこで、何からどうやって始めるか、という話になるんですが……。

2　小児歯科の先達たち

田中　先生方が小児歯科を始める前、日本の歯科界には、小児歯科の土壌というものは全くなかったのでしょうか。

落合　いや、それはありました。数こそ少なかったが、明治時代から、子どもの歯に関心をもっていた先見の明のある歯科医がいました。それでまあ、小さいながらいろいろな運動があったんですが、昭和20年代に入って、日本大学に岩垣宏先生という、矯正の教授がおられました。この先生は大変頭の進んだ方で、いくつか新しいことを手掛けていました。晩年には、私もいろいろご指導を頂いたので、

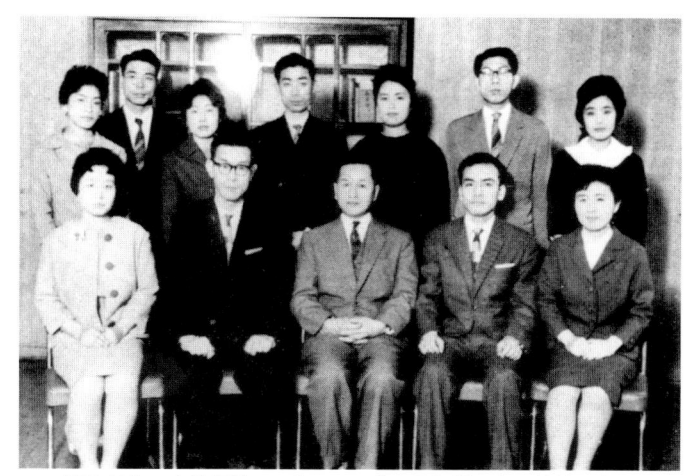

昭和36年の小児歯科のスタッフ。若かりし頃の山下教授を中心に、大森郁郎、小野博志、神山紀久男、佐藤博、各医員の顔も見える。（東医歯大小児歯科5周年記念誌より）

よく覚えています。

　この先生は元々矯正家なんですが、子どもは小さいうちから、顔や顎の成長発育を正しくさせなければならない、という考えをお持ちでした。そして、保育歯科学というものを、ご自分で提案されたんです。これは分かりやすく言えば、小児歯科と矯正を一緒にしたようなものです。先生の元で、最初に研究されたのが深田英朗先生で、かなりのお弟子さんがいました。

　それからもう一人は晩年、愛知学院大学の学長になられた岡本清纓先生です。この先生は、実は大正時代の末期から、小児歯科に大変関心をもっておられた。先生は元々衛生畑、子どもの歯科衛生が専門で、大正時代にライオンの児童歯科医院の院長さんをやっておられた。古い話になりますけど、ライオン歯磨きが大正中頃に、いまのデンタル・ファミリーの前身である児童歯科医院というのを、四谷にこしらえました。岡本先生はそこの院長になられたんですから、先生自身も、それからライオン歯磨きという会社も、小児歯科には非常に関心をもっていた、といえるでしょう。

　こういう特別の方々は何人かおられたけれど、全体として見ればきわめて僅かで、大勢は「小児歯科って何ですか」というような風潮で、子どもの歯に関心を

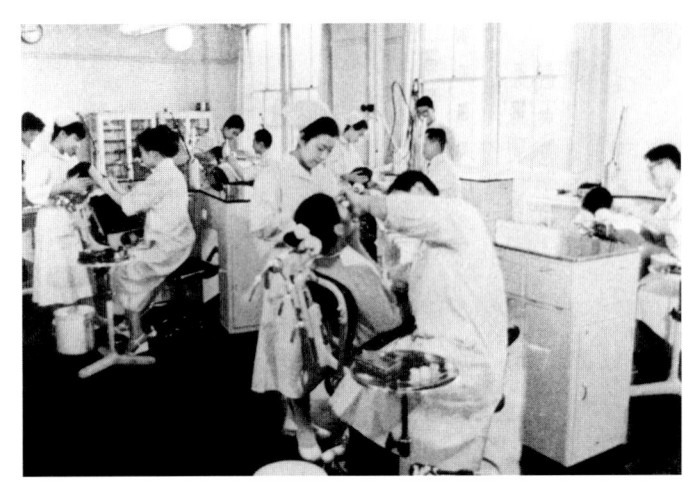

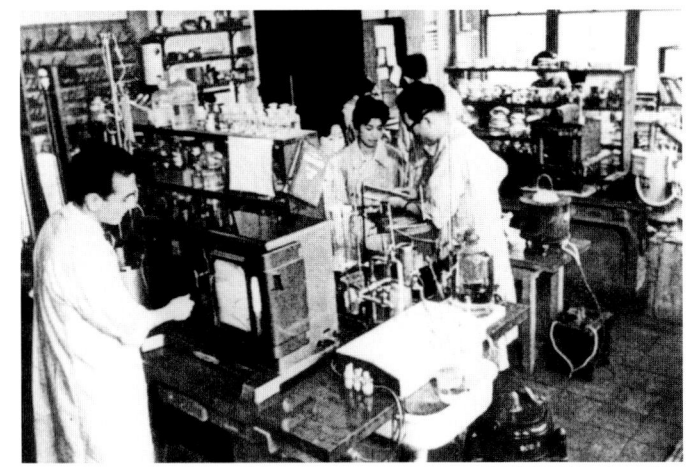

昭和36年の外来風景。新たに作られた小児用ユニット、チルデントで座位診療。(下)は研究室。
(同前)

もつ人なんかいなかったんです。

田中 まだ体系的には、小児歯科学というものは出来ていなかった、ということですか。

落合 そう、まだ出来ていなかった。しかし、単行本はありましたよ。桧垣麟三先生の「小児歯科保存学」とか岡本先生の書かれた「小児歯科衛生」なんていう、当時としては立派な本がありました。

3　帰国して始めたこと

田中　本はあったけれど、体系的なものはまだ出来ていなかった。そういう状況の時に、先生はアメリカで小児歯科を学ばれて、帰って来られた。そこで、先生はまずどういうことから始められたのでしょうか。

落合　まあ、今だからはっきり言えるけれど、山下先生は保存科の先生だし、檜垣旺夫先生だって、パリで小児歯科を学んだとはいうものの、日本のことはご存じない。勿論私も、アメリカで小児歯科を教わったけれど、小児歯科については全く未経験。つまり、シロウトが集まっただけの状況だから、さてどうするかと言えば、何もない。ゼロから出発するより仕方がない。このゼロからの出発が大変だったけど、非常によかったんですね。

　そこでまず最初にやったのが、取りあえず子どもに関連のある方々からお知恵を拝借したり、ご意見を伺ったりということだったのです。

　つまり小児に関連のある方々が集まって、小児歯科全般を語り合うという会を開きました。山下教授と当時日本歯科大教授だった榎恵先生が司会者になられて、解剖の桐野忠大、小児科の岩波文門、その他発生学者、心理学の先生方に来ていただき、テーマ別にいろいろご専門の立場から討論したのです。

　実は私が帰国した時、すでにこの討論会は始まっていました。そして山下先生に呼ばれて、早速その討論の臨床編、子どものう蝕治療、アマルガム充填、歯髄処置、乳歯冠などの談話会に参加させて頂きました。まあ、私はアメリカで実際にやったことを中心にお話したわけです。

　これを速記して纏めたものが、恐らく今でも図書館に行けばあると思うのですが、昭和31年に医歯薬出版から出た『シンポジウム　最近小児歯科学』という本です。ですからこれが、とりあえず日本で戦後一番初めの小児歯科の本ということになるわけです。

　まあ、こんな本ができて、取りあえずその時点で日本の小児歯科学に求められているものは何か、ということが部分的にせよ摑めるようになってきたわけです。

4　患者の洪水

田中　先生は臨床関係を担当されましたが、臨床といえば、当然患者が出てきます。

小児歯科の患者は、アメリカと当時の日本ではずい分条件、というか状況が違うと思いますが、先生はその辺をクリアするために、どういうことから着手されましたか。

落合　着手するもしないも、ともかく外来患者がものすごく来るんです。そして誰もが、ひどいランパント・カリエスです。治療室は大変な騒ぎで、これには私もびっくりしました。アメリカから帰って医科歯科大でたった4台の大人用の治療椅子で、小児歯科の治療を始めた。先生が4、5人で、その年に入ってきた人もいたから、医局員、専攻生を含めて総勢6、7人で、外来の治療に当たりました。ところが、おどろいたことに、新患だけで毎日、午前中に100人も来るんです。なぜ、そんなことになったかと言うと、町の一般の歯科医は余り子どもを歓迎しない。元々小児歯科の教育を受けていないんだから当然です。大人の患者だけでも手一杯なのに3、4歳のランパント・カリエスの子どもが「いたいヨー」と泣きながら、親に連れられてやって来る。歯科医はどうしていいか分からない、そんな状況だったんです。

さて、100人もの子どもたちを診てみると、口の中はメチャメチャなんです。考えれば戦争中、それから戦後の日本では、栄養状態が極めて悪かった。衛生教育も十分でないし衛生観念も低かった。戦争が終わった時点では、どうやら生き残ったというだけでめっけものだった。だから、健康は不良、歯の状態も悪いのが当然だけれど、その中でも、一番シワ寄せをくったのは子どもたちだったんです。実は、われわれ歯科医でさえ、子どもたちの口腔がそんな状態になっているのに気が付いていなかった。毎日、100人もの子どもたちの口の中を診て、初めてそれに気付いてがく然としたんです。

たしか昭和32年から、厚生省が全国歯牙疾患の実態調査をはじめました。すると、3歳児の85パーセントが、むし歯になっている。しかも、その中で歯科医の治療を多少でも受けた経験のある子は0.3パーセントしかいなかった。当時厚生省の歯科参事官だった高木圭二郎先生がこの実態を見て、0.3パーセントつまり千人に3人というのはゼロに等しい、むし歯の子どもは全く歯医者へ行っていない、日本は子どもの歯に関する限り無歯科医状態である、と発表されました。そんな状況の中で、医科歯科大に小児歯科が出来て、子どもの歯を診てくれることになった。別に宣伝したわけじゃないから口伝えなんだけど、どっと患者が押し寄せ

て来たわけです。

　まあ、考えてもみてください。5、6人の歯科医が毎日、午前中に100人からの患者の充分な治療ができるわけがない。だけど、出来ないから、帰れと言うわけにはいかない。私が日本に帰って来て、医科歯科大でまず最初にびっくりしたのは、昼メシは2時か3時にならなければ食べられない、ということでしたね。なにしろ、朝の8時になると、大学の玄関が開く前から、子どもと親たちが集まってきて、泣いたり騒いだりしているわけです。

　そういう状態が続いているうちに、これが社会問題にまでなりました。新聞をはじめ多くのマスコミが、この騒ぎを報道して、これは一体どういうことなんだ、日本の子どもの歯はどうなってるんだ、といった世論を喚起した。結局、なぜ子どもの歯がこんなにひどいんだということから、歯科界を含めて、いろいろ問題にされました。

田中　それまで歯科医が、子どもの歯の治療をおろそかにしたのは、ほかにやるべき対象があったからですね。

落合　昭和30年代に入ると、戦後の混乱から世の中もかなり落ちついて、国民も自分の健康に注意できるようになった。それで、大人の患者さんがドット増加したのです。歯科医も大人の歯を治療したり、入れ歯をつくったりするのは手馴れた仕事だし、それにアメリカから新しい治療技術が導入されて、それだけでも大変に忙しかった。泣いたり騒いだりする、扱いにくい子どもを相手に厄介な、よく分からない治療をするのは気が進まないわけです。

　しかし基本的には、もっと大きな問題がありました。当時、日本には全国で約3万人しか歯科医がいなかった。子どもの歯どころか、大人の患者でさえ充分に手が廻らなかったんです。その頃、日本の人口は9千万ぐらいだったでしょう。それに3万人の歯科医では、間に合うわけがありませんよ。だから、子どもの患者を連れてこられると、「いや、うちではやってません。医科歯科大が子どもを診てくれるから、あそこへ行ってごらんなさい」といったように、歯科医が同業者を宣伝するといった、面白い現象がよくあったんです。

　こうして実際問題として、またマスコミの影響で世論が盛り上がってきた。日本歯科医師会や厚生省、文部省など、動かないわけにはいかなくなった。各大学、といっても7大学しかないが、どこでも小児歯科だけの外来をつくった。つまり、

マスコミの力、言いかえれば国民の声が、日本の小児歯科をつくる一つの原動力になりました。

田中　全国的に、小児歯科を要望する声が高まってきた、それはよく分かりました。しかし、先生の立場からすると、そういう臨床面のほかに、それに対応する医局員を養成しなければならない。教室づくり、つまり教育面の問題があったと思うのですが。

5　小児歯科集談会で仲間がふえる

落合　そうです。スタッフを確保するために、小児歯科医を養成しなければならない。たしかに、それこそ急務です。幸いなことに、新しい卒業生の中に、小児歯科をめざす人が急速に増えてきた。大学に、新しく小児歯科ができた。毎日、患者が詰めかけてきて、活気がある。自分も、小児歯科をやってみようというわけで、次の年度の卒業生から、様子が一変したんです。前に言った新卒の水野和子先生、須永照久先生、それに甘利英一、志村朱美、山下智子、佐藤博などの方々が続々追い掛けるように入局しました。

　ですから、志望者を集めることには、なんの苦労も要らなかった。しかし問題はそれからです。もっと現実的な問題がいくつもあった。まず第一に、その若い人たちを受け入れて、どうやって教育するのか。何をどういう風に教えていけばいいのか、教育内容の問題です。それから、大学には、それをやるだけの設備も備品もない。一方では、毎日100人から新患が次から次へとやってきて、大学の側も目を廻している。はっきり言って、外来では教育どころじゃないということですね。それからもう一つ。一般の風潮はそうであっても、まだ歯科界全体の認識は遅れていた。小児歯科の重要性を、各大学や歯科医師会に分かってもらうにはどうしたらよいか、そういった問題もありました。

　また、そんな時にたまたま健康保険制度の話も起こってきました。かりに、健康保険制度が出来たとしても、あんな形で新患がどっと押し寄せてきたら健康保険の医療が行えるものかどうか……。

田中　いろいろな問題が、いっぺんに集中したということですね。

落合　そうです。そんな時、私はふっと思いました。これは東京医科歯科大だけの問題じゃない。全国の大学が、外来で同じ悩みに直面して困っているに違いない。

われわれだけで解決しようというのは、インクビンから赤いインクを垂らして、太平洋を赤くしようとするようなものだ。無駄な努力に近い。せめて、赤インクの入った大きなタンクを用意しなくては……。当時、どこかの機関誌に、そんな文章を書いたのを覚えていますよ。
　では、大きなタンクをどうやって用意するのか。そのためには、全国の歯科大学に小児歯科学教室を作ってもらって、小児歯科の研究や臨床を始めるしかない。遠回りのようだけれど、そこから始めるより仕方がない、と思ったのです。
　それで、小児歯科外来白書というガリ版印刷の小冊子をまとめて、小児歯科の現状を訴え、厚生省、文部省、それから歯科医師会、各歯科大学の学長、保存と矯正の教授宛に発送しました。これには、その後兵庫県へ帰って美方郡の歯科医師会長になった、人田章雄君という助手の人が協力してくれました。
　そして、それを元にして私の各大学行脚が始まったんです。今から思うと、それは私にとって大変貴重な体験でした。各歯科大学のえらい先生方に、その時みんな、お知り合いになれたからです。東京歯科大学へ行っても、日本歯科大学へ行っても、まず学長さんに会って、学部長さんに会って、保存の教授に会って、ともかく話を聞いて頂けました。そして各大学の小児歯科に対する、今後の構想をお伺いすることが出来ました。ただ、その結果はどうかというと、各大学とも外来の子どもの様子はご存じでしたから、積極的な意志はお持ちだったんですが、そう簡単にはいかなかった。仮りにも新しく小児歯科を作るとなれば、費用もかかる。また、それを担当する専任の先生もおかなければならない。一体、誰がやれるんだという問題が、どこの歯科大学にもありました。
　前にお話した、ＧＨＱからのリコメンデーションがあったから、小児歯科の必要性はよく分かっていたし、医科歯科大が小児歯科を開設して評判になっているといったニュースも、各大学ではよく承知していました。それに、医科歯科大だけでなく、どこの大学の歯科外来にも多数の小児患者が詰め掛けていました。それで、昭和32、33年頃から、各大学でボチボチと子どもの歯の治療を始めるようになっていました。大概担当したのは保存の先生方ですが、学校によっては矯正科の方が担当されたところもありました。いずれにせよ、それらの先生方がチーフになって、保存や矯正科の一隅に治療室を設けるという形になっていました。とてもまだ、一講座や一教室にはなっていなかった。ただ、小児外来があったと

いうだけの状況でした。

　そこで、それらを担当する方に順にお会いしたのですが、どの大学でも、こんなことを独自にやっていても方向づけは出来ない。いっぺん、みんなで集まって話し合ってみようじゃないか、ということになりました。その頃の各大学の状況を言いますと、東京の4つの大学では、32年頃までに小児歯科の外来をもつようになっていました。教室ではなく、外来だけです。その時、東歯大は保存科から、日歯大は矯正科から、また駿河台の日大は保育歯科、つまり深田先生が出て、小児歯科の外来を受け持っていました。

田中　それは何年頃ですか。

落合　昭和33年です。医科歯科大の私が音頭取りになって、毎月1回小児歯科集談会というものを始めました。この研究会は、問題が問題だし、そんないきさつで始まったから、学閥というものが全くなかった。小児歯科の臨床で、いろいろ困っている、何か良い考えはないか、といった共通の悩みを抱えた先生方が純粋な気持ちで集まっていたんです。ついでに、先生方のお名前を思いつくままに挙げてみますと、東京歯科大学は保存の大家になられた石川達也先生、日本歯科大学は矯正科の助教授だった菊池進先生、それから日大は主任の深田先生、それぞれの小児歯科の外来を手がけていたそうそうたるメンバーが50人ぐらいだったと思います。

　その集談会はまた勉強会でもありましたね。解剖の先生に来て頂いて、お話を聞いたこともあります。産婦人科の先生には、赤ん坊が生まれる時の鉗子の使い方とか、小児科の先生には、母乳と人工乳の違いなど、とにかく勉強会だから当然だけれど皆熱心に勉強したり、討論したりしました。本当に何とかしなければならない、という新興の意気に燃えていたんですね。ですから皆さん、すぐ大変親しくなった。いま考えると本当に懐かしい気がする。

田中　小児歯科の場合、どうしても医科的な、全般的な知識がからんできますね。成長発育の中で、子どもの歯はどうなのかという。

落合　そうです。はじめは、医科歯科大がずっと会のお世話していたんだけれど、そのうち各大学の持ち廻りということになり、毎月担当を替えて、たしか4、5年続きました。今思い出して、ただ一つ残念なのは、皆さん会をやることだけに夢中になって、全く記録が残っていないことなんです。これは後日の話になるん

だけれど、この集談会が母体になって日本小児歯科学会が出来たんです。

　いや、その前に、こういう話があります。東京の4つの大学が研究会をやっているうちに、これは東京だけではなくて、広く全国的に、つまり大阪や九州の歯科大学にも呼び掛けよう、ということになりました。

　私が使者になって大阪へ行って、阪大保存の井上時雄先生や、大歯大保存の福田盛次先生にお会いしました。それから九州歯科大学には、やはり保存の先生で浦上景彦先生という方がおられて、この先生が小児歯科を担当されることになりますと紹介して頂きました。なにしろ新幹線もなかった時代です。そう頻繁に行き来するわけにはいきません。大阪の先生も九州の先生も、上京して来られるのは2、3カ月に一ぺんぐらいのことでした。しかし、そういった経緯で、全国的にコミュニケーションをとりながら、小児歯科の研究を進められるようになったんです。

田中　それは皆さん、手弁当で動かれたんですか。

落合　そりゃそうです。お金を出してくれるところなんか、なかったんですから。だけど、ありがたいことに当時は今と違って、食事ひとつにしてもあまりお金が掛からなかった。便利ではなかったけれど。

　それにも増して、われわれを動かしたのは情熱でしたね。どこの大学の臨床を見ても、毎日患者があふれて対応に困っている。そういう現実に直面しているから、なんとかしなくてはならない。今だけの問題ではなく将来にわたって、小児歯科のあり方を考えなくてはならない。そういう使命感に燃えていましたね。だから皆さん明るかった。

6　小児歯科を支えた第一世代

落合　なにしろみんな、30歳をちょっと出たぐらいで、若かったですからね。ファイトだけでやったようなものです。

田中　それは、今から考えると、小児歯科学という学問を日本で確立させるために、その地ならしをやった第一世代、ということになりますね。

落合　そうですね。それから、時代の背景というものも考える必要があります。昭和25年に朝鮮戦争が始まって、敗戦で疲弊し切っていた日本に一転して特需景気の波が押し寄せて来た。日本中が息を吹き返した。何かが始まりそうだ、何か新

しいことを始めよう、始めなくちゃいけないんだ、日本人全体がようやくそういうことに気付いたんです。希望に燃えていました。

　30年代になって景気が回復し、いくらか物も豊かになると、考えることにもゆとりが出てきました。さらに、厚生省や文部省が国民の生活や健康についていろいろな実態調査も始めた。一体、日本人の口腔の状態はどうなっているんだろう、ということで歯牙疾患の実態調査を始めたんです。あれは第1回が昭和32年、それから6年おきにやっています。世の中がどうやら落ち着いて、全国的なレベルでそういう調査が出来るようになった、ということですね。

田中　3歳児検診というのもその頃、始まったのでしょうか。

落合　あれは確か実態調査より2、3年遅れてではなかったかと思います。小児科で幼児の発育調査から3歳児がとりあげられた。その時の厚生省の歯科参事官が、後に東歯大の学長になられた高木圭二郎先生です。

　高木先生に日大の深田先生、当時まだ医科歯科の口腔衛生におられた榊原悠紀田郎先生、それから東歯大の今の学長さんの石川達也先生（驚かれるかもしれないが、石川先生は当時、小児歯科のチーフをしておられた）、それに私の3人が呼ばれ、果たして国家予算でやる歯科の3歳児検診に意義があるかどうか質問されました。

　私たちはむし歯乱発で弱っていたので是非やっていただきたい、丁度乳歯列が完成したところですから大変意義があります、と答えました。次に「それならばどういう診査方法がいいか」という議論になりました。

　何しろ全国レベルでやるんですから、できるだけ簡単でなければならず、またその当時は3歳児なんてチビを扱うのに慣れていない歯医者さんが多かった。そこで私がイリノイ大学でやっていたう蝕罹患性に関する分類を提案した。つまり個々の歯についてC₁、C₂とかいわず、口腔全体をみてどこの部分にむし歯があるかというだけで罹患の程度がわかる、例のＡＢＣ分類です。

　マスラー、シャウワーは4型に分類するのですが、日本全体でやるのだから出来るだけ少ない方がよいという榊原先生の助言もあり、最終的には3型になりました。Ａ型が「上下顎の乳臼歯だけ、もしくは上顎前歯だけにう蝕のあるもの」というアレです。アレは本当は臼歯と前歯で2種類になるのです。

　こんなことから、3歳児検診が予算化され全国的に実施されるようになったの

です。やがて3歳では遅いという声が出て、1歳半検診というのも始まりました。
　私たちが医科歯科大で、小児の治療を闇雲に始めてから、短期間で世の中はどんどん変わっていったのです。

田中　医科歯科大時代にさかのぼって恐縮ですが、先生達が小児歯科の臨床を始められて、その後医局に入って来られたのは、どういう先生方ですか。

落合　そうですね、もう一度思い出すままに整理してみましょう。
　私が昭和31年9月にアメリカから帰って医局へ入った時、主任の山下浩先生を初め、檜垣旺夫、それにその年の3月に医科歯科大を卒業した水野和子（現在中野区開業）の3人の方しかいませんでした。その後10月に須永照久（現青山開業）、32年になって3月に甘利英一（前岩手医大教授）、4月には医歯大の二代目小児歯科教授になる小野博志が大学院第1号に入学、さらに6月には現鶴見大教授の大森郁郎、亡くなりましたが愛知学院大教授の黒須一夫が助手になりました。
　33年3月には佐藤博（前奥羽大学教授）が大学院に入りました。34年には志村朱実（現足立区開業）、35年には山下智子（現豊島区開業）が助手になり、この後36年に、東北大学の教授だった神山紀久男、宍戸美智子（現大田区開業）と続きます。
　さらに37年には藤井信雅（目黒区開業）とさっき話した太田章雄が助手になり、大学院に望月清之（清水市開業）と亡くなった浅野秀明（杉並区開業、前関東地方会副会長）が入り、38年には小金井市開業の片寄恒雄（前関東地方会長）が愛知学院から戻って助手に、大学院には大野和江（柏市開業）が、39年には亡くなった荻野昭夫（札幌市開業）が助手に、さらに現九州大教授の中田稔が大学院に入りました。
　ここまでで昭和30年代の医局の人々は終わるのですが、恐らく皆さんご存じの方々ばかりでしょう。

田中　その人達が第二世代、ということになりますか。

落合　いやみんな、小児歯科の最初から一緒に苦労した人達だから、第一世代というべきでしょう。みなさん大体、昭和一ケタ生まれの人達が多かったですね。

田中　先生が小児歯科を勉強して、アメリカから帰って来られた。その前後にアメリカへ留学された先生方がいますね。

落合　そうです。私が行ったのが皮切りになって、その後続々と多くの優秀な方々

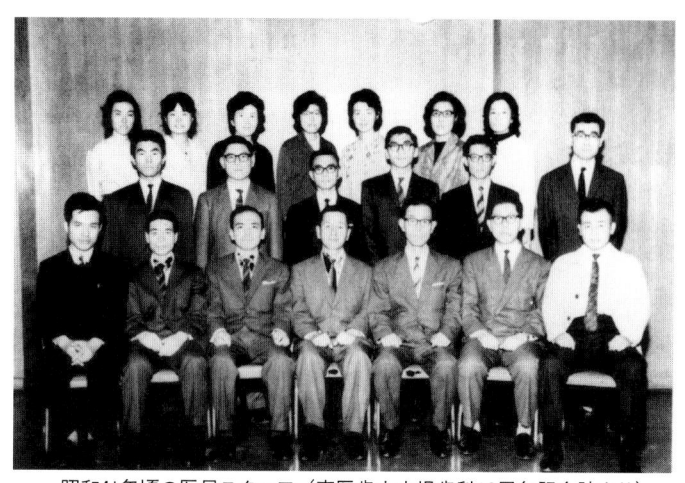

昭和41年頃の医局スタッフ。(東医歯大小児歯科10周年記念誌より)

がアメリカへ出掛けられました。私も喜んで、その方々のお世話をさせて頂きました。

　まず私が帰ってすぐ、アメリカへ渡られたのが東歯大の今西孝博君、私の後すぐボストンのフォーサイスへ行かれました。帰られてから、松本歯科大学小児歯科の教授になられましたね。それから岡山の西島克己君、この人は後に岡山大学歯学部長になります。その後で医科歯科の大森郁郎君、小野博志君の順になります。たしか大森君がアメリカにいたときに、ケネディ大統領の暗殺事件がありました。1963年、昭和38年のことです。

　イリノイ大学の方は、昭和30年代の半ばだったんでしょうか、当時大阪大学におられた吉田定宏君がシカゴへ渡られました。彼はその後、岐阜歯科大（現朝日大）の教授になられました。この後イリノイ大学へは、徳島の西野瑞穂教授も行かれたのですが、この時は私は大学を辞めていてよく存じません。

　いずれにしても日本の小児歯科は、こうした優秀な頭脳が次々とアメリカへ渡り、当時日本より30年は進んでいるといわれたアメリカで小児歯科を学んで日本へ持ち帰られ、それを日本でさらに発展させた努力の上に今日の小児歯科は成り立っているのです。

7　小児歯科教育の始まり

田中　いろいろな先生方が小児歯科の臨床に当たられた。それと並行して、学生を教育する教育面も充実してきたと思いますが。

落合　教育面はたしかに大切なのですが、これも最初は大変でした。まず学部の3年生の学生に、10時間ばかり講義をすることになりました。イリノイ大学ではMannual of Pedodonticsというプリントがあって、それを使って助教授のバーバーさんが学部の学生に講義をしていました。たしか40時間ぐらいかけていたと思います。他の科目と全く同じでした。私はイリノイで講義係りみたいなこともしていましたので、このプリントは逐一全部持って帰っていました。

　それでこのプリントの中から、主なところを抜粋して学部学生の講義用に当て、山下先生がそれを纏めて下さいました。それから3年生の模型実習として、バンド・ループの保隙装置および小児義歯の作成をさせることにしました。

　臨床実習は学部4年生になって、外来での患者実習（といっても見学だけですが）と、セミナーと称してインストラクターを囲んで討論することにしたのです。

　国家試験科目に小児歯科はまだ入っていなかったので気は楽でしたが、小児歯科治療も出来る歯科医を作ろうと、最初からかなり努力しました。

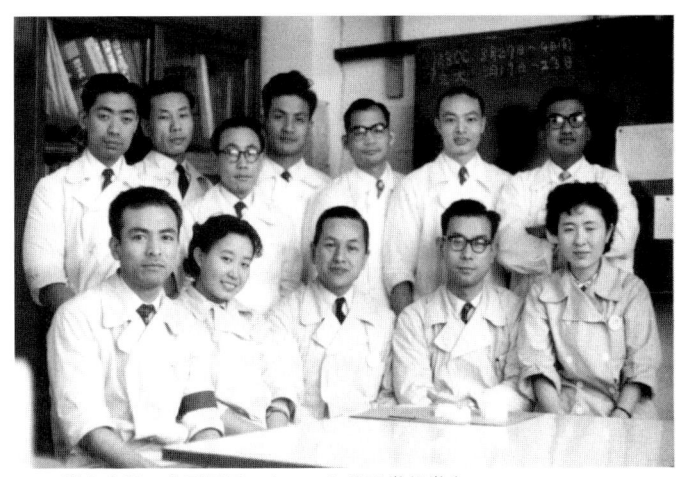

学生実習。前列医局スタッフと後列学部学生。

田中　最初から随分充実していたんですね。

落合　そうですね。イリノイ大学と全部同じようにやってみたんです。ただ時間数だけが少なくて弱りました。何しろ後発ですっかりカリキュラムのスケジュールが組まれているところへ、小児歯科が割り込んだんですからそれは大変だったし、矯正や保存が多少時間を融通してくれたのですが、そう無理も言えなかったんです。ただ、こちらも人手は足りないし、内容もよく決まっていなかったんだから、このくらいの時間数でよかったともいえるんですがね。

田中　大学院の教育はどうだったんですか。第1号の小野先生が昭和32年に入られましたが。

落合　そう、小野君が大学院に来た時は正直言って困ったんですよ。小野君は大阪大学の出身なんです。真面目な人で小児歯科がやりたかったんだけれど、残念なことに当時阪大には小児歯科がなかった。それで大変熱意に燃えて医科歯科へ来たんです。

　　　山下先生と相談して、私がイリノイ大学のマスラー先生のところで大学院生活をしたので、取りあえず、それを日本語に焼き直してやってみようということになった。イリノイでは学部の学生講義は助教授のバーバーさんの専任、主任教授のマスラーさんは大学院の専任の先生と決まっていました。大学院生は私を含めて4人いたのですが、毎日マスラー先生から講義やいろいろのセミナーを聞き、1項目が終わるとレポートを書いて提出し、それをもとにまた大学院生全員でディスカッションするという次第でした。

　　　そのセミナーで小児歯科の課程に使われたのが、Brauerの編集になる"Dentistry for Children"という教科書でした。これは、マスラー先生や当時イリノイ大学の歯学部長だったシャウワー先生も執筆しておられました。

　　　それでこの本を小野君に見せて、これを使ってセミナーをしようと言ったら、小野君はその本は大阪にいた時から読んで知っています、と言う。それは丁度いいというわけで、この本を日本語で読むことから始めました。

8　訳書による初めての教科書

田中　やがて先生がその本の翻訳をして、日本で初めての小児歯科の教科書が出来上がったと聞いていますが。

落合　ああ、そうですね。こうして教科書の読み直しが始まりました。するとある日、山下教授室へ医歯薬出版の今田喬士社長（当時はまだ専務だったか）が見えて、いろいろ雑談しているうちに、「小児歯科の本を出したい」という話になりました。山下先生も「丁度いい。学校でも欲しいと思っていた矢先だから、ぜひ作ろう」ということになったのです。

　ところが本を作ると言っても、当方にはなんの資料もまだそろっていません。いろいろ話をした結果、それなら「あちらのよい本を取りあえず翻訳したら」ということになり、Brauerの教科書に決まったのです。

田中　翻訳作業は大変だったのでしょうか。

落合　私はアメリカでも読んでいたし、日本へ帰ってからも折りにふれて見ていたのでほぼ分かっているつもりでしたが、やはり正式に日本語に訳すとなると、そりゃ大変でした。

　どうしようかと思っている内に、医歯薬出版がさっさとニューヨークのマグロー社から翻訳権を買い取り、とうとう本当にやらなければならなくなりました。マグロー社から翻訳用に原本を2冊貰ったので、1冊を各章ごとにバラし持ちやすくして、どこででも暇があれば藁半紙に翻訳していきました。そして1章ごとに出来上がると、助手や専攻生に頼んで原稿用紙に清書して貰いました。ワープロみたいな便利なものはまだなかったし大変だったんですが、皆よくやってくれました。それでまた、皆でそれを読み合わせたのです。

田中　どのくらいの量になりましたか。

落合　原書は470ページ前後だったと思いますが、日本語は四百字詰め原稿用紙で約2千2百枚ほどになりました。大きなミカン箱一杯になりました。

　昭和35年の夏、7月と8月は丸々この本の翻訳にかかりました。箱根の宿にこもりきりで、それこそ昼も夜もなかったです。日曜もなしでやったんだけれど、若かったんだなあ。そしてその年の12月に第1版が出版されたのです。

　基礎編と臨床編を纏めて1冊にして、大判のたしか三千円という、当時としてはかなり高価な本になりました。ところがこれが売れに売れたのです。私を初め関係者がビックリするほど売れました。言うなれば歯科界のベストセラーです。自分でいうのもおかしいが、今田専務も喜んで当時まだ珍しかった舶来の石のいらないガスライターなんて立派な記念品をくれました（笑い）。

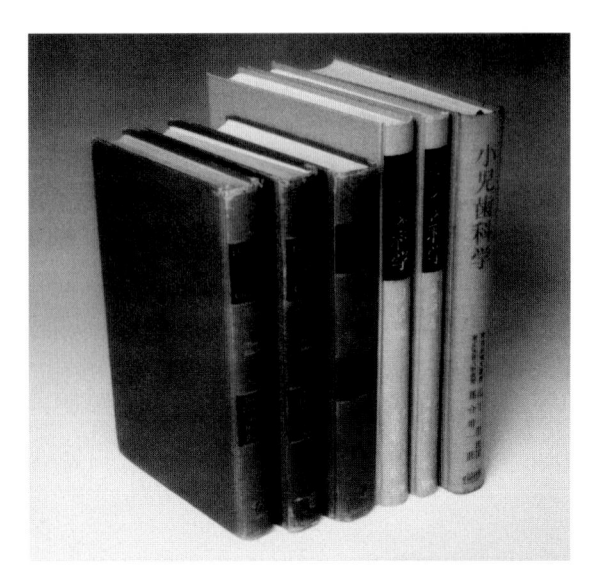

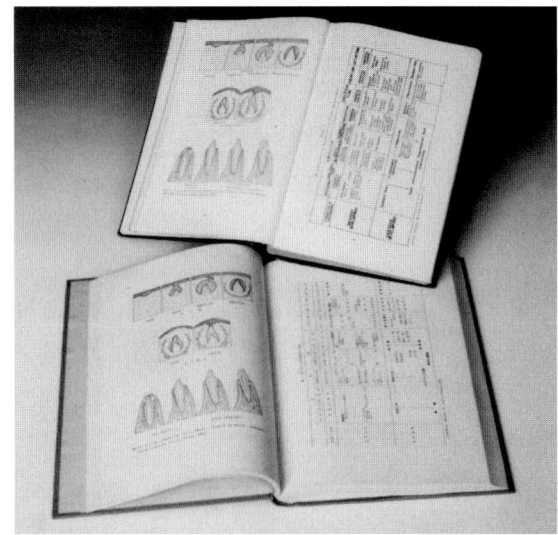

Brauer編集になる "Dentistry for Children" 3，4，5版の原著と訳書の初版と2版。

何しろ出版と同時に、すぐ千部売り切りました。歯科医がまだ全国で3万人ぐらいしかいない時代にですよ。半年の間に5千部も出たのです。
　私が何でこんなことを言うかというと、別に自分の本の自慢ではありません。訳はお恥ずかしいものなんだけれど、それくらい日本の歯科界が小児歯科を求めていたということが言いたいのです。何しろ全く新しい分野だったのですから。
　そして、この本はそれから当分の間、各大学で教科書として使って頂きました。私としては全く光栄の至りです。
　実はこの本がキッカケになってね、私は歯科界で少しばかり名が知られるようになりました。いろんな効果があるんですね。あちこちの歯科医師会や学会などからちょくちょくお声がかかって、講演にお伺いするようになりました。今日思い出すと、稚内から沖縄まで、日本中ほとんど全部の県にお伺いしたのは、全くこの本のお陰なんです。マスコミの力というのは恐ろしいものです。

田中　アチラ語の翻訳をされたとき、用語の問題など、ずいぶん苦労されたんではないですか。

落合　何しろ翻訳なんていう仕事は初めてやりましたし、英語は向こうで使っていたから苦にはならなかったのですが、それを日本語に置き換えるというのは全く別の話です。最初は割に簡単に考えていたのですが、始めてみると、どうしてどうして、とてもそんなに生易しいものじゃない。
　英語の不明なところは、直接アメリカへ手紙を書いて問い合わせる。実際やってみて知ったのですが、アメリカの本にも、ミスプリントっていうのは結構あるんですね。中には動詞の抜けている文章があったりして、原著者に感謝されたりしました。別に何もくれなかったけど（笑い）。
　しかし一番困ったのは、日本語の医学用語でした。当時はまだ、各学会で今みたいに用語委員会なんてなかったし、用語の統一がされていなかったので、日本語のボキャブラリーの不足で悩みました。

田中　それはどういうことですか。これからも翻訳をする人はいると思うので、少し詳しく話して下さい。

落合　例えばね、dental practiceとdental serviceそれにdental profession, dental workなど、いずれも日本語にすれば、歯科医療なんですね。ところがご承知のように、彼等はこれらを時に応じて微妙に使い分けている。その訳ができないんで

す。
　　nutritional deficiencyとnutritional disturbance,またnutritional unbalance,それにmalnutritionなども同じで、日本語は栄養障害か栄養不良しかない。それでこれを訳書では、統制をとるためにメモを作って、この単語にはこの訳語と決めてかかりました。

田中　先生がつくられたのですか。

落合　そうです。例えば保隙装置ですね、保隙装置という言葉は、矯正などで使われていたんだけれど、band-loopとかcrown-loopなどに該当するものがない。それで仕様がないから、バンド・ループとかクラウン・ループとかカタカナで書くことにした。これはこれで今日まで使われているからよかったんだろうけれど、困ったのは例えば、crown-distal shoeです。私はそのまま訳して、遠心蹄とやった。自分でも遠心蹄保隙装置とは凄い名前だと思ったけれど、他に訳しようもないから原語をつけて、そうしました。これはさすがに誰にも取り入れてもらえず、今に至るもディスタル・シューと原語のまま言われていますよね（笑い）。

田中　こうして本の目次をみていますと、現在の小児歯科の基本がここで作られたという感じがしますね。

落合　先程も言いましたが、この本は実に多くの方に利用され、また大学でも教科書代わりに使って頂いた。その結果、小児歯科の全体というのは大体こういうことなんだというコンセプトを、第一世代の皆さんはこの本で掴まれたと思うのです。

田中　そういえば、こんな図もどこかで見たような気がします（66頁下図参照）。

落合　恐らく大部分の方が、ここにある歯の発育図なんてものは見ておられると思うけれど、実はオリジナルはこの訳書なんです。これが解剖の本よりわかりいいし、スッキリしているものだから、その後各大学で使われたし、後になって日本でできた教科書にもそのまま載ったから、皆さんお馴染みだと思うんです。現に数年前に小児歯科学会が、最近の子どもたちの歯の萌出時期を調査して発表しましたね。あの時、それが図になったでしょう。乳歯と永久歯が色分けされた図です。あれも実はマスラー、シャウワーの原図を改変したものです。

田中　小児歯科の内容までが、この訳書でほぼ決まったわけですか。

落合　いや、全部が全部、必ずしもそうではないけれど、ある程度そういうことは

```
J.C.Brauerら著，落合訳："小児歯科学" 1960  目次

 I．基礎編  Fundamental considerations
   1. 小児の歯科診療                           J.C.Brauer
   2. 小児歯科における応用心理学              J.C.Brauer
   3. 歯の発育                          I.SchourとM.Massler
   4. 乳歯の構造                        I.SchourとM.Massler
   5. 予防矯正                                 L.B.Higley
   6. 小児の齲蝕                                M.Massler
   7. 口腔軟組織の障害および感染                M.Massler
   8. 栄養と口腔疾患（Ⅰ）               I.SchourとM.Massler
   9. 栄養と口腔疾患（Ⅱ）               I.SchourとM.Massler
  10. 内分泌腺                          M.Massler と I.Schour

 Ⅱ．臨床編  Technical procedures
  11. 診査，診断および治療計画                 J.C.Brauer
  12. 予防歯科学                              J.C.Brauer
  13. 保存療法学                J.C.BrauerとR.L.Lindahl
  14. 乳歯の歯髄処置             J.C.BrauerとR.L.Lindahl
  15. 保隙について                            J.C.Brauer
  16. 小児の補綴                             R.L.Lindahl
  17. 前歯の破折と位置異常       J.C.BrauerとR.L.Lindahl
  18. 口腔外科                               R.L.Lindahl
  (19. 障害児の治療                          R.L.Lindahl)
```

Brauerの教科書の目次立て。

言えるかもしれません。というのは、この本から2年遅れて昭和37年に、雑誌歯界展望の別冊として「小児歯科の臨床」というのが、医歯薬出版から出るんです。展望の別冊として「小児歯科の臨床」というのは、この後47年と54年にもう2回出てるんだけれど、これはその第1号です。

　それはともかく、この第1号の「小児歯科の臨床」の編集委員として、目次立ては私が大体このBrauerの訳書にしたがってやったんです。ですから、ここではほぼ小児歯科の全貌というものが決まったとも言えるのではないでしょうか。

田中　それが今日まで、続いているということですね。

落合　小児歯科学会の総会プログラムなど見ていると、確かにそういうことは言えますね。もちろん内容的には当時とは比べものにならないほど深く、精密になって進歩してきたけれど、大きな目次立てというか、各項目はあの頃のままです。

　これだけ子どものむし歯も減って、小児歯科の環境が極端に変わってきたのだから、小児歯科全体を基本的に見直して、新しい目次立てを考え直す必要がある

んじゃないかと思いますけれど……。21世紀の仕事として、是非若い方々にやってもらいたいですね。

田中　よくわかりました。いずれ我々もよく考えてみます。ただ先生、もうこの訳書は手に入りませんよね。

落合　ええ、もう絶版になっています。

　実は最初に訳した原書は、1958年（昭和33年）に出た第4版でした。私がアメリカでマスラー先生の元で勉強したのは、1952年（昭和27年）に出た第3版でした。第3版と第4版は目次立ては同じですが、内容が50ページばかりふえています。

　実はその後、1964年（昭和39年）に第5版が出ました。これは第4版よりもさらに100ページばかり増え、新たに1章「障害児の歯の治療」の項が加わりました。それで訳書の方は、第2版として全部訳し直し、昭和43年に基礎編、臨床編

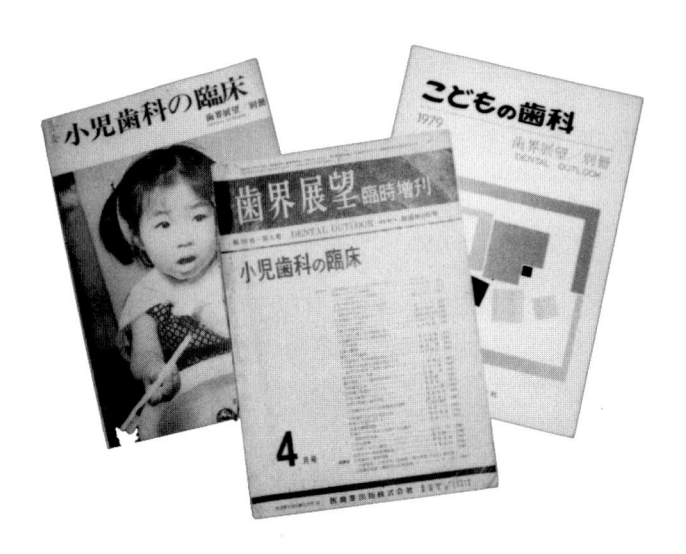

雑誌歯界展望の別冊「小児歯科の臨床」。

の2冊に分けて出版しました。水色の表紙の本で、今でも古本屋に行けばこれはあると思います。

　ご承知のように、アメリカの本は5、6年ごとに改訂版が出るのですが、そのつど全部訳し直すのもどうかなと思っていました。そうこうするうちに、愛知学院大学の黒須教授のところで、「現代小児歯科学」という純日本版の教科書が出ま

した。そう申しては失礼ですが、この本は実によくできていました。昭和45、46年頃のことです。黒須君に贈呈されて、「ああ、日本でも遂にこんな立派な本が出来るようになったんだなあ」と感無量に思う一方で、もう私の訳書の任務は終わったと思いました。

それで医歯薬出版へ出かけ、今田社長さん以下皆さんが「まだ売れているんだから」と惜しがって下さるのを聞きながら、「いろいろお世話になったが、もう用は済んだから絶版にして下さい」と、お願いしました。

まあ、あくまで日本に小児歯科を紹介するのが、この私の訳書ならびに私の責任だったわけですから、これでよかったんだと密かに思っています。ご承知のように、その後日本では、数多くの小児歯科の教科書が出来ました。本当に時代が変わったと思いますし、小児歯科学の発展には心から喜んでいる一人です。

ただ、あの本の基礎編は大変お役に立ったらしく、その後何人かの方に「もし手元にあったら分けてほしい」といわれ、とうとう手元にあった何冊かは、1部を残して全部嫁に行ってしまいました。これも私に取っては嬉しいことでした。

田中　先生らしいお話をうかがって、私も心から感銘しております。なるほど、よーくわかりました。

── みちくさコーナー ──

啓蒙書の読者が受賞？

田中　先生は一般の人に対する啓蒙書も数多く書かれていますが、雑誌や新聞など含めてどのくらいあるんですか。

落合　さあて、新聞、婦人雑誌、健康雑誌などいれれば、それはもう数えきれません。

単行本で最初に書いたのが、創元医学新書の『子どもの歯と保育』です。あれは確か昭和36、7年頃だったかな、創元社の人が来て医学新書のシリーズに歯科を加えたいといわれたんです。丁度こっちもＰＲしたい矢先だったし、喜んで引き受けました。

それで子どもの歯だけ書くといったら、ビックリして「あのう、新書とはいっても250ページぐらいにしたいんですが、子どもの歯だけでそんなになるんですか」と怪訝な顔をした。だから私は「いや、書こうと思えば400頁でも500頁にでもなるサ」と大見栄を切った（笑）。つまりまだそれほど小児歯科がポピュラーでなかった時代だったんです。
　それに矯正も加えたいと思ってね、福原君に相談した。彼は丁度アメリカへ留学する直前だったが、「アメリカへ行けばどうせヒマになるから引き受けるよ」といって、約束通りシカゴから原稿を送ってくれた。ところがそれが全部便箋にビッシリ書いてあるんだ（笑）。字数がマルデわからない。創元社も驚いたが「なるほど、アメリカには400字詰め原稿用紙ナンテ無いですものね」と全部書き直してくれ、昭和39年に出版しました。

田中　それが日本で初めて出た小児歯科の啓蒙書ですか。

落合　恐らく、戦後では初めてだったでしょう。当時はまだ歯科の一般啓蒙書は殆どありませんでした。この新書のシリーズは今もありますが、看護婦さんや保健婦さんなどを主な読者対象にしていました。それで私はこの本を医科歯科の衛生士学校の教科書に使ったりしました。

田中　その頃はまだ衛生士学校の教科書も揃ってなかったんですね。

落合　ええ。お陰でこの本は改訂に改訂を加えて18版か19版まで重ねました。ついに図版の原版が摩滅してしまったので、数年前に福原君と相談して絶版にしたのです。

田中　そうですか。現在は数えきれないほど歯科の啓蒙書がありますが、その皮切りも先生だったのですね。その他に何かありませんか。

落合　昭和52年に『口の中の戦争』という小学生向きの本を出しました。当時一般、あるいは母親向きの育児書的な本、それに幼児向きの本は多くなっていたのですが、肝心の小児向きのものが無い。それで小学生対象にやさしい科学的な本ができないか、と大日本図書出版にもちかけられたのです。
　いろいろ啓蒙書は書いたけど、小学生専門というのはやったことがない。丁度、私の三男坊主が小学4年生だったので、彼を校閲係りにして、一章ずつ声を出して読ませながら原稿を書いた。つい、うっかり略字を書くと、途中で「こんな漢字はない、読めない」ナンテ、エラそうに成張りやがってね、

思わぬ苦労をしました（笑い）。
　この本はお陰で割りと評判がよく、「科学朝日」で褒められたり、教科書に引用されたり、学校推薦図書に指定されたりしました。

田中　学校推薦図書に指定されると、全国の各小学校が図書室へ買うんでしょう。ずいぶん売れたな、それは（笑い）。

落合　よくわからないけど、確か昭和61年に11版まで重ねました。
　いや、実はこの本が忘れられないのは、これを読んだ大阪の増田君という小学5年生の坊やが、読後感を書いて全国小学生作文コンクールの科学部門で、見事に二等賞をとったんです。昭和56年だったかな。
　東京会館大ホールで開かれた表彰式には、私もその原著者として招待され、時の皇太子ご夫妻（現在の天皇ご夫妻）ご臨席の中で、この坊やと並んで紹介され大いに男を上げました。いや、念のために私は別に何ももらってはいないんですよ（笑い）。でも、これはとても嬉しかったなあ。初めて会った子が、私の本についての作文を読み上げた時は、私もつい涙が出た。自分が賞をもらうより嬉しいと思った。

田中　そうでしょうね。それはよくわかります。

落合　その後で晩さん会があり、席上、美智子妃殿下と子どもの歯の話をさせていただいた。あの坊やも、もう立派になったと思うし、作文に「先生みたいな歯医者さんになりたい」と書いてくれたが、どうしているかなとよく思い出しますよ。

田中　いやあ、これはいいお話ですね。やっぱり、そういうところに我々の喜びはあるんだなあ。感激しました。

IV 変貌する歯科医療

1 発展のための胎動

田中 先程先生は、昭和30年代に日本の社会は戦争の混乱から立ち直って、再建に向かい出したとおっしゃいましたが、その頃、我々の周囲、つまり歯科界の状況はどうだったのでしょう。

落合 実は私がアメリカへ行っていたのが昭和29年から31年までなので、正直言って20年代と30年代の境目で、何が起こったのかは分かりません。

　ただ行く前と帰ってからでは、日本の何かが大きく違っていたのは事実です。一例をあげると、私がアメリカへ行く前に我々の一般家庭には、テレビというものはありませんでした。ところが帰ってみると、各家庭の茶の間の中心になっていたのです。もちろん白黒のテレビですよ、カラーじゃありません。私はアメリカで見たハイウェイパトロールとかモーガン警部、ローハイド、コンバットなんていう人気番組を、今度は日本語でもう一回見る羽目になりました。

　一方で、歯科界も学校が全部大学に昇格し、新制六三三の学生が学部に来て、教育内容も変わりました。歯科の雑誌なども充実して、かなり分厚くなってきました。その中でよく気がついたのは、いろいろな歯科の講習会の案内です。私がアメリカへ行く前には、歯科界に講習会というものはありませんでした。

田中 はあ、そうすると一般開業医の人は、どうやって新しいことを勉強したのですか。

落合 それは例えば学会に参加したり、雑誌を読んだり、また出身学校へ出向いたりして勉強したと思うんですよ。まあ何と言っても、変化はそれ程激しくなかったし、世の中ものんびりと落ち着いていたんでしょうね。

　ところが戦争が終わって、戦争中1冊も入らなかった世界中の雑誌や書籍が、滔々と流れ込んでくるようになると、歯科医学だけじゃないけれど日本が非常に遅れてしまったことに嫌でも気がついた。

　日本には続々として、アメリカを中心に新しい歯科の概念や技法が波のように上陸してきた。ちょっと思いつくままにあげても、ナソロジー、オーラル・リハビリテーション、キャスト・クラウン、レントゲン・セファログラムなどなどキ

りがないです。これは一体何なんだというわけで、直接外国から講師を招いたり、外国でいち早くそういうものを学んだ方々が中心になって、講習会が始まった。歯科医師会が主催したり、あるいは学会や個人が開催して、これはブームになりました。そして、新しいことを専門に勉強しようという、スタディ・グループなども生まれたのです。

　私が日本へ帰った時は、まさにこの講習会が花盛りで目を見張りましたけれど、ボヤボヤしている間もなく、「アメリカの小児歯科の話をしろ」と、その中へ組み込まれていきました。

　この講習会ブームは、恐らく戦後日本の歯科医療が比較的短期間に水準を上げた、一つの原動力になったと思います。

田中　なるほど。今日の講習会や研究会の起源は戦後だったんですね。結構、費用もかかって大変だったんでしょうね。

落合　そうです。講習会のブームを影で支えたのは、開業医の経済力でした。この頃から、患者の数が増えだしたのです。それで開業医の懐は、徐々に豊かになっていきました。

　一般の歯科患者が増えだしたのには理由があります。前にもお話ししたように昭和10年代は戦争で、20年代は敗戦の疲弊と再建で、国民はとても自分の身体なんか顧みている暇もゆとりもなかった。それが30年代に入って、どうやら生活も落ち着き、健康のことも考えられるようになった。となると長い間の無理が祟って、身体のあちこちが痛んでいる。とくに口の中なんてヒドイ。取りあえず直してもらおう。と、まあこんなわけで、昭和30年代に入ってからは、どこの歯科医院も患者さんが増加の一途を辿りだしたんです。

　ですからこの頃の患者さんというのは、「痛い」「腫れている」「かめない」などという症状のある人ばかりで、現在みたいに予防処置や定期診査で来る人なんかいなかった。もっとも我々歯科医だって、医院というのは治療のための機関で、予防のためとは誰も思っていなかった。で、こういう患者さんたちが1日に20人、30人来るようになると、結構忙しくて大変だった。電気エンジンでノンビリと歯を削っていた時代ですからね。

田中　「神風診療」、とか「3時間待たせて3分間診療」なんて、悪口言われた時代ですね。

落合　いやいや、それはもうちょっと後になって、保険が出来てからの話なんだけれど、まあ、この頃はまだそれ程ではなかったけれど、その前哨戦みたいなものだった。

　前にも話したけれど当時日本には、ざっと3万人しか歯科医がいなかった。そして6つの歯科大学から、年々1,000人の卒業生がいました。そのうち約1割が国家試験に失敗して、だいたい年に900人の歯科医が生まれたのです。一方で同じくらいの数の歯科医が死亡したり、老齢で辞めたりしていました。つまり日本は、人口増とパラレルに歯科医は増えていかない、永久に歯科医不足の国だと言われていたのです。

田中　それを補うために、歯科大学の増設が起こるわけですね。

落合　そうです。40年代に入ってから、大学の増設が活発になりました。

　いずれにしても、患者さんが増加して収入は増え経済的にゆっくりしたのですから、当然、講習会などで新しい技術の勉強ができるようになりました。

2　歯科器材の進歩と医療管理学

田中　そうすると当然治療の内容も変わり、材料や機械も新しいものが求められてきますね。

落合　そうです。当時は世界的に、治療用の器材や材料がどんどん進歩して、新しいものが開発されるようになっていました。アメリカでは連邦規格局（Federal Bureau of Standard）が、歯科の機械や材料を厳しくチェックして管理している。日本も新たに規格ができ、それこそアマルガムの品質までが国で管理されるようになりました。それまではまるで効かない麻酔薬とか、固まらないセメントなんてよくあったんだけれど、こういうことから追々、歯科用器材の品質が上がってよくなっていったのです。

田中　さっきちょっと話が出ましたが、歯を削るのに、電気エンジンからタービンに変わったのもこの頃ですか。

落合　その通りです。少しでも治療を効率良くしようと、いろいろのものが考えられました。最初は電気エンジンに大きいプーリー（滑車）をつけ、ハンドピースに小さなプーリーをつけてベルトで結び回転数を上げました。これはペイジシェイスやカルテンバッハが、いろいろのものを試作したのです。ところがこれは確か

に回転数は早くなるんだけれど、力（トルク）が非常に弱くなってしまうんです。

　それで結局タービンになるのですが、タービンは空気（エアー）タービンと水力（ウォーター）タービン、それに油圧（オイル）タービンの3種が試作されました。いろいろ実験しているうちに冷却器などの関係や力の強いことから、油圧タービンに決まると思っていたのですが、最終的にはエアー・タービンが主流を占めることになりました。

田中　なるほど、そういういきさつもあったんですね。ところで話を元に戻して、昭和30年代の歯科の発展は、まだ他にもありますか。

落合　そうですね。増えだしてきた患者さんに対して、如何に対応するかということも真剣に考えられました。診療の効率化ということから診療椅子（当時はまだ患者さんが椅子に座る方法だった）は複数置いた方がいいとか、患者整理のためにアポイントメント・システムの採用とか、効率的に衛生士や技工士と治療を進める、などといったことが論議されるようになりました。そして35年に、こういうことを専門に研究する歯科医療管理学会が生まれました。

　と同時にアメリカやイギリスのこうした考え方が随分取り入れられたものです。今でも覚えていますが、近代歯科医療には3つのS、つまりSimplification（単純化）、Standardization（標準化）、Speed up（迅速化）が必要だなんて言われたものです。そしてドラムンド・ジャクソンの「歯科医療管理の実際」とか、キルパトリックの"Work Simplification"が翻訳されて、出版されたりしました。要するに歯科診療所におけるヒト、モノ、カネの流れをスムースにしようというわけで、いろいろの研究がされ出しました。

　当然のことだけれど、歯科医の収入が上がると税金の問題がクローズ・アップされてきました。昔、といっても戦前は、医者は無税だったそうです。それが戦後アメリカからシャープさんが来て、新しい税制を勧告して以来、医者も一般職と同じように収入があれば、税金の対象になりました。「医は仁術」なんていって澄ましていられたのは、もう遠い夢になったのです。医者も一般業種と同じように、経営を合理化しなければならなくなってきたのでした。

　まだまだ他にもあるけれど、大きくいってこんなところから現代日本の歯科医学、歯科医療が出来上がっていったと思うのです。

田中　なるほど、歯科医学、技術、材料、医院管理などのすべてに渡って、近代化

していったわけですね。先生が最初におっしゃった、今日の歯科界のあらゆる問題は善かれ悪しかれ、すべて昭和30年代に発生している、という意味がよくわかりました。

3　日本小児歯科学会の誕生

田中　次に、小児歯科学会のことを伺いたいと思います。学会を成立させようという集まりがあったと思うのですが、そういう会合を持とうという動きは、いつ頃から始まったのでしょうか。資料を見ますと、日本小児歯科学会の第1回の学会は、昭和38年5月19日となっておりますが。

落合　学会の創設に関しては、資料がありますので、これを見ながらお話しましょ

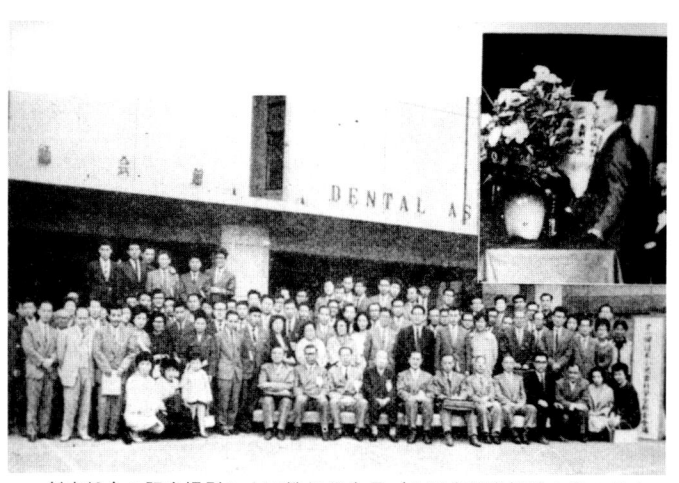

創立総会の記念撮影と山下浩初代会長。(小児歯科学雑誌1巻1号より)

う。これは小児歯科学会の1巻1号、つまり創刊号に載っている記事です。実を言いますと、これを書いたのは私です。学会が出来た年、雑誌の編集委員長もやりましたので、それで書き留めておきました。学会が出来るまでのいきさつと、創立総会の模様が書いてあります。

　前にもお話した通り、昭和33年4月に発足した小児歯科集談会はその後人数も増えて、昭和37年の11月に医科歯科大学で14回目の会合を開いた時には、全国か

ら200人近くの会員が集まりました。これは当時としてはかなり大きな会だったのです。

　当初、世話人会全体の意向としては、当分この集談会を継続して周囲の事情がもっと充実してきたら、本格的な学会にしようという考えでした。それはアメリカでもAmerican Society for the Promotion of Dentistry for Childrenという会が1927年に結成され、これが13年間の啓蒙活動を続けてその後に立派な小児歯科学会に移行したのを知っていたからです。私たちの集談会もこのPromotionをする機関だと考えていました。

　ところが小児歯科医療のおびただしい需要と各歯科大学からの積極的な支援、それに社会情勢などが相俟って、昭和37年の終りごろから学会発足の機運が急速に高まってきました。それで世話人の間にも、集談会を母体にして学会へ発展させたらという機運が起こってきたのです。それで年が変わった昭和38年1月18日に東京九段の歯科医師会館会議室で、日本小児歯科学会設立発起人会を開きました。集談会の世話人が主ですが、この主旨に賛同して出席された方々は次の通りです。

　愛知学院大学の黒須一夫、片寄恒夫；岩垣研究所の高山基比古；九州歯科大学の浦上景彦；東京医科歯科大学の山下浩、落合靖一、小野博志、神山紀久男；東京歯科大学の石川達也、今西孝博；日本大学歯学部の深田英朗、高橋清一郎；それに日本歯科大学の菊池進、山内丈太郎、それに当日欠席された大阪大学の井上時男、大阪歯科大学の福田盛次の17名の方々でした。

　そこで私が議長になって話し合った結果、日本小児歯科学会の設立が正式に議決され、創立総会を同年5月19日に東京で開催しようと決定し、第一回総会の当番校に東京医科歯科大学が当たることになりました。そしてこの結果を当日欠席された井上時男、福田盛次のお二人にも送って、ご賛同を得ました。

　次いで2月4日に創立総会の準備委員会を駿河台の山の上ホテルで開き、総会の内容や運営を細かく協議したのです。この準備委員会は先の発起人会で指名された黒須、高山、落合、小野、神山、石川、深田、菊池が当たり、私が委員長を務めました。次いで3月4日と4月15日に委員会を開き、総会開催の運びになったのです。

田中　なるほど。そうすると小児歯科学会は当初、在京の4大学が協同して開催し

たようなものですね。

落合　そうなんです。これはとても大切なことで、私は今の人達にもぜひ知っておいて欲しいと思うのですが、小児歯科には最初から学校別とか、世に言う学閥なんてありませんでした。まあ、そんなこと言っていられなかったんですけど、とにかく各大学が大変親密に連絡し合って実に仲よく、ことに当たっていたんです。これは当時としても特筆すべきことでした。

　それでついでにですが、年末になると各大学の小児歯科関係者が家族ぐるみで集まって、クリスマス・パーティを開き、皆で当時流行のダンス・パーティなどをしました。石川先生はダンスうまいんだよ。

田中　ヘェー。それは初耳です。まあ、現在のように大きな組織になると、それはちょっと無理でしょうけど、でも羨ましいですね。とにかく、それで第一回というか、創立総会が開かれたわけですね。

落合　そうです。予定通り、創立総会は昭和38年5月19日の日曜日に、九段の歯科医師会館の二階にあった講堂で開かれました。

　今は歯科医師会館が立派になったけれど、当時はまだバラックの三階建てで、今に比べると小さなものでした。この二階に300人ほどはいる講堂があったのです。ところが当日は朝から400人以上の参加者があって、とても入りきらなくなってしまった。まあ、大変盛大な会になったのです。現在のように会場内のテレビ

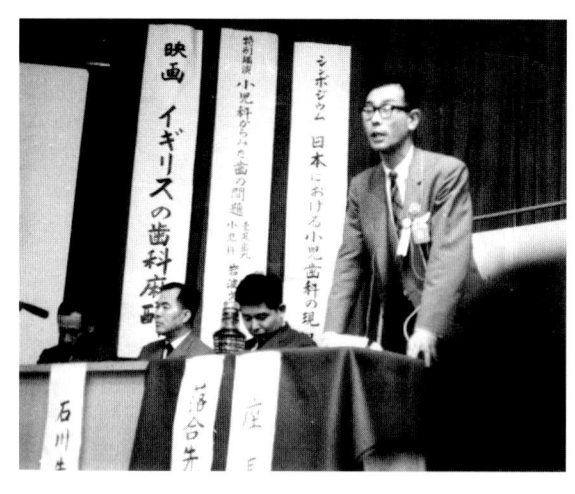

創立総会でシンポジウムの司会をする。

放映設備なんてまだないし、廊下や階段にまで人があふれていました。

　余談だけれど、これ以来、材料の展示をしてくれる商社の間には、小児歯科学会は人が集まるというジンクスが生まれ、次の総会の時には商社の方から学会展示を積極的に申し込んでくれました。

　お陰で学会も随分助かった記憶があります。

田中　当時、他の学会はどのくらいの規模だったんですか。

落合　だいたい総会で200から300人でしょうね。歯科医の数も少なかったですからね。

田中　第1回総会の模様を具体的にお話下さいますか。

落合　午前9時半から始まったのですが、すでに椅子は満席でした。午前に8題の演題発表があって熱心な討論がありました。

　11時半から創立総会が開かれ、時の日本歯科医学会長の檜垣麟三先生、厚生省歯科衛生課長の高木圭二郎先生、日本歯科医師会専務理事の阪初彦先生から、ご祝辞をいただきました。このお三方の先生は今は故人になられました。その後で深田英朗先生が座長に選ばれ、私が今までの経過を説明して会則の決定、会長および学会幹事を選出しました。当時は学会の理事といわずに幹事といっていたのです。

　初代会長には医科歯科大学の山下浩先生、幹事には先にあげた小児歯科集談会の世話役の方々および新たに日本大学から栗原洋一君が加わりました。幹事長は私ということになりました。初の会計担当は小野博志君、庶務担当は神山紀久男君ときまりました。

　この総会の様子はすべてテレビ、ラジオ、新聞などのマスコミで逐一報道され、「子供中心に診療してくれる歯科医の学会ができた」と大変な賑わいでした。会長になった山下先生は新聞の『時の人』欄に掲載されることになり、そのための記者会見を開くのに、私はじめ幹事が昼休みをつぶして、準備にエライ騒ぎをしたのを覚えています。

　午後は東京医科歯科大学小児科の岩波文門助教授が『小児科よりみた歯の問題』と題して特別講演をして下さり、その後で、『日本における小児歯科の現況』というシンポジウムをやりました。これは私が司会で深田、黒須、菊池、小野、石川、浦上、福田の各先生方が、それぞれのお立場から各地域での小児歯科の現状や今

後の問題点や対策を述べられたと記憶しています。

　まあ、こんなところが創立総会の概要です。

田中　なるほどね、当時としては画期的なイベントだったということが、よくわかります。ところでこの学会雑誌の第1巻第1号はいつ出たのですか。

落合　学会雑誌の編集委員は幹事の中から選ばれ、私が編集委員長になりました。それでその年の暮れ、第1巻第1号のこの雑誌を作ることになったのです。雑誌は当時年に一回発行されました。

　そうそう、編集委員長は当時アメリカへ留学していて留守だった大森郁郎君が昭和39年の8月に帰国したので、大森君に代わりました。

田中　なるほど。学会の発足当初の様子はよくわかりました。学会の第2回以降は、各大学の持ち回りということですか。

落合　持ち回りといっても、当時のことだから小児歯科の正規の講座のない大学が多く、なかなか準備が進まないわけです。幸い岡本先生が愛知学院大学の学長さんをやっておられて、2回目はこっちでやりたいと言われたので名古屋で行われました。

田中　3回目は大阪ですね。

落合　そう。4回目は札幌です。これは、北海道に小児歯科の講座がないということで、当時の札幌医科大学の保存の岡田泰紀教授が総会長をやって下さいました。同じ理由で、岡山でもやりました。第5回目に、東京歯科大に戻ってきました。

田中　その頃、小児歯科学会を続けていく上で、何か問題点はありませんでしたか。たとえば、人事の問題とか開催地の問題とか。

落合　いや、人事に関しては、元々小児歯科をやっている人は数が限られていたから、みなさん学会に加わっていた。そして大変親しくなっていました。また開催地の問題でも、べつに困ったことはなかった。というのは、ひと口で言えば、小児歯科の存在が社会に認められていたからです。

　当時、歯科医学会には7つか8つの分科会がありました。小児歯科学会にも、加わらないかという誘いはあったんです。けれど、みんなの意見として、まだ基礎がしっかり固まっていない、もうすこし先にしよう、ということでその件は見送りました。結果的には、昭和42年に分科会になりましたけれど小児歯科学会は学問的に成立したというよりも、社会の要望によって出来たといえますね。その

背景にあるのは、前にもお話した子どもの80パーセント以上がむし歯になって、しかも放りっぱなしになっているという現実ですね。子どものむし歯の問題は、昭和40年代になって大きくクローズアップされるのですが、すでにその根は30年代にあったということです。

田中 年に1回の学会というのは、ずっと変わらなかったんですね。

落合 春に総会、秋になると例会をやろうということで、10年ぐらい続けました。だがその内に例会という名目ではどうも規模が小さくなってしまう、という苦情が出てきた。とくに地方では、総会と例会では、その地域の自治体からの援助が非常に違うのだそうです。それで総会を年2回という時期が、またしばらく続きました。

第1回の例会は、昭和39年の9月に大阪、11月に東京で開かれ、昭和52年まで続きました。昭和53年の総会から、春期総会、秋期総会と呼ばれるようになったのです。さらにその後、地方会が出来て学会の総会が春に1回になったことは、皆さん、よくご承知の通りです。

4　初期の頃の学会と研究

田中 学会が始まった頃、臨床の研究というのはどのようなものでしたか。

落合 初期の頃は、臨床の方向づけといったものは出来なかった。けれど、患者さんは無尽蔵にあったから、ケースレポートみたいなもので、こんな例もあったよ、こんなことを注意したらこんな風になったよ、といったようなことの積み重ねをやりました。経験から学ぶということ。それから忘れてならないのは、そうしているうちに、各大学で次第に教室の形と内容が充実してきたということですね。はじめから教授・助教授・講師・助手という、一単位の教室になっていたのは辛うじて医科歯科大学だけでした。ほかの大学では、たとえば助教授の方が保存から出て主任をしたり、矯正から出たりして臨床のチーフみたいになっていました。だから、そういう先生方が学会に出る時には、保存とか矯正とか親教室の主任教授の許可を得なければならなかった。だから、どうしても医科歯科大学が主導的立場をとらざるを得なかったんです。

したがって、各大学に小児歯科学教室をつくって貰おうという運動が、学会の大事な任務の一つになりました。それで今度は学会ぐるみで、厚生省とか文部省、

歯科医師会、各大学などへ働きかけた。学会の会長名でお願いに廻ったんです。つまり学会があったから、そういうこともできたんですね。

田中 国家試験への移行も視野に入れてですか。

落合 いや、この時点ではとてもそんなことは考えられなかった。国家試験はずっとあとです。たしか、昭和52、3年頃でしょう。

田中 そんなにあとでしたか。

落合 そうです。

田中 それから、学会と大学との関係ですが、保存や矯正の助教授の方たちが主任教授の許可を得て、あるいは主任教授にすすめられて、学会に加わるようになった。いま先生はそう言われましたが、逆に大学の教育面で何かしこりは残らなかったのでしょうか。

落合 私にはよく分かりませんが、最初の内は、そういうこともなかったとは言えないでしょう。しかし、各大学の小児歯科学教室も間もなく、昭和41、2年頃から独立して一講座、一教室になってきましたから、そんなことは全くなかったと思います。

田中 大学の教育面で、ほかに困ったことはありませんでしたか。

落合 そうですね。私たちの医局についていえば、教室ができて最初に優秀な人達が入ってきてくれたのはいいのですが、学生中に小児歯科の講義を聞いた人はだれもいないわけですよ。それで皆で相談して、まず小児歯科の勉強から始めようということになった。外来は大変忙しかったのだけれど、週に1回は必ず、時には2回ぐらい、半日午後を空けて集談会と称して、檜垣先生がフランスで、私がアメリカで習ってきたことの講義を始めました。

　私は幸いイリノイ大学の学部学生の講義録と、マスラー先生の大学院のセミナーのノートを持っていたので、これは大判のルーズリーフ3冊に及ぶかなり大きなものでしたが、これを使って集談会の資料にしました。

田中 なるほど最初は、先生がアメリカで習われたことの総復習をやられたわけですね。

落合 まあ、そうです。ただご承知のように、小児歯科は対象が子どもというだけで、診療範囲は保存、補綴、口外、矯正などと広いわけですよ。それで各科の助教授、講師クラスの先生に来て頂いて、それぞれの分野の最近のトピックスなど

聞かせて頂きました。これは大変私たちの勉強になりました。

田中 同時に先生方のお話を聞かれて、それらの先生方にも小児歯科の勉強になったのでしょうね。

落合 そうです。そう言っておられました。その他に英語の輪読会を作り、Orbanの「Oral Histology and Embryology」、WeinmanとSicherの「Bone and Bones」、それにWatsonとLowreyの「Growth and Development of Children」、さらにはMoorreesの「Growing Dentition」など手当たり次第に次々と読んでいました。

田中 えらい勉強をしたもんですね。

落合 もちろん何年もかけて、これはやったんですけどね。今考えても、よくあれだけ読んだと思いますよ。まあ、私はアメリカから帰ったばかりで、英語の本を読むのは何ともなかったけれど、皆よくやったと思います。あの頃は本当に優秀な人達ばかりで、前にも言ったようにやがて鶴見大学の教授になった大森君、亡くなりましたが愛知学院大学の教授になった黒須君、医科歯科の二代目教授になった小野君、東北大学の教授になった神山君、奥羽大学の教授の佐藤君、岩手医大の教授の甘利君などを筆頭に、よく出来る人ばかりがいましたから、あれだけ出来たんでしょうね。

田中 凄いもんですね。人材がそろっていたんですね。

落合 ええ、そのくらい小児歯科は当時嘱望されていたんです。

田中 多少、前の話と重複するんですが、実際に医科歯科大で学生達に小児歯科の講義を始めたのはいつ頃ですか。

落合 昭和33年頃でしょう。

田中 意外に早かったんですね。

落合 早かった。三年生に対して、講義と実習が始まりました。この実習は模型実習で保隙装置を作製しました。四年生になると臨床実習をやりました。5、6人ずつの学生を当番制にして、1週間ぐらいずつ臨床を見学させたんです。それに伴って、いろいろな教材を使って、セミナーや講習をやりました。やがて教育内容が整備されるにつれて年間に、30時間ぐらいになったのかな。

田中 年間で30時間は少ないですね。

落合 少ないです。解剖は600時間ぐらいあったから、全然少ないです。しかしま

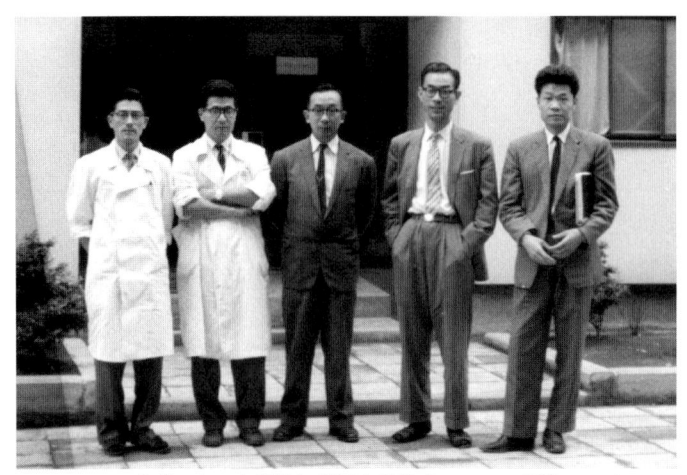

NIHの主催による人類遺伝学研究者養成コースの受講メンバー、中央が大倉興司先生、その左が福原達郎君。

あ、そんなことを続けながら、その内60時間ぐらいにはなったでしょう。
田中 やはり小児歯科というのは大学では少数派ですか。
落合 もちろん、当時はそうです。後発の一番小さい分野でしたから。
田中 現在、大学の話などを聞くと、科目別のタテ割り的な考え方より、老人とか子どもとか世代的なとらえ方がクローズアップされているようです。

5　人類遺伝学への興味

田中 先生はこの頃、人類遺伝学の研究をしてますね。歯科遺伝学の本も書いていますが、遺伝を始めたのはどんな動機ですか。
落合 私が遺伝学に興味をもったのはかなり古いんです。フォーサイスにいた頃、ハーバード出の秀才でHunt Jr.先生という若い人類学者がいました。この人が子どもの成長発育を人種別に研究しておられ、研究室に出入りしているうちに、先生から成長に占める遺伝の役割の話をよく聞きました。

　フォーサイスではClinical conferenceという集談会があって、我々学生が交替で症例報告をするのですが、私はその会で黒人のふたご姉妹の口腔状態や顎・顔面の成長の発表をしました。この下拵えをしている時、ハント先生から遺伝的考察も教わりました。こんなことから小児歯科医として、基礎学に遺伝をやりたか

ったのです。日本へ帰って小野君らと乳歯列の成長の仕事をしながら、常に歯列発育の基礎は遺伝にあると考えていました。

田中 なるほど、それで遺伝の教室へ入られたんですね。

落合 まだその頃には遺伝学教室はなかったんです。その後、法医学で有名な古畑種基先生が東大を退職されて医科歯科大に移られ、法医学研究施設という付属研究施設を作られました。この中に人類遺伝学研究部門というのができて、人類遺伝学の田中克己教授とか大倉興司助教授など、その道の大家が来られたんです。

　昭和36年でしたか、その遺伝の研究室がアメリカのNIHから基金を得て、人類遺伝学の研究者養成コースを開くという募集がきたのです。それで山下先生が「いい機会だから申し込んでみたまえ。教室のほうは人手も揃ったし忙しいのは何とかするから」と言われたので、受講することになりました。

田中 ほう、先生は何かと言うとアメリカから基金援助の助け船が来るんだなあ（笑い）。

落合 本当に不思議だね。ま、当時アメリカは米ソ対立から、ソ連のルイセンコ学説に対立する機運があったのでしょうが、遺伝研究が真っ盛りでした。遺伝生化学、分子遺伝学など、世界の水準をはるかに超えていたんです。ノーベル賞学者が何人も出るしね。広島や長崎の原爆研究所、例のABCCですよ、あそこにスターン先生やニール先生なんて世界的な遺伝学者が来て膨大な研究をしてました。

　それで自由諸国に資金援助をして、遺伝の研究をさせたかったんだと思います。昭和37（1962）年のキューバ危機で、ケネディ大統領のドル防衛政策で外国への資金援助が打ち切られるまで、2年近く遺伝の勉強をさせてもらったんです。

田中 養成期間中はどんなことをやられたんですか。

落合 まず遺伝学の基礎から勉強しました。Stern先生のPrinciple of Human Geneticsというデッカイ本があって、2か月ぐらいで読みました。同時に染色体の標本造りや検鏡、生化学で分析や電気泳動の実習など、基礎実習がすむと先天異常の外来で遺伝形式や予後を調べたり、最後は遺伝相談までやりました。当時有名な無カタラーゼ症の研究があって、これは歯科に関係があるというので、家系調査まで詳しくやらせてもらいました。

　要するにこのコースは遺伝の研究者を養成するのだから、最後に自分がこれからやろうとする研究の計画発表をするんです。亡くなった大倉興司先生にお世話

になりました。

田中　先生はどんな研究計画を立てられたんですか。

落合　例のふたごの研究です。ふたごを集めて、まず卵性診断をして、その子たちの歯が生える頃から調査を始め順に経年模型を作っていく。そして歯の萌出時期や順序、歯列の形成過程を追って、遺伝的要因と環境要因の分析をしようというわけです。歯の萌出のメカニズムまで追及しようと思った。

田中　それはまた長期にわたる大きな研究ですね。

落合　そうなんです。その幾つかを大学院生にやってもらいました。浅野秀明君がまずふたご集めから始めて、歯の形や大きさの遺伝要因の分析で学位を取り、次いで中田稔君が歯列の形成で学位を取りました。中田君はその後もセファロ分析まで加え、顔面の成長研究をしたんです。顔はなぜ親に似るかという極めて基本的で、興味ある問題をやったんですよ。これは当時私がNHKの教育テレビでなん回か放映しました。

田中　なるほどね。そう聞くと、これは小児歯科の基礎研究としては面白いテーマですね。日本の歯科大学では遺伝の講義というのはないですね。

落合　そうです。本格的にはまだどこもやっていません。ヨーロッパやアメリカでは歯科大学のカリキュラムの中に人類遺伝学は入ってきているんです。

　日本でも入れてもらおうと思って、最初『歯科遺伝学』という翻訳書を医歯薬出版から出しました。原著は、アメリカで歯科に関係ある遺伝学のシンポジウムをやったのですが、それをWitokopfが編集したものです。遺伝の大倉先生、それに同じ遺伝コースを受講した矯正の福原達郎君と三人で訳しました。昭和40年でした。

　それから後になって昭和56年に、やはり医歯薬出版から『臨床歯科遺伝学』という本を出しました。田中克己先生に校閲していただいて、福原君、中田君、それに新潟大学病理の石木哲夫先生方との共著です。

　こんなことで歯科大学の教科課程に遺伝が入ればと思ったのですが、なかなか入りません。小児歯科の最初と同じで、やる人がいないんです。課外講義でやっている大学はあって、新潟大学には私が毎年遺伝の講義にいっていますし、岩手医大には確か中田君が遺伝の講義にいっていると聞いています。

田中　そうですか。これだけ歯科の状況が変わってきているんですから、当然大学

の講義内容なんかも再検討されるべきでしょうし、その時には臨床に直結した基礎学として、こういう科目が入ったら面白いでしょうね。

みちくさコーナー

テレビ出演あれこれ

田中 先生は以前よくテレビに出演されましたね。当時としては歯科医がマスコミに出るのは珍しかったと思うのですが、現場では楽しかったんでしょうね。

落合 昭和40年代から子供の虫歯をマスコミが大きく取り上げてくれ、それでよく局へ行くようになったのがきっかけです。なんとかして小児歯科の啓蒙がしたかったんです。

　しばらくして、日本歯科医師会がスポンサーになって、毎週日本テレビで『歯の時間です』という30分番組が始まりました。これでレギュラーみたいに毎週テレビに顔を出すことになりました。その他の番組も含めて、多い時は週に3、4回、出演してました。

田中 ほう、まるでちょっとしたテレビ・タレント並みですね。

落合 そうです、ギャラは違うけど(笑い)。診療所よりテレビ局にいるほうが長かった。お陰で話の仕方、時間のやりくり、有名タレントの喋り方など、間近で勉強できました。

　当時、朝の奥さん向けワイド番組が始まった頃で、鈴木健二さん、小川宏さん、木島則夫さん、島田妙子さん、五代利矢子さん、児玉清さんなどと次々に番組を持たせてもらいました。

田中 ヘエー、先生はやっぱりそういうのに向いてるんだなあ。

落合 そうですね。決して嫌いなほうじゃありません。小児歯科やらなかったら、きっとあの方面の仕事してたと思いますよ。

田中 先生はかつてアナウンサーをしたとか聞いていますが。

落合 ああ、あれはもう50年も昔の話です。医科歯科卒業して何年めかに、日

本で始めて民間放送が始まって、アナウンサー募集があったんです。それで試験受けたら、はいっちゃった。でもラジオですよ、まだテレビは無かった。その時の経験が役に立ちました。それをライオンの本村静一先生がテレビ局でバラしちゃった。それでディレクターの人なんかに「道理でNGがないと思った、なんだセミプロか、ニャロメ」なんて言われてね（笑）。

田中 歯の番組以外もやられたんでしょう。

落合 フフフ。それでマア見込まれてね。いろいろの番組やったなあ。大橋巨泉さんとか、梓みちよさん、ピンクレディのお二人、今の人にはあまり馴染みないかもしれません。いろんな人とやって、私もあまり覚えてないけど楽しかったですよ。

　そうそう、引っ張り出されてTBSラジオでしばらく、昼のDJもやった。この時はトラックやタクシーの運転手さんから随分お便りいただいて、なるほどこういう人達が、車の中で聞いているんだと知りました。

田中 『歯の時間です』の録画フィルムは現在、日大松戸歯学部の渋谷鉱教授がほとんど保管されていますが、歯科医学史のうえで口腔衛生普及の一環として、歴史的価値があるそうです。

落合 へえー、そうですか。そういわれると恐縮しちゃうなあ。まだビデオが普及してなかった時代で、全部16ミリのフィルムですが、カサ張って大変でしょうね。でも有難うございます、光栄です。よろしくお伝え下さい。

V　小児歯科医療の歩み

1　小児歯科の形が整う

田中　話が40年代に入りますが、30年代は、社会からの強い要望があって、いろいろな面で古い殻を突き破りながら、臨床的にも学問的にも、小児歯科が確立していった時期だと思いますが、40年代になると、各地に新たに大学が生まれましたね。

落合　その中で最初に小児歯科ができたのは愛知学院大学です。これは後で、また話が出てくると思うんですが、小児歯科の教室ができるのは国立大学よりも私立大学の方が早いんです。私立では小児歯科を理解して理事長さんや学長さんが承認すれば、小児歯科の教室はできたんです。国立では国から予算をもらう必要があるから、そう簡単にはいかない。それで北海道大学とか東北大学、阪大などに小児歯科ができたのは、ずっと後なんです。昭和50年代の半ばじゃないですか。

　愛知学院大学では前にも話したように、学長の岡本先生が小児歯科について大変熱心な方でした。岡本先生は大正時代から小児歯科に関心を持たれていて、戦争がなかったら、自分もフォーサイスへ行っていただろう、とおっしゃっていたくらいです。

田中　岡本先生は衛生がご専門では……。

落合　そうです。口腔衛生です。先生は東京歯科大学を卒業されてから、前にちょっと話が出た、ライオンの児童歯科医院の院長さんをずっとやっておられた。実はその児童歯科医院が、フォーサイスを手本にしたものだったんです。ライオン歯磨きがバックアップして、フォーサイスみたいな児童歯科医院をつくろうということで、四谷の今は祥平館という宿屋がありますが、そこに建てて、幼小児の診療や衛生指導教室までやったんです。古い話だけれど、フォーサイスが1917年（大正6年）、ライオンがそれを真似して児童歯科医院をこしらえたのが1919年（大正8年）、そう遅れていたわけじゃないんです。当時まだ制度化されていなかった衛生士の教育までされたんです。その頃は歯科衛生婦といって白いカッポウ着を着た写真を見たことがあります。ただ日本の場合は、その後大正12年に、関東大震災が起こって、東京はすべて灰になってしまったんです。それから軍国主義の

時代になり、戦争があり、小児歯科の活動は絶えた。その間、岡本先生は子どもを中心にした、予防歯科のお仕事をずっと続けておられた。それで戦後、医科歯科大学に口腔衛生学教室ができたとき、初代の教授として迎えられたんです。当時、助教授が榊原悠紀田郎先生、講師が深田英朗先生でした。岡本先生は、定年で退職されたあと、愛知学院大学へ行かれたんですが、その時先生は、向こうで小児歯科をつくるよ、と抱負を述べられていました。

　一方アメリカでは、小児歯科専門の先生が学長になった例は沢山ありました。アメリカは元々、小児歯科を大切にする国だった。岡本先生は、それをよくご存知だったから、愛知学院大学に小児歯科をしっかり根づかせようとしたんです。

田中　アメリカで小児歯科が盛んになったのには、何か理由があるのですか。

落合　こんな話をアメリカで聞いたことがあります。古い話だけれど、日米戦争が絡んでいるのです。

　昭和16（1941）年に日本がハワイの真珠湾を攻撃して、太平洋戦争が始まった。アメリカはそれまで自由徴兵の国だったのですが、しかしヨーロッパですでにドイツと戦争していたし、さらに日本と戦争することになると、とても人手が足りない。それで国民皆兵制度にして青年の徴兵検査を始めたんです。ところが驚いたことに甲種合格というか、立派に徴兵検査にパスした若者が非常に少なかった。これにはまずアメリカ当局がびっくりしたんです。アメリカの若者はどうしてこんなに身体が悪いんだ、とその原因を調べました。

　その結果が大変興味あるのですが、アメリカでは当時から歯が悪いと健康人とは見なされなかった。それで大部分の若者が歯が悪いために合格しなかったことがわかったんです。

　大急ぎで対策を協議するために大統領が、あの時は確かルーズベルトですが、歯科の関係者、大学の教授や歯科医師会の代表者をワシントンに招いて、若者の虫歯を減らすためのホワイト・ハウス・カンファレンスというのを開きました。詳しいことはよく覚えていませんが、とにかくそこで出た答申が、徴兵検査で慌ててもすでに遅いので、さかのぼって小児期から十分な歯のケアをしなくてはならない、といった結論だったそうです。まあ、どこでも同じようなことを言うのですが、サアこれがキッカケになって、国家プロジェクトで真剣に小児歯科の研究や診療が始まった、という話を私は留学中にどこか、確かフォーサイスだった

と思うが、聞いたことがあります。

　ですからアメリカでは戦争が契機になって小児歯科が盛んになり、一方、日本では「歯ぐらいなんだ」と全く無視して戦争に突入したわけで、このへんに彼我の違いがはっきり出ていますね。

田中　なるほどね。考えさせられる話ですね。もっとも現在では、日本もやはりその時のアメリカと同じような考え方になっていると思いますが……。

　さて、話を戻してその後、愛知学院大学へは、医科歯科大学から黒須先生が行かれたんですね。

落合　そうです。はじめは、岡本先生が学長を兼ねて、小児歯科の教授をやっておられた。そのうち、学長の仕事が忙しくなったので、小児歯科の教授を黒須君が受け継いだんです。

田中　その次に神奈川歯科大学が出来ましたが。

落合　そうです。だけど神奈川歯科大学が出来た頃には、もう小児歯科のできる形は整っていました。医科歯科大におられた桧垣旺夫さんが神奈川歯科大学へ行って小児歯科の教授になられたんです。

田中　そうしますと、新制大学の最初の頃の歯学部の教授は、皆さん医科歯科大から行かれたわけですね。

落合　それまでは他の大学には、まだ大勢の人がおられなかった。その後、東京歯科大学が昭和41年に独立講座となり、町田先生が教授になりました。

　しかし、関西方面は遅れていました。福田盛次先生が保存の講師でしたが、とりあえず小児歯科の臨床のチーフになられました。教授ではなく臨床のチーフです。その後、昭和43年に稗田先生がはじめて小児歯科の教授になられて、小児歯科学教室が出来たわけです。

田中　大体の動きは分かりました。この頃から、私立大学の歯科教育も追々盛んになってきたんですね。

落合　そうです。ところがここへきて妙な現象が起こります。ご承知のように、昭和40年代は歯科大学が非常に増えた時代なのですが、国立と私立の大学では設置基準が違っていました。小児歯科について言うと、私立の歯科大学は設置する時点で、小児歯科の教室が含まれていないと許可になりませんでした。

　ところが国立大学は設立の時点では、小児歯科の講座が入っていなかったので

す。ですからご覧になって頂ければわかりますが、私立の歯科大学は設立と同時に小児歯科の教室ができていますが、国立大学では歯学部の設立が昭和40年代でも、小児歯科の教室はほとんどが昭和50年代に作られているのです。面白い差別がつけられたもので、私は今でも不思議に思っています。これは学会でも一時かなり問題になりました。

田中　40年代の半ばになって小児歯科は臨床的にも学問的にも、ようやく充実してきたということでしょうか。

落合　いや、充実ではなくて、どうやら格好がついてきた、というところでしょう。

田中　40年代に入った後、小児歯科のスタッフは医科歯科大では何人ぐらいでしたか。

落合　教授と助教授が各1、講師が2、助手が6。40年代に入ってからは、他の単独講座と全く同じです。国立大学はお仕着せだから、いったん出来てしまえば形だけは整うんです。今でもそうだと思うけれど、私立大学の方が流動的です。うちは助教授がいないとか、講師を置いていないとか、よく言っていました。

2　全身麻酔下の治療と北療育園

田中　40年代に入って、受け皿としての診療体制も整ってきた、学会も出来た、ということで、次に診療の各論的なことをいくつか伺いたいと思います。診療はもちろん、カリエスの処置だけでなく、いわゆる予防面もあるでしょうし、矯正とオーバーラップする面もあったり、時には小児歯科で全身麻酔をやっていたなんて話も聞くんですが……。

落合　それは私自身、当時のことを思い出すと、信じられないような話が沢山あるんです。子どもの80パーセント以上がむし歯になっている、歯のない子どもがぞくぞくやってくる。そういう治療ばかりだから、最善の方法を模索しているよりも、まず差し当たってどうするかということが先決問題です。ともかく抜歯をしたら、何か入れなくてはならない。そこで、多数歯にわたる保隙装置といった形で、入れ歯みたいなものをやられたり……。

田中　まず、疼痛の除去からはじまって……。

落合　そうです。根管治療のような日数の掛かることはやっていられない。乳歯根の吸収しているものは、根管治療をやっても何回かかるか分からない。だから、

抜いてやろう。抜いて、歯堤だけになったら反って噛めるようになった、なんて乱暴な話もありました。

　全身麻酔の話ですが、アメリカではその頃、ハンディキャップの子どもに、全身麻酔下で治療をやっていた。私も向こうで実習もやりました。治療に来る日本の子どもたちは障害はなくても、歯の状態ときたら惨たんたるものだった。来るたびに注射を打たれて歯を抜かれる。やられる子どもも嫌だろうし、やる方も嫌だった。そこで、アメリカでやられているように全身麻酔を使ったらどうだろうと、私が提案したんです。

田中　その頃、医科歯科大では麻酔の方はどなたが。

落合　まだ麻酔の独立した講座はなくて口腔外科の中にいました。それも慈恵医大から川上先生という方が来られて、出来たばかりでした。そこで口腔外科の上野正教授のところへ行って、こういうわけで全身麻酔をやりたい、専門の先生を紹介して頂きたいとお願いしたら、快く承知して下さったんです。

田中　それはいつ頃のことですか。

落合　昭和34～35年、たしか35年頃だったでしょう。口腔外科の方から、手術室へ来てくれと言われたので患者さんを連れて行きました。川上さんが麻酔をかけて私が歯の治療をやって、全身麻酔下で歯の治療をした第1号です。

田中　ある意味では画期的なことですね。

落合　その頃は、画期的なことばかりやっていました。小児歯科では全身麻酔をかけて治療をやるそうだって、評判になりましたよ。

田中　合理的な方法でもあったわけですね。

落合　そうです。子どもに泣かれたり騒がれたりして手を焼いていたのが、全身麻酔でいっぺんにできるんだから、たしかに効率的でした。一時は口腔外科よりも、小児歯科の方が麻酔を頼むことが多かったくらいです。その後、麻酔学教室が出来た時、川上先生はすでによそへ出られていて、私と同級生の久保田康耶君が初代の教授になっていました。私がそれまでのいきさつを説明すると、彼も大変乗り気になって麻酔が小児歯科でそんなに需要があるとは知らなかった、若い人たちに大いに奨励しよう、と喜んでくれました。以上が小児歯科と麻酔のつながりが出来たいきさつです。

　これがキッカケとなって麻酔科とも御縁ができ、毎週1回、重症なむし歯で非

協力的な子の治療を全身麻酔下でやることになりました。
　また丁度昭和35、36年頃からですが、私は都内の板橋区にある東京都立北寮育園で、障害児の歯の治療をすることになりました。ここは重症の脳性麻痺の子どもばかりの施設です。整形外科の手術のために、日本医大から奥田先生というベテランの麻酔医が来ておられました。私は週にいっぺんしか来られなかったので、治療の能率を上げるために全身麻酔下での治療を考え、院長の山本浩先生と奥田先生にご相談しました。お二人は最初「えっ、歯の治療を全身麻酔でやるんですか？」と驚かれたのですが、私はアメリカでの経験がありましたので、それをよく説明して、「とりあえずまずデモンストレーションに一例やりますから、ご覧下さい」とお話して見て頂きました。これには麻酔の先生初め、寮育園の内科、外科、整形外科の先生、それに看護婦さんや保健婦さんなど、皆目を丸くしてビックリされました。今からざっと40年ほど前の話ですよ。思い出して、その間の変化に感無量ですね。
　奥田先生は麻酔のベテランでしたし、確か後に獨協医科大学の麻酔の教授になられたと思いますが、安心して治療が出来たので能率も上がり、たちまちにして入院患者の歯はぜんぶ綺麗になってしまいました。そして障害児の病院特有の、あの口臭によるにおいが北寮育園から消えたのです。これにはまたまた寮育園の関係者は驚いたわけです。

田中　つまり現在言われている障害者歯科の先鞭をつけられたわけですね。

落合　まあ、今にして思えばそうなんだけれど、その時は別にそれ程考えてもいませんでした。なにしろ健康児のむし歯だけだって大変な時代だったんだから、はっきり言って、とても障害児までは手が回らないというのが実情だったんです。でもアメリカでは当時、すでにかなりやっていたので、いずれ日本でも問題になるだろうと思って、ここで手掛けた症例はすべてまとめて保管しておきました。そして昭和40年の小児歯科学雑誌に、「障害児童の歯科治療」と題して、総説を発表しました。恐らくこれが日本の小児歯科で、障害児に関する発表の第1号ではなかったでしょうか。

田中　なるほど、聞けば聞くほど興味のあるお話ですね。ところで余談ですが、先生はなぜまた北寮育園に関係ができたのですか。

落合　ああ、それはね、私がまだイリノイ大学にいた頃、ここの院長さんの山本浩

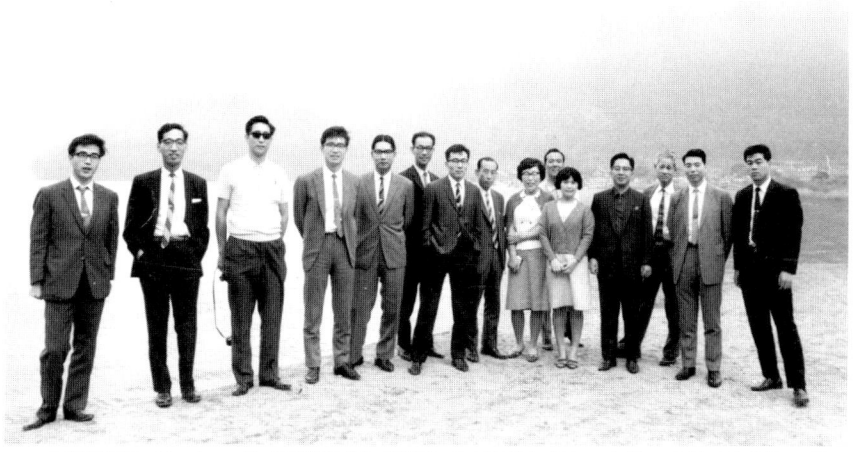

北療育園のメンバー。私が昭和41年に辞職して小野君に代わった時、全員でお別れに日光旅行をしてくれた。右から二人目、小野君、三人目が当時園長の高橋純先生、その隣りが麻酔医の奥田先生。

先生がシカゴへ来られたんです。東京都が障害者の病院を建てるので、その初代院長さんに就任されることになった山本先生が、障害者病院を視察されるために世界を回られた。それでイリノイ大学へ寄られたんです。山本先生は整形外科医です。その時、先生はあまり英語がお得意でないので通訳を頼まれました。初めてお目にかかったのですが、私が小児歯科の勉強をしていることをお話したら、日本でも障害児の歯が大きな問題なんですと言われ、日本へ帰ったら是非手伝って欲しいと頼まれました。まあ、私は「はい、はい、承知しました」なんて、例によって調子のいい返事を言ったらしいんですが、実は正直言って、その後トント忘れていました。ところが山本先生は覚えていらしたんです。

　それで医科歯科大へ帰って数年したある時、山本先生が見えて「シカゴで約束した都立の養護施設を作ったから、是非歯科の手伝いに来てくれ」と言われたんです。私も突然のことでビックリしたし、当時は何しろ大変忙しかったんですけれど、「アメリカで約束したじゃないか」といわれると無下に断るわけにもいかず、当時医科歯科大の医局では誰も行ってくれる人もいないので、自業自得で私が行くことになったんです。

　まあ、冗談から出た駒みたいなものですが、その後障害児の問題が取り上げら

V　小児歯科医療の歩み

れるようになって、大いに男を上げました。当時はまだ珍しかったんでしょうね、あなたの学校（日大松戸）の障害者歯科学教室の教授になられた上原進先生を初め、随分多くの歯科の先生が見学に見えられました。まあ、こんなことで私と北寮育園の関係は、全く偶然みたいなものなんです。

田中　先生らしいお話でとても面白かったです。いつごろまで北寮育園へいらっしゃってたんですか。

落合　私が開業する昭和42年まで行きました。その後は、小野博志君が行ってくれるようになりました。この頃には、医科歯科大の教室の一つのフィールドとして、いろいろの研究がされるようになりました。山本浩先生は確か昭和47、48年頃亡くなりました。

3　臨床医とむし歯予防

落合　当時の状況の中で、私たちはこう思いました。これだけ沢山いるむし歯の子どもを、いくら追い駆けていてもラチが明かない。出来るだけむし歯の子どもをつくらないようにしよう。つまり予防の問題が出てきたんです。

　その頃日本では、毎年200万人以上の子どもが生まれていました。そして、昭和32年からの厚生省の歯牙疾患実態調査によると、まず1歳児で10パーセント以上、2歳児でざっと40パーセント、3歳児になると80パーセントぐらいの子が、むし歯罹患者になる。計算すれば、むし歯の子どものおよその実数が分かるでしょう。

田中　4歳児以降では90何パーセントだから、全滅に近いですね。

全国歯科医師数　38,762人

8,739,800 ÷ 38,762 = 225.5人

43,699,000 ÷ 38,762 = 1127.4本

225.5人
1127.4本

落合 数を計算してみると、6歳児までの子どもで、むし歯をもっているのは873万9,800人ほどです。そして、1人が平均5本のむし歯をもっているとすると、むし歯の総数は4,369万9,000本になる。一方、歯科医の数は全部で3万8,762人です。これだけの歯科医が、ほかの治療を放り出して、もっぱら子どものむし歯の治療に当たるとして、1人の歯科医が225.5人の患者を診て、1,127.4本のむし歯を治療しないと、子どものむし歯はゼロにならない計算になるんです。それだけの治療をするのに、何年かかると思いますか。

　そこで、予防の問題になるのです。3歳児、つまり生まれて千日ぐらいしか経っていない子が、80何パーセントもむし歯になるというのは、どういうことなのか。日本人の歯が元々そんなに弱い筈はない。すると、悪いことがされ過ぎているんじゃないか。それを叩かない限り、むし歯は減らないんじゃないか、ということです。みんな、そう思ったんです。なんとかして、その勢力を押さえようと思った。小児歯科の仕事というのは、火の見やぐらの上で、どこかに火事はないかと見張ってるようなものだ、と思うのです。たまに、どこかで火事が起こるぐらいならいいけど、状況はあっちでもこっちでも火事だらけ。消防自動車は出たっきりで、手のつけようがない。本当は、普段からよく観察して、あそこの密集地帯に石油カンが置いてある、あれを整理しようと未然に手を付けておく、これ

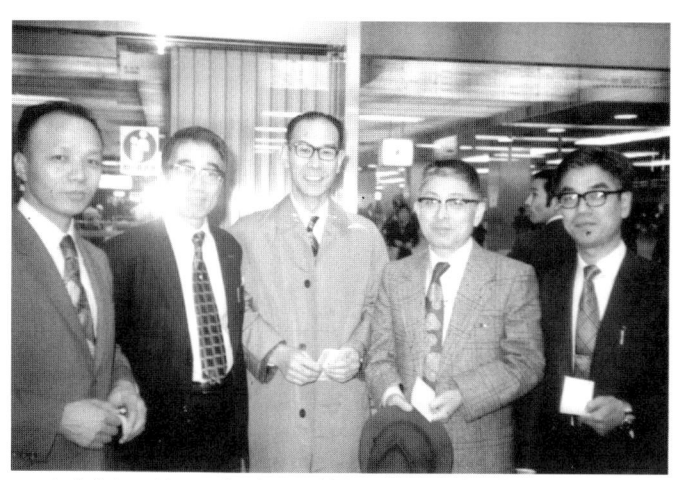

丸森先生のグループの方々と全国を巡って予防の講演や活動をした。
大阪の岡崎卓司先生（左から二人目）に招かれて。

V　小児歯科医療の歩み　99

が本当に予防の理念です。

　それで改めて、昭和40年代の半ば頃から、予防の問題が取り上げられるようになりました。横浜に丸森賢二先生という方がおられました。あの先生は、元々補綴が専門なんだけれど、あるシンポジウムでお会いした時、こんなことをおっしゃっていた。おれは小児歯科医じゃないのに、子どもの患者が一杯やって来て困っている。歯科医だから断るわけにはいかない。といって子どもはあまり診たくない。子どもを診ないで済ませるには、どうしたらいいか。そこで本を読んだら、甘い物をあまり食べさせないで、歯をよく磨けばむし歯にならない、と書いてあった。そこで予防に力を入れて、子どものむし歯をなくすようにしたんです。ここから丸森さんグループのあのブラッシングや、食事指導の研究が始まったんです。

田中　丸森先生は現在でも横浜歯科臨床座談会で大変活躍されておりますが、それは臨床的に見て理に適ったことですね。

落合　まあその辺から、予防の概念が一般に拡まるようになってきました。私もなんとかしなくてはと思っていたので、いろいろ調べてみたのです。日本の歯科は明治時代から、むし歯の予防について必ずしも冷淡ではなかった。1928年には学校歯科医の法律が出来て、各学校で歯の磨き方なんかを教えてきた。けれど、やることが如何にもその場限りというか、組織立っていなかった。本当に予防をやるなら、もっと時間をかけて熱心に取り組まなければなりません。診療の合間に片手間にやるのではなく、本当に甘い物はいけないのか、本当に歯を磨けばむし歯にならないのか、子どもにきちんと歯を磨かせるにはどうしたらいいのか。そういうことから始めなければならないと思ったのです。

　そういうわけで私たちは、子どものむし歯をなくすことを真剣に考えました。そうしなければ一生、子どものむし歯の治療から逃れられない。その頃、私はもう開業していました。いま言ったようなことは開業医の発想です。

　ところが大学では、そうではありませんでした。学校ではむしろ、乳歯の根管治療はどうしたらいいのか、永久歯の歯列形成はどういう風にして起こるのか、入れ歯を入れた子どもはどれくらい咀嚼能力が上がるのか、などといった研究をやっていました。その方が面白かったのでしょう。

田中　それは教育機関としては、そういう研究が必要だったのでしょう。

落合　しかし臨床医としては、予防の方が当面の大きな問題だった。だから、大きく見れば、小児歯科の臨床研究に二つの流れがあった、とも言えるでしょう。

4　カルピス騒ぎ

落合　この時代、若いお母さんの間で、乳幼児にカルピスを飲ませるのが流行ってね。

田中　ああ、それは聞いたことがあります。それでむし歯が増えたとかいう……。

落合　どこの家庭にも電気冷蔵庫が普及して、水を飲む代わりに清涼飲料水が流行りだしたんです。まあ、それだけ生活が豊かになってアメリカ流の暮らしがファッションになったのです。

　アメリカではコカ・コーラが最も子どもに好ましくない飲料と言われたんですが、日本では余り流行らなかった。やはりあのドス黒い色と、炭酸で鼻にツーンとくるのが、お母さんに好まれなかったのでしょうね。

　その点、カルピスは色も白くお乳に似て何しろ大正時代からの飲料だから安全だと思われたんでしょう。これが流行りに流行って乳幼児に愛用された。なにしろ治療室へカルピス持参で来て待合室で飲んでるんだ、虫歯なおしに来てるんだか、つくりに来てるんだか分かりゃしない（笑い）。

　これは小児歯科の人達も皆気づいて学会で『カルピス性齲蝕』なんていう言葉ができたくらいですよ（笑い）。いや、本当です。

　私がお母さん方からアンケート取ったら、私もビックリしたんだけれど1日に3本もカルピス飲む幼児までがいた（笑い）。こりゃなんとかしなきゃならない、と真剣に思って歯界展望に発表した。

　時あたかも、それまでうなぎ登りに上がっていたカルピス会社の株が、どういうわけか下がり出していた。経済の専門家やジャーナリストがその理由の社会的背景を調査して『カルピスの戦略』という本を出した。それにはもちろん会社の経営方針とか設備拡大の話とか、いろいろの理由が書いてあるんだけれど「株を下げた、つまりカルピスを売れなくした最後のとどめを刺した相手は、意外なところにいた。それは歯科医、落合靖一氏の論文である」と名指しでハッキリ叱られた（笑い）。別に私だけがカルピスを指摘したわけじゃないんで、小児歯科の人は皆知っていたんだけど、光栄にも私だけがいかにもカルピス虫歯を発見し、世

に発表した張本人みたいな栄誉をもらって少々バツが悪かった（笑い）。

田中　面白いな、それでどうなりました。

落合　カルピス会社の重役サンは次々と来られるし、乳酸桿菌は本当に歯にとって有害かどうかなんて研究まで始まって、大騒ぎになっちゃった。だから私は別にそんな難しい話じゃなくて、砂糖水だからサと言ったのです。

　そしたら向こうさんも怪訝な顔をして「じゃあ、ジュースやサイダーと同じですか」と言うから、「違うのは飲む量だけ」と答えたんです。『カルピスは初恋の味』という広告で売ってんだから、せめてティーン・エイジャー以上に飲ませてくれ。2、3才で初恋は早すぎる、と答えて話は終わりました。

　それからカルピス会社は若人向き、成人向きといろいろな種類の飲料を開発し始めるようになったのです。

　初めの頃は大変な騒ぎで、丸森先生に「あんた、気をつけないと石ぶつけられるよ」なんて冷やかされました（笑い）。

田中　なるほどね。いろんなことがあるものですね。

落合　日本の国が高度成長期で、国民の生活様式がゴロリと転換した時代だったからね。でも私はつくづく思った、経済が優先するのか、それとも健康が先かとね。今では環境問題が盛んでこんなこと議論にならないけど、高度経済成長の頃にはこんな問題がよくあったんです。

5　器材、器具、薬剤の発達

田中　予防は大きな問題なので、また後で伺うとしまして、大学の歯科では、たとえば子どもの患者を治療する場合、器具とか材料とか特別なものがあったのでしょうか。

落合　小児歯科が出来た30年代の初期には、子ども用のものはありませんでした。たとえば、ピンセットの先の短いのとか、小児用の抜歯鉗子だって、いずれも後で出来るんです。小児用の器具や材料をなんとかして作らなければならなかった。その時、山浦製作所の社長さんなんかがずい分熱心にそういう小児用のものを作ってくれました。それでだんだん治療がやり易くなりました。

田中　それはいつ頃からですか。

落合　昭和30年代の半ば頃からです。子どもの治療をどんどんやるようになって、

必要上作られるようになりました。入れ歯を作るにも、乳歯のレジン歯がないんです。それで最初は、即時重合レジンを盛り上げてなんとかこしらえたんですが、如何にも泥臭くて商品価値がない。もうすこし気のきいたものが出来ないかと思っていた時、京都のニッシン歯材の佐竹社長さんが興味をもってくれたんです。その前にはフジカレジンでもやってくれました。

　ところで、先方の言うには、せっかくこしらえても需要がないと困るんですが、というわけです。それで、各学校に頼んで実習に使ってもらったり、歯科医師会の講習会で宣伝したりして、徐々に販路を拡げる努力をしました。佐竹さんは大変熱心で、社員の子どもの中から健全な乳歯列を見つけて模型を作らせ、何種類かのレジン歯を仕上げてくれました。多分今でも、それが使われている筈です。

田中　私、正直に言って、小児義歯というものを見たこともないし、やったこともないですね。

落合　そういう時代になりましたね。でも乳歯列のレジン模型は見たことがあるでしょう。あれも同時に佐竹さんが作ったんです。

　実はシカゴからの帰路、ソルトレイクのロッキーマウンテン本社に立ち寄りました。イリノイ大学のある先生の紹介状を持って行ったのですが、社長さん以下実に大事にしてくれましてね。工場なんか詳しく見せて貰って帰りにプレゼントだといって、乳歯冠のフル・セットを貰ったんです。今ならちっとも珍しくはないけれど、透き通ったプラスチックの箱に入って、上下左右の各乳臼歯が大きさの順にズラリとならんでいるセットは、当時日本にああいう材料がなかっただけに本当に見事で美しかった。

　その他バンド・ループの保隙装置を作る時のワイヤループの既製品、あれもいろいろ大きさの種類があるんですが、それもフル・セットで貰ってきました。買えばあちらでも結構高価なものなんですよ。

田中　当時で幾らぐらいしたものなんですか。

落合　さあ、はっきりは覚えていないけれど、当時でフル・セットは、確か300ドルや500ドルはしていたと思いますよ。

田中　1ドル360円として、10万円から18万円ですか、凄いな。それみんな貰ったんですか。

落合　そう、今こいつにやって日本で宣伝させれば、将来きっと儲かると踏んだん

でしょうね。いずれにせよ、それを持って帰って、日本で小児歯科の関係者に見せたんです。皆「凄いなあ」って垂涎の的で、私はちょっと得意でしたよ。(笑い)

昭和32、33年代に、日本全国でただ一つだけの、いわば貴重品ですよ。学生実習でも見せたんですが、使えばなくなるし、なくなればもうアメリカから補充は出来ないんだから、絶対に使わない。ただ見るだけ、見るだけって、これじゃあ実習にも、何もならないんだよね。(笑い)

田中 日本では作れなかったんですか。

落合 作れないことはなかったんでしょうけど、それまでそういうアイデアがなかったし、需要もなかったんですね。だって乳歯の治療なんかする人いなかったんだもの。

ところがね、この話を聞いて、作りますから一度そのアメリカの乳歯冠を見せて下さい、という人が現れた。サンキンです。当時サンキンさんは工場が大阪の花屋敷にあって、私はその貴重品を一式持って出かけました。そして工場の人達に見てもらったんですが、皆さんつぶさに見て、「これは作れます」と言う。ただここでもレジン歯と同じこと、つまりダイ（陰型と陽型）を作るのだが、どのくらいの需要があるのかによって、そのコストが変わるというのです。

「作ってくれれば必ずかなりの需要はあるから」とここでも掛け合って、ともかく作ることになりました。しかしやってみると、それほど簡単ではない。陰型と陽型でスチールの板を打ち出すのですが、当然のことながら一番突き出た咬頭頂のところが薄くなってしまう。実際に患者の口にセットすれば、ここが一番弱いところですから、これでは困るんです。しかし、それしか出来ないので、最初は咬頭頂の部分に裏から鑞を流して補強したりしました。でもこれで日本製が出来たので、安心して患者さんに適用出来ることになったのです。

その後片寄恒雄君が、大変熱心にサンキンさんと乳歯冠を考えて、実際に作ったりしてくれて、それでやっと現在の国産の乳歯冠が出来上がったんです。

田中 はあ、そんな苦労があったんですか。我々はそんなこと一切知らずに使ってますがね。もっとも今では、流通が発達してどこの外国製品でも、苦労なく完成品としてマテリアルとそれに付随した情報が手に入りますからね。

落合 そう、外国ものが自由に使える、つまり輸入出来るようになったのは昭和40年代に入ってからですよ。

この頃、アメリカから入ったものに、接着性レジンがあります。あれは最初の頃のはヒドくて、まるで使い物にならなかった。しかし40年代に、改良に改良が加えられて、ともかくいいものが出来るようになりましたね。外国製品だけではなく、国産でもよいものが出来るようになりました。

田中　材料や小さな道具類も随分変わったんでしょうが、基本的な治療椅子やユニットなんかも、随分考案されてきたんでしょうね。

落合　そう、一番肝心なものを忘れてた。小児歯科が出来て診療が始まった時には、取りあえずだったんでしょうが、大人用の椅子とユニットを使っていました。そこへ私はアメリカから帰ってきたのですが、小さな子どもが椅子の中でコロコロと動いて仕方がない。小学生、中学生ならまだどうにかなるのですが、日本の小児歯科は最初から幼児歯科でしたから2、3歳の子が多いんです。これがドデカイ椅子に座って、どうにもならない。昔はよく母親に子どもを抱かせて、母親ごと椅子に座らせたらしいのですが、これじゃ治療が思うようにできません。それで子ども用に、小型の治療椅子を作るしかないということになりました。

　新しい椅子を作るなら、ついでにユニットも作ろうというわけで、積極的に研究が始まったんです。われわれ小児歯科スタッフと、当時医科歯科大学の材料研究所の機械部におられた村松篤良教授、それとモリタ製作所の長谷川俊夫専務（後の社長）が共同で開発に当たりました。

　我々は機械のことはわからないから、実際に使用するに当たっての注文を出しました。それは大略、次のようだったと思います。

①当時の歯科治療は、患者が椅子に座って歯科医が対面で立って治療をしていました。これだとどうしても患者を見下ろして威圧するので、少しでも恐怖心を和らげるために、歯科医も椅子にかけ子どもの患者と顔の高さを同じにして診療したい。つまり坐位診療の始まりです。

②従来のユニットは、ブラケット・テーブルが患者の目の前に出てくる。この上に薬品類から器具、メスや注射器まで載せていた。患者には治療中、嫌でもこれが目に入る。怖い機械や血のついたガーゼなど、患者に恐怖心を与えるものは一切患者の視野から排除したい。

③ハンドピースや当時開発中だったタービン、バキュウム類、それにエヤ・シリンジなども、子どもの目に入るところへは置きたくない。

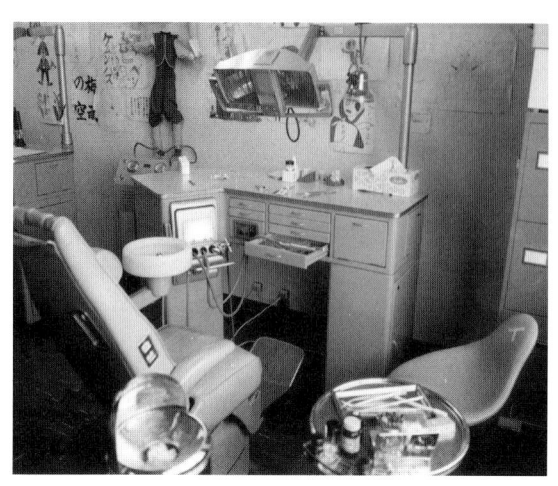

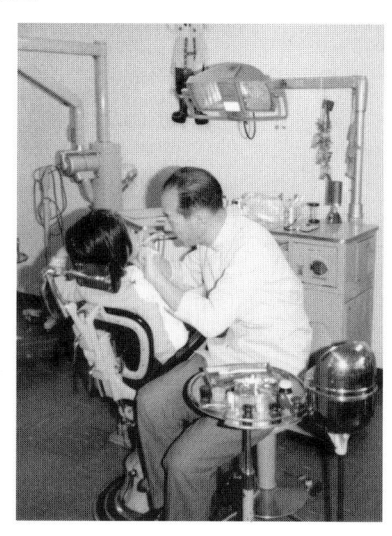

最初にできた小児用ユニット、チルデント(上)と座位診療(下)。当時まだ一般の歯科治療は、歯科医が患者と対面して立つ形で診療していた。

　こんな注文を出しておいて、試作品が出来ると治療室へセットし、みんなで実際に使ってみてはケチをつけ合った。いろいろの紆余曲折はありましたが、ともかく小児用の椅子とユニットが完成しました。モリタはこれをチルデントと名づけて、売り出しました。ただ一般開業医で、小児歯科をする人はまだいなかったから、結局購入したのは各大学の小児歯科外来だけ、ということだったと思います。

田中　ヘエー、それは今でも使えそうですね。どこへ行ったらありますか。

落合　私も開業した当初は、これを4台入れて使ったんですけれど、恐らくもう使っているところはないでしょうね。ただ京都のモリタの博物館には、私が使用したのを寄付しましたから保存してあるそうですよ。

　このユニットが教室創立5周年の頃（昭和36年）には、医科歯科大の治療室に8台、並んでいました。小さなオルゴールがついていてね、子どもの好きな歌をやる。幼い子が治療しながら喜んで聞いていました。

　治療室全体もカラー・コンディショニングを考え、我々も従来の白衣をやめて薄緑の治療衣に統一し、看護婦さんや衛生士はピンクのガウンにした。それまで白一色だった病院に、色けを持ち込んだ皮切りです。これも初めての試みです。

　とにかくこうして小児歯科の治療室が、それまでの歯科外来の雰囲気を一変させたのです。今になればちっとも珍しくも何ともないけれど、従来の薄暗い、見るからに陰気な歯科の治療室の雰囲気を、基本的にガラリと変えたのは小児歯科だったんです。

田中　それは始めて伺いました。でもあの大きな大学の中で、小児歯科だけがそんな派手やかなことをやって、他の科から何もいわれなかったんですか。

落合　言われた、言われた。なに考えてんだ、色ばかりつけてラーメン屋じゃあるまいし（笑い）、なんて大変だった。でも、他の科が遅れているんだと思っていたから、「ハイ、ハイ」と言って、別に気にもしなかった。結局、いずれの科も、やがてそうなっていったんですよ。我々は旧来の囚われるものがなかったから、簡単に出来たんです。でも一時は随分好奇の眼でみられたなあ。それまでは医者も看護婦さんも白一色、治療室はなるべく北向きで薄暗いのが常識でしたからね。

　ついでにいえば、患者さんが余りに多いので、アポイント制度やウエイティング・システムを、最初に採用したのも我々です。本当いえば、これはアメリカで教わってきたんだけどね。日本には当時、まだ歯科医療管理学なんてなかったから。

　あの時は病院長に呼ばれて叱られたなあ。小児歯科ではせっかく来てくれた患者さんを断るとは何事だってね。だってとてもやりきれない数なんだから仕方がない。取りあえず応急処置はチャンとしていますし、ウエイティング・リストに乗せて順にお呼び出しはしています、と答えたんですが、なかなか理解して頂け

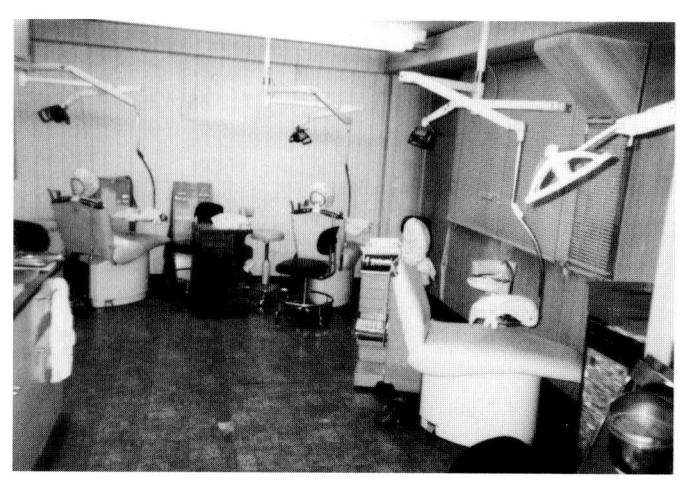

昭和53年に私の診療所もスペースラインの治療椅子に変わった。

なかった。でも数年したら各科ともそうなったんですよ。これも小児歯科が先鞭をつけたんです。私は当時医局長をしていたので、どこへ行っても謝ってばかり、そのうち叱られ慣れてねえ、何とも思わなくなっちゃった（笑い）。やっぱり若かったんだなあ。

田中　こういうお話を聞くと、特に小児歯科という分野は、ソフト面での拡張が必要と感じますね。ところで、泣いて暴れる子なんかは、椅子に縛り付けてやったなんていう話は聞いたことありますが、それが水平診療に変わるのはいつごろですか。

落合　あれは昭和40年代の半ばだったと思います。丁度大阪で万博が開かれた頃、日本の景気が最高潮で、極端なミニスカートのブームだった頃ですよ。

　確かビーチさんを中心にしたグループが、いわゆるフォア・ハンド・システムを打ち出しました。保存科から広がりだしたと思います。ライオン歯科診療所の栗山純雄君なんかがずい分熱心に研究していました。

　小児歯科が水平診療に変わるのは、昭和50年代に入ってからだったと思います。最初、小児用のユニットがなかったんです。最初は、平らなベッドの頭部に、タービンや何かがついていた。デンタルまな板なんて悪口言われてね（笑い）。でも昭和50年代の終わりまでには、先のチルデントは完全に姿を消して全部水平診療

に変わっていたと思いますよ。

みちくさコーナー

『ムシ歯学』の翻訳

田中 先生が開業のかたわら『ムシ歯学』を翻訳されたのは、どういう経緯ですか。

落合 本文でもお話したように、昭和40年代から予防が活発になりました。予防を完全にするには、虫歯の原因をはっきり摑まなければなりません。ご承知のように30年代の終わりから齲蝕学cariologyの研究が盛んになり、生化、微生物、組織、病理など各分野で研究が発展しました。ただあまりに専門的すぎて、率直にいって一般臨床家がいくら読んでもよくわからない。まして衛生士さんにはとても無理で困っていました。

田中 確か48年に、マスラー先生が岐阜の小児歯科学会で、齲蝕学の特別講演をされたと聞いていますが……。

落合 そうなんです。マスラー先生は話がうまいから、実に短時間で当時の齲蝕学の概要をうまく纏めて話されました。それを聞いて私も大いに触発されたのです。それで、その話を基礎にICDの雑誌に、齲蝕学の概要を書きました。

田中 そして、翻訳に踏み切られたのですね。

落合 いえいえ、違います。こんなことを考えているうち、昭和51年10月に中四国地区歯科医学大会の特別講演の講師にお招きいただいて、米子に行きました。その学会の展示場でたまたま、G. Whiteの"Dental Caries"を見つけたのです。最初はそうと知らずに買い求め、帰りの飛行機の中でザッと目を通し、これは日頃の求めに応じてくれそうだと思いました。

　それでこれを翻訳して自費で出版し、開業10周年の記念に日頃お世話になっている方々に贈呈しよう、と考えたのです。それで翻訳権や印刷のことを、シエン社の百瀬文隆社長に相談しました。すると百瀬さんが「そんなにいい

本ならぜひ出版しましょうよ」と言って下さり、昭和51年にシエン社から出版したのです。
　その後、この本は予防の基礎として、開業医に随分読まれたそうですし、私も衛生士の講習なんかでよく使わせてもらいました。
田中　著者のホワイトさんはその後、日本へ来られましたね。
落合　ええ、昭和59年に日本歯科大の荻原和彦助教授の招きで来日されました。荻原君のお知り合いだったのです。私はそれまで手紙だけでしか知らなかったのですが、その時初めてお目にかかりました。まだお若い新進気鋭の学者という感じの方で、その頃すでにタフト大学で小児歯科の教授になっておられました。

VI 大学から開業へ

1 開業への動機と開業地探し

田中　話題が変わりますが、開業について伺いたいと思います。開業というのは一種の専門志向だと思うんですが、先生が学校におられて開業を決心された、その社会的背景はどんなものだったんでしょう。

落合　前にも言ったように、小児歯科は大学では大変人気がありました。小児歯科には将来性があるということで、若い人達が我も我もと小児歯科の勉強に集まってきた。それで卒業したら小児歯科をやるかと思うと、誰もやらない。みんな大人相手の歯科医になってしまうんです。

　以前から日本の歯科医の間には、小児歯科を軽視する傾向がありました。保険制度を見ても、発足当初から小児歯科なんかろくに取り上げてもいない。専門に子どもの歯を診るなんて、当時の歯科医の常識では考えられないことでした。学生実習で小児歯科は世の中にとって絶対必要な存在なんだ、ただやろうとする人間が現れないだけだ。私がそう言ったら、相手の学生が言いましたよ。そんなにおっしゃるなら先生ご自身、小児歯科を開業されたらどうですかってね。

田中　それはいつ頃ですか。

落合　昭和38、39年です。大学の小児歯科の教育や研究は、医局も整い学会も出来、全国的にもめざましく変わってきた。小児歯科学の研究は、このまま順調に進んでいくだろう。あとは臨床面で小児歯科医が社会の要請に応えられるかどうか。それだけが問題なんだ、と私は気が付いたんです。

田中　ほかの者がやらないなら自分がやってやろうと……。

落合　まあ、そういうことですね。アメリカではプラグマチズムっていうのか、実際に成果を上げなければ意味がない、という考え方がありますね。歯科医なら開業して、実際に子どもを診療してこそ意義がある、ということですよ。もちろん、大学で研究している人達には、それだけの存在価値がある。ただ、それとは別に実社会で実行されなければ意味がない、臨床科目なのですから。

田中　世の中からの要請、アメリカで学んだ考え方、そういうものが相まって、先生を開業へ踏み切らせたんですね。

落合　迷いはありましたよ。大学にいれば先の見通しはおよそついている。開業して、さてそれからどうなるのか、なにしろ前例がないんだから、一寸先は闇みたいなものです。ただ、そういった将来への不安を払拭してくれたのは、患者数の多さです。世間には、むし歯の子どもがこんなに沢山いる。その一部分でも、私のところへ来てくれれば、生活は成り立つなと思いました。気持ちの一番底のところには、そういう心強さみたいなものがありました。

　その頃、矯正の高橋新次郎先生が定年で学校を退かれて、高橋研究所という矯正専門の診療所を京橋でお開きになった。そこで先生のところへ伺って、専門医についてご意見をお聞きした。先生がおっしゃるには、自分は歯科医といっても、乳歯は抜いたことはないし、もちろん永久歯も抜いたことがない。できるのは歯列の矯正だけ。だから、専門医というのは、いくら自分の技術が進んでいても一人だけでは成り立たない。あっちに膿漏の専門医がいれば、隣に歯を抜く専門医がいる。また入れ歯の専門医もいる。アメリカの現状を見れば分かるように、専門医というのはいろいろな専門分野の人がいて、はじめて成り立つんだ。日本では専門医が少なすぎる。もっと、どんどん出て来て欲しい、というお話でした。まあ、先生のお話を伺ったのも腹を決めた要因の一つですね。どんなことになるか分からないけれど、ひとつ世間の風に吹かれてみるか、といった好奇心もありました。

田中　先生、その当時は助教授ですね。学校側の反響はどうでしたか。

落合　それはもちろん、賛否両論ですよ。せっかく小児歯科が軌道にのって動き出してきたのに、ここでやめるとはなんとも無責任ではないかとか、もう少し待てば他の大学にも小児歯科ができるから、そこへ移って思うようにやったらいいとか、ご厚意あふれるご忠告やら、ご意見をいろいろ伺いました。

　まあ、そういうことはいろいろあったけれど、結局、開業の決心は変わりませんでした。39歳でした。

田中　人生のターニングポイントですね。専門的な開業となると、場所が問題だと思いますが。

落合　そうです。いろいろ考えました。まず第一に考えたのは、交通の便がいいことです。

田中　専門医開業としての、大きな条件ですね。

落合　そうです。第二の条件は、小児歯科専門を目指すんだから当然患者は子どもに限ること。第三の条件は、母親が子どもを連れてくるのに便利なところです。医科歯科大にあれだけ子どもの患者が集まったのは、母親が来やすいからでもあったんです。そこで、あの辺を中心に歩き回りはじめました。最近では簡単に不動産屋なんかに頼む人がいるけど、ひと任せはダメです。自分が開業する場所は自分で歩いて自分の目で確かめなければ。それで失敗したら自分の責任だから、あきらめがつくでしょう。

田中　場所を決めるのに、どれくらい掛かりました。

落合　半年です。山下先生には内緒で半年歩き回りました。笑い話みたいだけれど、医科歯科大の隣を考えたこともあります。医科歯科大へ来る患者さんで余ったのを、みんな貰っちゃおうかと思って。それから主婦の友会館。お茶ノ水の駅からずーっと降りて、明治大学の筋向かいです。いまはどうか知りませんが当時、主婦の友の社長さんはお医者さんで、あの中にいろいろな診療所があったんです。私はあの頃、婦人雑誌によく原稿なんか書いていたから、あそこの医学担当の婦人記者は、みんなよく知っていました。それで紹介して貰って、社長さんに会ったら、先生ご自身でやられるんですか、と驚いていたけど、親切に建物の中を案内してくれました。当時、子宮ガンの早期診断なんかが話題になっていて、中には婦人科の診療所もあったし小児科もありましたね。

田中　いわゆるメディカル・コロニーですね。

落合　母親が診療に来れば、子どもを連れてくるでしょう。みんな、歯では悩んでいるから、小児歯科が出来れば大助かりです。条件は、ご希望に沿いますから、是非ここで開業なさって下さい、とまで社長さんはおっしゃってくれたんです。だけど考えてみると如何にも医科歯科大に近すぎる。これだけ近いと、いいこともある代わりに、まずいこともあるんじゃないか、なんて思いました。そして、迷った挙げ句また別のところを探しはじめたんです。

　水道橋には、東京歯科大学がある。後楽園の前を通って飯田橋まで行くと、今度は日本歯科大学がある。市ヶ谷まで行ってしまうと、上品なところではあったけれど寂れてる。当時の話ですよ。四谷まで行くと、バーンと賑やかになる。なにしろその頃すでに、地下鉄も通っていたし中央線・総武線が通っていて、急行が停まる。山手線の内側でもある。環状線の中は子どもは少なくても、便利だか

ら方々からやって来やすい。それで結論として、四谷の近辺で探してみることにしました。といっても、土地を買って家を建てるような金はありません。当時、ビルの中で開業するのが流行り出していたから、あっちこっちビルを覗いてみた。幸いなことに、うちの家内の兄貴が四谷駅近くの前川建築事務所というところに勤めて設計をやっていた。そこで兄貴に、近くのビルの心当たりを教えてもらった。母親が子どもを連れて来るんだからビルのあまり上の方じゃまずい。なるべく１階か２階がいい、なんてことまで考えました。野原ビルっていう近頃出来たばかりのビルの１階でコーヒーを飲んだ。ついでだからこのビルも聞いてみたらどうかって兄貴が言うんです。そこで兄貴と別れてから、ビルのオーナーがいる３階へ上がって不動産部の専務さんに会いました。実は歯科を開業したくて場所を探してるんですって、こっちの用件を切り出すと、おどろいたことにその専務さん、実は私の方も歯医者さんを探してたんです、とこう言うんですよ。あの当時ビルが出来ると、一角に医療関係を集めてメディカルコーナーを作るのが流行ってたんです。野原ビルの３階には、すでに内科と外科が開業していた。あとは耳鼻科の先生と歯医者さんが欲しいと思って探してたんですよ、とこう言われました。こっちにしてみれば渡りに船ですよ。いまはうちの事務所になってるけど、いつでも明けられますというので、その部屋を早速見せて貰いました。３階のエレベーターの筋向かいで便利ではあるんだけど、部屋の広さが18坪弱でした。当時、ビーチさんの本なんかを読んで、歯科医院をつくるなら最小限30坪は要る。それに技工室とか待合室とか相談コーナーなどが必要である、という説が頭に入っていた。歯科医院としては30坪ぐらいは要るんですが、と私が言うと専務さん考えていました。隣の部屋を明けて合わせれば30坪ぐらいにはなりますけど、あの部屋は耳鼻科の先生に開業してもらおう、と思っていたんです。差し当たり耳鼻科の当てはないんですがというようなことで、それからしばらく雑談をしました。

そのうち、専務さんがこんなことを言い出したんです。どうでしょう。取りあえず18坪でお始めになってみては。専務さんの気持ちもよく分かる。小さいところから始めるというのが、商売の常識かも知れない。せっかくの出会いだから、なんとか開業させてやろう、という好意も感じられる。だけど、こっちとしては果たして18坪で開業できるものかどうか経験がないから分からない。いっぺん、

機械屋さんを連れて来て、早速見積らせてみましょう。私がそう言うと来週中にお願い出来ませんか、と専務さんに言われました。

田中 かなり急な話ですね。

落合 私も、それまではのんびりしていたんだけど、いっぺんにネジを巻かれた感じでした。早速、モリタに連絡して後日同行してもらいました。モリタの田中照男さんに部屋を見せると、いいですよ先生、これだけあれば、チルデントが3台入ります。3台入れて、こちらに全身麻酔の回復室も出来ますよ。ところで、賃貸条件はどうなんですか、ということまで田中さんに聞かれて、いろいろ話し合って、大丈夫です思い切っておやりになったらどうですか、と田中さんにすすめられました。

　ビルの社長さんも、大乗り気になって是非って言うし、今さら後へは引けないでしょう。といっても、私としてはそう簡単に部屋が見つかるとは思っていなかったから、改めて山下先生に報告したり家族に相談したりしました。それが8月頃のことです。

田中 山下先生はすぐ納得して下さいましたか。

落合 いやいや、そう簡単にはいきませんよ。ゴルフに誘われて大宮のカントリークラブで休憩の時に、実はこういうわけで開業場所もおよそ見当がついたんですが、とお話すると、先生びっくりなさって、君はよく開業したいなんて言ってたけど、まさか本気とは思わなかった、とおっしゃった。それで改めて、こちらの気持ちを説明すると、先生はこんなことを言われました。まだ、各大学では小児歯科の体制を整えるのに苦労している最中だし、医科歯科大だって、スタッフから君に抜けられるのは大変痛い。といって大学の都合ばかり無理強いするわけにもいかない。どうだろう、来年の3月まで待ってくれないか、とおっしゃった。そこまで言われたので私も承知しました。よろしくお願いします、と申し上げました。

　一方、野原ビルの方では一日でも早い方がいい、来年なんて言わずに年内になんとかなりませんか、と言うんです。また、モリタの話を聞くと、医科歯科大の方からチルデントの製作を頼まれていたので、私の分と合わせて13台、いっぺんに作ります。12月一杯、待って下さい。設備はそういうことになって、今度はそれに合わせて、部屋の中の改装工事を始めなくちゃならない。それで野原さんの

言い分としては、11月から敷金を払って家賃を頂きたい、ということです。だいたい公務員なんて安月給ですから、開業資金なんて余裕があるわけじゃない。まあ、その辺もいろいろ苦労したんだけど個人的な話になり過ぎるから割愛しましょう。

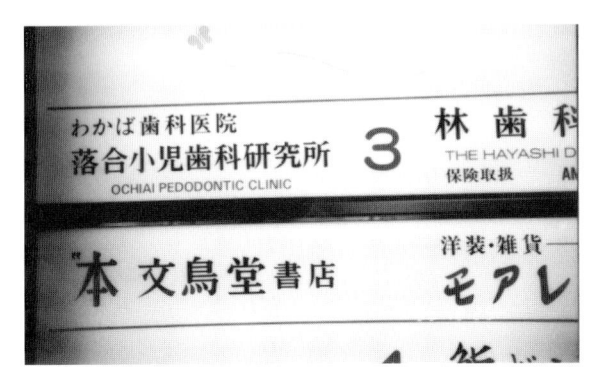

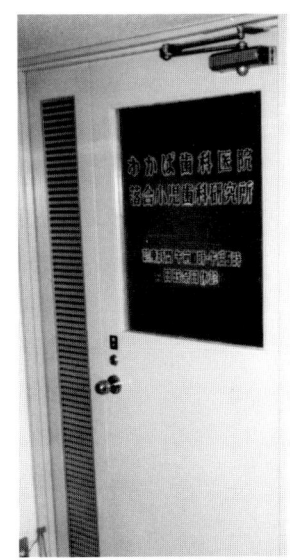

開設当初の私の診療所の標榜。当時はまだ違法だったが、表看板にも〝小児歯科〟を明記した。

2　開業時の苦労

田中　40年代のはじめ、四谷で開業するまでのお話は伺いましたので、開業してか

らのご体験をお話し頂きたいと思います。

落合　開業したのは昭和42年1月でした。まず開業するに当たって、診療所開設届けというのを保健所に出しました。ところが、落合小児歯科医院と書いたら、受理出来ないと言われました。当時はまだ標榜医制度がなかったから、デンタルクリニック、つまり歯科医院はよかったけれど、矯正歯科医院とか小児歯科医院というのは駄目だと言われたんです。

田中　まだ、専門制が認められていなかったんですね。

落合　だが、こっちにしてみれば、大人の患者には来てもらっても出来ない。子どもだけを専門に診たいんです。子どもとか小児というのがいけないと言うなら、ちょっと抽象的だけど、わかば歯科医院にするか、というわけで、わかば歯科医院で届けたら、受け付けてくれました。ところが、わかば歯科医院では、こっちの意図が通じないんですよ。大人がやって来るんです。野原ビルの事務員さんなんかが、近くて便利だと言ってドット押し掛けて来る始末です。私は困って、厚生省へ相談に行きました。その時、歯科の衛生課長をしていたのは高木圭二郎先生でした。高木先生は、医科歯科時代からのお知り合いだったので、相談に乗って下さった。研究所の標榜はご自由だから、わかば歯科医院と書いておいて、その脇に小さく落合小児歯科研究所と掲げるんです。ただし、わかば歯科医院よりは小さくなくてはいけません、と親切に教えてくれました。

田中　なる程、いろいろ手があるんですね。

落合　まだ小児歯科というのが社会的に認められていなかった、ということですよ。少々乱暴な話だけれど、届けを出してから、落合小児歯科研究所という名前を、わかば歯科医院と並べて入り口に掲げました、同じ大きさで。電話帳にも載せました。おかげで、小児歯科研究所という名前が残ったんです。

　だけど、こっちはそのつもりでも、やはり世間には通用しません。相変わらず大人の患者さんがどんどんやって来る。こっちは子どもだけ診たいのに弱りました。それで大人を診てくれる人はいないものかと思って、医科歯科大へ出掛けました。そして大学院で膿漏をやっていた林泰弘君を見つけました。ご一緒に是非やらせて下さい、と言うんです。幸い、うちの隣の部屋が将来耳鼻科に貸すつもりで明けてありました。少し手狭だけれど初めての開業だからいいだろうということで、林君がそこで開業してくれたんです。それからは大人の患者さんが入っ

て来ると、あなたお間違えでしょう、大人の方は隣ですよ、といった具合。すると患者さんは、失礼しましたって謝って行く（笑い）。というわけで、一般向き歯科医と小児歯科専門が、並んで開業した次第です。恐らく日本で初めてでしょう。

田中　歯科におけるメディカル・コロニーの走りみたいなものですね。

落合　期せずして、そういうことになったけれど、私が言いたいのは当時は小児歯科だけで開設するのが、それほど容易ではなかったということです。

田中　それは、小児歯科に限ったことではなくて……。

落合　そうです。さっきも言ったように、矯正歯科医も許されなかった。要するに専門医制がなかったんです。それから小児歯科医療はほとんど保険の枠に入っていませんでした。せいぜい乳歯のアマルガム充塡と乳歯の抜歯ぐらいです。これは後でお話しますが、どうにもならないので自費診療にしてもらいました。

田中　保険がなかったとすると、治療費の問題はどうなります。

落合　料金はこちらで決めるんです。けれど専門とはいえ患者の数は大変なものだった。毎日、むし歯の子どもが50人も60人も押しかけて来るんです。

田中　料金はどのように決められたんですか。

落合　実は正直言って、私もこれには困りました。治療費の算定規準が分からなかったんです。

　本当は、治療に使う薬品や材料の原価計算をして、それに人件費、種々の消耗品を加え、さらに私の技術料などを加味して決めていくものなんでしょうが、そんな計算は不可能ですよね。アメリカの歯科医師会には、料金の平均値と最高最低値を示した便利なアンチョコみたいなパンフレットがあるんです。これをアメリカで手に入れてきたので、参考までに開いては見たのですが、その数値に１ドル360円を掛けていくと、ベラボーに高くなってしまうんです。日本はまだ高度経済成長の前期で、今から見れば遙かに国民の収入は低かった。その分、物価も安かったけどね。だから、このアメリカの料金表はとっても使えない。

　その頃、横須賀の米軍キャンプにいる若い軍医が、よく遊びにきていた。それで彼等に率直に聞いたんです、「君らもやがてアメリカへ帰れば開業するんだろうけど、たとえば１本のアマガム充塡の治療費なんて、どうやって決めるの」とね。相手によって多少意見は違っていたけれど、大体の答えでは、「まずおよその治療費はほぼ相場が決まっている、それを自分の力量から斟酌して多少上乗せするか、

低めにするかで、そんなに頭を悩ますほどの問題じゃない」と言うんです。つまりね、ここが非常に大事なことで、保険の料金が低いの、安いのってみんな文句を言うけれど、自分で料金を決める煩わしさだけは、日本の歯科医は経験したことがないんですよ。保険が決めてくれてるんですから。

田中　なるほど。考えたことはありませんでしたが、料金を決めるっていうのは大変ですね。それぞれの地域性ということもあるでしょうし。結局、先生はどうされたんですか。

落合　それでね、最終的にはなんか月かやってみて、家賃とか人件費、材料費、その他の経常経費、それに私の生活費、借金の返済、その他などでいわゆる月々の必要費用が出ます。それを平均して、毎日の患者さんの数を掛けたもので割りました。それをお１人の医療費としたわけです。ですから抜歯が幾ら、断髄が幾ら、充填が幾らという定め方じゃありません。一律で確か千円ぐらいでした。これが一番健全なんで、これでやっている限り、患者さんさえ来てくれていれば経費で倒れることは絶対にないんです。

田中　ただ当時の保険と比較してどうでしたか。

落合　何度も言うように、当時は子どもの治療に保険がありませんでしたから、比べようもないんですが、大人の普通処置の大体倍くらいでした。保隙装置みたいなものは、大学の料金の１割増ということにさせて頂きました。ですからこれは高かったですね。

　　　でも、患者さんはあまり何もおっしゃらずに、黙って払って下さいました。まあ、他に子どもの歯を診てくれるところもないし、結果から言えば払える方だけが来て下さったのかも知れません。

田中　いつごろまで自費診療をされましたか。

落合　昭和42年に開業して以来、昭和56年の年末までです。覚えていられるかどうか、この年に保険の大改訂があって、６歳未満の小児に50パーセントの加算が認められ、保隙装置を除けば、ほとんどの小児治療が保険に入りました。私がよく、保険制度で小児治療が初めて市民権を得たのは昭和56年だ、と言うのはそういう意味です。もちろん、点数については問題がいろいろあって、それは今日まで続いているけれど、ともかくシーラントにいたるまで、治療のほとんどが保険でできるようになったので、私はこの時から保険診療に切り換えたんです。

田中　多分、当時としては珍しかったと思いますが、アポイント制は定着しましたか。

落合　しました。むしろお母さん方にも喜ばれましたよ。日にちと時間が決まっているので、予定が立てやすいと言って。

田中　子どもの治療をしていれば、当然矯正治療も入ると思いますが、それはどうされましたか。

落合　そうです。実際にやってみて矯正の患者さんが多いのにも驚きました。そこで私は、できるものから手をつけようかと思ったんです。そして難症例は矯正の専門家にお願いする、という方法もあると思いました。

　でも私はそうはしませんでした。というのは、やはり私は小児歯科診療の基盤というか、専門範囲を確定したかった。それに他から、あいつの開業が成り立ったのは矯正もしたからで、小児歯科だけじゃやっぱりペイしないんだ、と言われたくなかった。またお互いに自分の専門分野を守って他を侵さないのが、専門家のあり方だ、と確信していました。それで大変仲がよかった矯正の福原達郎君に相談しました。

田中　ああ、先生の同級で、先生が医科歯科大の小児歯科の助教授の時、同じく矯正の助教授をされていましたよね。

落合　そうです。彼も昭和35年にアメリカから帰って、何かにつけて一緒に仕事をしました。二人の企画で、医科歯科大学に日本で初めて、兎唇、口蓋裂のチーム・アプローチの研究班もつくりました。

　この当時、彼は新潟大学の矯正の教授になっていました。そして彼に頼まれて、私は新潟大学まで週に1回、小児歯科の講義にいっていたのです。前にもお話したように、国立大学の小児歯科の教室は、その設立が大変遅れました。新潟も、歯学部は昭和40年にできたのですが、小児歯科が開設されて医科歯科大から野田忠教授が赴任したのは、確か昭和54年だったと思います。その間、私が小児歯科の講義をしに新潟へ通いました。当時はまだ新幹線もなく上越線の特急「とき」で4時間かけて行ったのです。

田中　開業医としては、それは大変でしたね。

落合　ええ、大変でした。毎週金曜日の夕方、診療が終わると上野へ行って汽車、いや特急電車に乗ります。翌日の土曜日は、私の診療所は休みですから（私の診

療所は開業の当初から土曜休みの週休2日制を、世間に先駆けてやっていました)、一泊して土曜日の朝8時半から12時まで、途中で休憩はとりますが集中講義をします。そして午後2時すぎの新潟発の電車で帰ると、上野着が6時過ぎです。とまあ、こんな生活をしていました。

田中 単発ではなく、レギュラーとなるとかなりハードですね。

落合 そんなことで福原君にはよく会っていました。それで、私が矯正のことを相談したら、彼はよく理解してくれました。そして、君がこちらへ来ている土曜日に、君の診療所へ医局員を派遣して矯正診療をやらせよう、と言ってくれたのです。

　ですから患者さんにとって大変便利なことに、診療所は同じで、矯正は専門家が診てくれることになりました。もちろん会計は独立採算で、私には診療所の借り賃を払ってくれることになりました。要するに小児歯科医として矯正はやらない、という私の主張は生きたのです。

　ところが、これが始めてみたら大繁盛。患者さんがドット増えて、とうとう医局員が新潟から助手や衛生士まで連れて、数人でくるという騒ぎになりました。まあ、営業としては成功だったんです。やがて助教授だった松本稔君が新潟大学を辞めて、私のビルの筋向かいのビルで開業してくれることになり、この騒ぎは治まりました。昭和47、48年頃のことです。

田中 患者さんは大体、東京近辺の方たちですか。

落合 いや、随分遠くから来る人もいました。信じられないでしょうけど、青森県の三沢とか浜松とか。長崎から、飛行機に乗って来たお母さんは、子どもに歯が生えない、近所の歯医者さんに聞いても分からない、どうしたらいいんでしょうと相談に見えたんです。後でそのお母さんには医科歯科大を紹介しましたけど。

田中 いろいろお話を伺ってみますと、当時の子どものう蝕というのは、いま私たちが接しているようなむし歯と違って、何か特殊な病態だったような気がしますが。

落合 患者の数の多さからいっても、症状の激しさからいっても、そういうことは言えるでしょう。原因はよくわかりませんけれどね。だからこそ小児歯科の専門医が必要だったんです。また、患者さんの方もそれを望んだわけです。一般の歯医者へ行けば、子どもは駄目と言って断られる。今では考えられないことだけれ

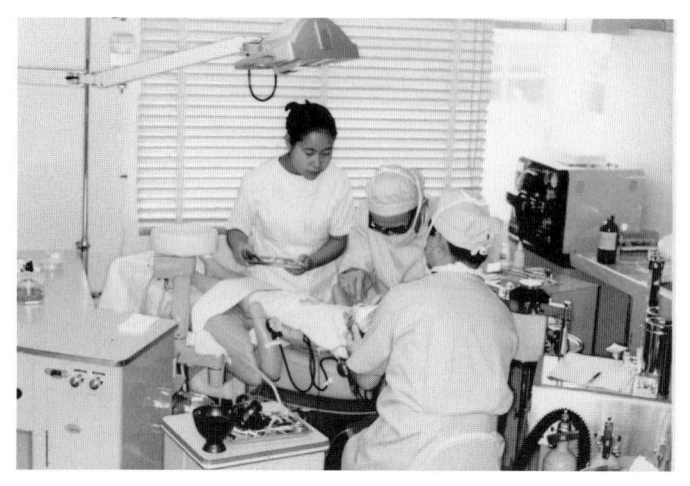

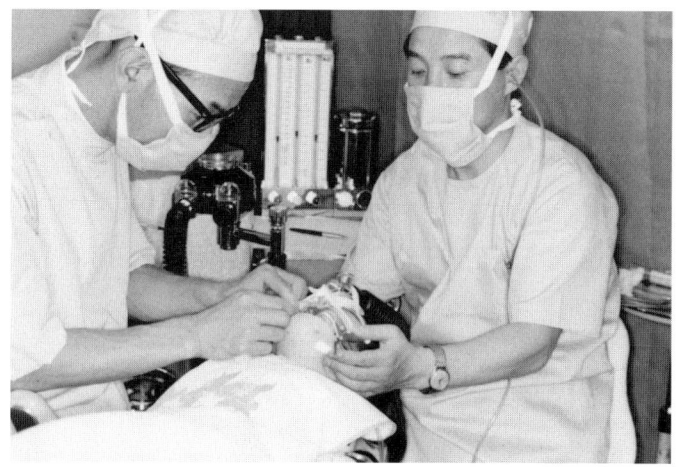

私の診療所で開設第一号の全身麻酔による歯科治療。麻酔には久保田教授が出向いてくれた。この後、小さいながら麻酔の手術室とリカバリー・ルームを併設した。

ど、治療うんぬんよりも、まず気持ちよく迎えてくれる歯科医を求めていたんです。

田中 話は変わりますが、次に全身麻酔について伺いたいと思います。医科歯科大時代には全身麻酔をやっていた、とおっしゃいましたが。

落合 障害者とか、特にひどい症状の子どもにやっていました。前にもお話した通り、最初は試験的にやったのですが、やがてレギュラーでやるようになりました。専攻生のカリキュラムにも入りました。最初は見学させて、次からは実習させて

いたのです。

　あなたが聞きたいのは、私が開業して自分の歯科医院でも、全身麻酔をやったかということでしょう。当時私も、それを考えました。それで医科歯科の久保田君に相談してみたんです。

田中　やはり同級生だった久保田康耶先生ですね。

落合　そうです。一緒に研究したこともあるから、いろいろ話をしました。彼の言うにはリカバリーの部屋が要る、ということです。こっちは元々手狭なんだから、リカバリー室なんて贅沢は言えない。同じビルの内科の先生に相談してみたけど、先方にもそんな余裕はない。苦肉の策で治療室を整理したら、なんとか小さなベッドが2つ入りました。それで麻酔の機械を買い込んで、久保田君が様子を見に来てくれました。ともかく患者さんの安全第一を考えて、立案しました。医科歯科大からは、当時久保田君の下で講師をやっていて、後に神奈川歯科大の教授になった大沢昭義君だとか、鶴見大の教授になった雨宮義弘、茨城で開業した平井栄一君、現在医科歯科大の教授の海野雅浩君、助教授の鈴木長明君なんかが、交替で来てくれました。みんな後日、久保田君の後を継ぐような優秀な人たちです。だから麻酔に関しては全く心配はありませんでした。実際のシステムは、医科歯科大の方で全部こしらえてくれたんです。まず最初に血液検査と全身検査をやり、怪しいと思ったら医科歯科大へ送って詳しく全身検査をしてもらう。オーケーとなったら、当日朝8時から患者さんに来てもらって、麻酔を初め全顎の歯科治療をするわけです。うちの衛生士さんなんかもだんだん馴れてきて、全身麻酔の治療のベテランになりましたよ。治療は充填、抜歯、乳歯冠など、なんでもやりました。これも、小児歯科学会に報告したし、雑誌にも発表してあります。仕舞いには全部の治療を25分ぐらいでやれるようになりました。

田中　早いですね。

落合　その代わり、段取りが大変です。まず、治療方針を最初にしっかり立てておく。衛生士さんを私の両側に2人置いといてセメントを練らせる、アマルガムを練らせる、覗いたら次に何をするかひと目で分かるようにしておく。治療方針に従って、この歯とこの歯はアマルガム、こっちは断髄をして乳歯冠、こっちは抜歯と進めていく。馴れてくれば早いもんですよ。まあ中には、全部抜くだけというのもあって10分も掛からない。やっぱり、ほとんどの乳歯に断髄してクラウン

を入れるというのが、一番時間が掛かりました。それでも大体、30分から35分ぐらいでした。そのうち、麻酔科の方から治療の要領を教えてくれと言われて、医科歯科大へ麻酔下での歯科治療について講義をしに行ったこともあります。そのうち全身麻酔で治療する話を聞いて、うちの子は恐がりでよく泣くから、是非その方法でやって下さいと、親御さんが頼むんですよ。口伝えで、そんな話が広まり、ずい分遠くからやって来るようになりました。だけど全身麻酔でやる治療は、朝8時から始めても、そう何人も出来るものじゃありません。はじめは1人か2人だったが、だんだん増えて、1日に3人やったことがあります。

田中　年間、どれくらいになりました。

落合　月に、10人から17、18人はやりましたね。1年12カ月だから、少なくとも140～150人ぐらいはやってます。それで学会に報告したり、全身麻酔における治療の要領なんて論文を書いたこともあります。

　まあ、そういう治療を、その後も続けていたわけですが、昭和48年には千件を越すという節目がきました。今や、麻酔による開業医のベテランなんだから、小児歯科学会と麻酔学会で特別講演をやってみてはどうか、という話になりました。私も、その気になって、それまで扱った症例の分析などを始めたんです。

　その時、昭和48年の4月です。思いも寄らない麻酔事故が突然起こりました。その日、最初に麻酔をやったのは見るからにひ弱そうな女の子で、この子大丈夫かなと思ったんだけど、全身麻酔で治療方針通り治療を終え元気で帰って行きました。その次の子は、ころころ太った小学校1年生の元気な男の子で、お母さんの言うには、この子は歯医者さんを恐がって、暴れたりして困るんです。全身麻酔で治療して下さいと全麻希望できたのです。全身検査や血液検査に別段異状はない。それで、いつもの手順で治療を進めていたら、終わり頃になって、口を開けるのがかなり固くなった。「もう少し麻酔を深くして」と麻酔医に言ったら、充分深いと言う。そのうち、腹部と胸部を持ち上げて身体が反り返ってきた。いわゆるブリッジングです。背中の下に手を入れると燃えるように熱い。すぐ医科歯科大へ連絡して入院させ、小児科と麻酔科が手当てをしてくれたので、幸い一命は取り留めました。ご承知のハイパーパイレキシア（異常高温症）で、これは学会でもくわしく報告しました。ただその時、開業医の限界というものを私は初めて感じました。一般開業医の現在の形態では、全身麻酔を使うような治療には限

界がある、ということです。医科歯科大の麻酔科では、今までに千件近いケースをやっても、大きな事故は起こっていない。だから心配はないよ、と言ってくれました。だけど私は当事者として、事故の経緯をずっと見て考えてたんです。事故が起こった時、すぐ医科歯科大の麻酔科へ電話しました。幸いその日は、手術がキャンセルになって多くの医員の手が空いていたから、ベテランはじめみんながありとあらゆる機械を車に積み込んで、すぐに飛んで来てくれました。今のような交通渋滞もないから、アッという間でした。はじめての経験なので、みんなのやることをよく見ていたけど、そりゃ鮮やかなものでした。クーリング・ブランケットを使ったら48度、いや一時は50度を越したかと思われる体温が、見る見るうちに下がりました。それでまあ、何とか事なきを得たんだけど、こっちにしてみれば、ただドキドキしていただけで、とても無事に済んだからいい、と言ってはいられませんよ。

　私は何度も、あの事故の経緯を振り返ってみました。それで、開業医の現在の形態や設備から結論を言えば、開業医が全身麻酔で治療を行うのは無理があると考えたわけです。

田中　私の診療室でも一時期、障害児の診療で医科の麻酔と連携して全身麻酔で行ったことがありますが、やはり限界を感じました。特殊な診療設備や形態をとらないと無理がありますね。しかし先生としては、麻酔用のベッドを入れたり、リカバリーの空間をこしらえたり、そこまでなさったんですから、残念だったでしょう。

落合　一時は大変評判になって、いろいろなところから見学に来たものです。神戸の佐本君なんかも、見に来た一人ですよ。まあそれも歴史のひと駒ということなんですがね。

3　う蝕の予防

田中　今度は予防について伺いたいと思います。う蝕の予防といえば、定期検診による早期発見と、もう一つは、母親に対する啓蒙、つまり予防思想の普及だろうと思います。先生は毎日、沢山の子どもの患者たちと出会いながら、どんな考えをお持ちだったのか、その辺から伺わせて下さい。

落合　母親への啓蒙といえば、最初に思い出すのは母親教室を作ったことですね。

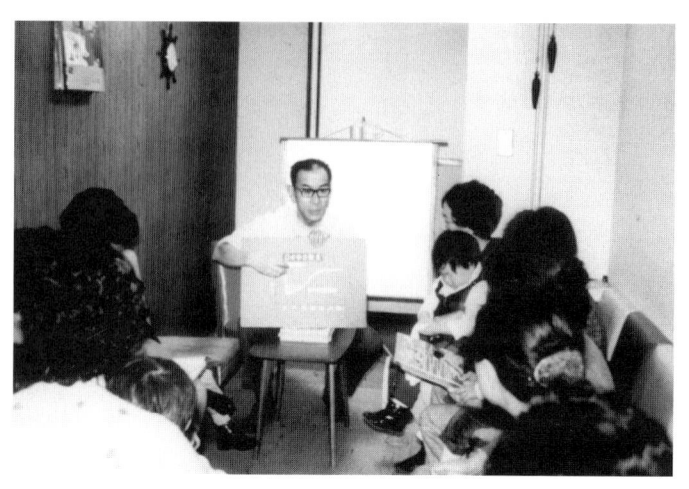

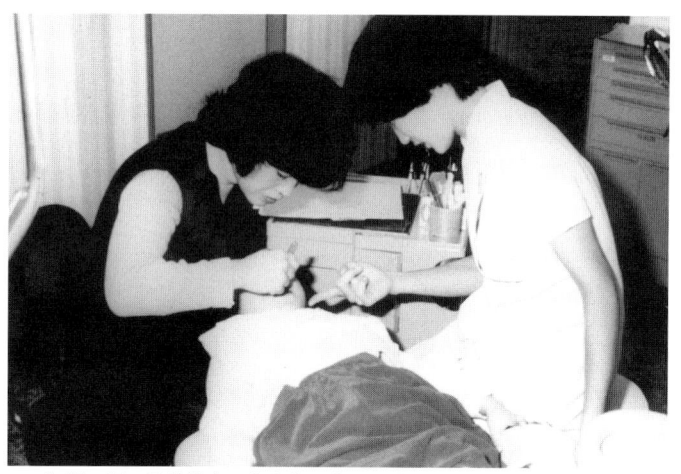

初期の頃の母親教室。待合室を臨時の教室にして母親と話し合った。その後で個別に衛生士が母親とブラッシングをする。

　私は開業当初から、そういうことの必要性を痛感していました。だけど現実問題として、毎日が治療に追われて忙しい。時間がとれない。しかし、そういつまでも、仕事に追われてばかりはいられない。やるべきことはやらなくちゃいかん、ということで、とりあえず毎週水曜日の午前中、診療を休むことにしました。そして、お母さん方に集まって頂いたのです。第一の理由は、予防教育なんてことより、言いわけなんです。お母さん方は一日でも早く、お子さんのむし歯を治療

してもらいたいでしょう。にもかかわらず、なん日も待たなければ診てもらえない。それはなぜなのか。言うまでもなくむし歯の子どもが多すぎるからです。で、統計を見せると、お母さんたちびっくりする。お母さんたちから質問があれば、それに答えます。なぜ、こんなにむし歯になる子が多いのか、むし歯を放っておくとどうなるのか、むし歯を予防するにはどうすればよいのか、といったように話が進みます。そのうち、衛生士さんも馴れて、歯の正しい磨き方を教えたり、歯にとって何が良い食べ物か何が悪い食べ物か、なんて説明までするようになりました。何しろ初めてのことなのでその集まりをどう呼んでいいか分からないので、はじめのうちは私の診療所では水曜の会と言っていました。

　その頃、日本大学の小児科の大国先生などとお話をしていると、母親教室という言葉がよく出てくるんです。聞いてみると、そういう名称で子どもの健康について啓蒙する集まりを持っていらっしゃるという。またそれとは別に、練馬の石川実先生も、むし歯の予防について話し合う母親教室を診療所で催していらっしゃるという。これは東京臨床小児歯科研究会で聞きました。母親教室という名称がそんなに普及しているなら、覚えやすい名前だし遅ればせながらこっちもまねをして母親教室と呼ぶことにしました。

　東京臨床小児歯科研究会の名前が出てきたから、ついでに言いますと、以前私が大学の小児歯科にいた当時、教室で勉強していた何人かが私の後を追うようにして、都内で小児歯科を開業したんです。それで折りに触れて話し合ってみると、患者が多くて困る、どうやって整理したらいいんだろう、健康保険が使えない、抜髄1本いくらにしたらいいんだろう、といったような共通の悩みを皆が持っている。

田中　診療システムに関する日常的な疑問ですね。

落合　そうです。そういう疑問を話し合う、小児歯科開業医だけの集まりを持とうじゃないか、ということになりました。丁度その頃、ライオン歯磨きが昔の児童歯科医院を復活させたんです。最初は新宿の京王デパートの中にあって、東京歯科大卒の栗山純雄君が院長で、若い小児歯科医が何人かその下にいました。また、名古屋へ行って、愛知学院大で小児歯科をやっていた片寄恒雄君が、東京に戻ってやはり小金井で小児歯科を開業していました。期せずしてその栗山・片寄・落合が三者会談をやりまして、歯科医師会や学会には相談しようがないんだから、

みんなで集まって小児歯科医共通の立場を守ろうじゃないか、ということになりました。したがって、これも学閥はありません。小児歯科に全く興味のない人は困るけど、患者さんの半分以上が子どもで、診療や運営に悩んでいる歯医者さんなら誰でもいらっしゃい、という趣旨で、京王デパートのライオン歯科医院を利用させてもらって会を開くことにしました。

田中　それがいわゆる東京臨床小児歯科研究会の始まりですね。

落合　はじめのうちは行き当たりばったりみたいに、雑然といろいろな問題を話し合っていました。けれど研究会なんだから、話し合いばかりしていても仕方がない。一人ずつ交替で自分の経験したこと、勉強したこと、現在行っていることなどを発表し、それをみんなで討論し批判したり学んだりしたらどうだろう。まず診療所を開くに当たって、どんな設計図を考えたか。開業資金の工面や開業時の苦労、現在までの変遷、いま抱えている問題点、臨床上の悩みや工夫。ともかく、いろいろなことを自由に発表して討論したのです。ずい分勉強になりました。

田中　それは年代的には、いつ頃ですか。

落合　私が開業した年です。私が言い出しっぺになって、栗山君と片寄君とで始めたんですから。東京中の小児歯科医に声を掛けたら、20人から30人ぐらい集まりました。

　　　はじめて集まりを持ったのが、昭和42年の秋でした。みんな、燃えていましたよ。毎月集まって、日頃腹に溜まっていることを熱っぽく語り合うんです。思い出すと、無性になつかしくなりますね。人生には、そういう時期があってもいいんじゃないか、と思います。今の若い人達は、周りの環境がきちんと出来過ぎているから、別に討論するようなこともないんでしょう。あの当時は、何もかも足りないものだらけで、今度はこんな話をしよう、この次はこれを聞いてもらおうと、楽しみというか、やはり生き甲斐みたいなものでしたね。京王デパートのライオンに集まると、夜10時半、11時頃まで、話は尽きませんでした。ライオンの野間歌子、名波寿美子、那須ますみ先生ほか、美人の女医先生たちがおいしい夕食を用意してくれてね。それは楽しかった。

田中　それと並行して、例の母親教室も、毎週行われていたんですね。

落合　そうです。石川実先生が熱心にむし歯の予防について話されました。私もその頃、予防の問題に関心をもっていましたし、毎日、子どもの治療に追われて、

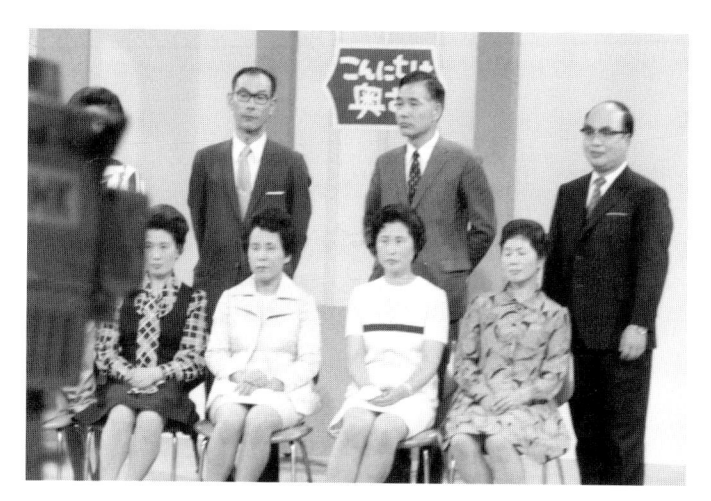

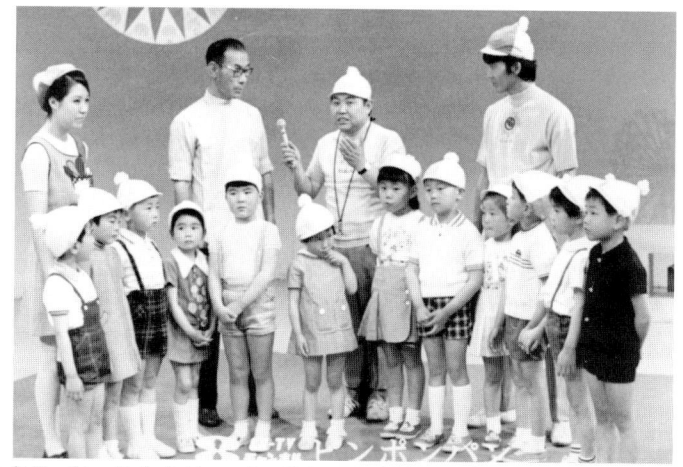

"今日は、奥様"や"ピンポンパン"など、いろいろなテレビ番組で予防を呼びかけた。

歯科医がこんなことばかりやっていていいのか、小児歯科にはもっと根本的にしなければならないことがあるんじゃないか、常に自分にそういう不満と疑問をもっていたから、臨床家としてむし歯の予防というのは大きなテーマでした。

4　神戸臨床小児歯科研究会（KSCP）と予防センター

田中　先生が母親教室で、むし歯の予防について啓蒙的なお話をなさっていた頃、

VI　大学から開業へ　129

ほかにも同様の運動があったと思うのですが、それに対する社会の反響はどうだったのでしょうか。

落合　鈴木健二さんというアナウンサーの方を知ってますか。その頃NHKで朝の奥さま向けのワイド番組の……。

田中　ええ、司会をやっていた人ですね。

落合　あの番組では毎週のように、子どもの歯の相談を受けていました。

田中　マスコミにも取り上げられたというのは、社会的反響の大きな表われですね。

落合　何べんも言うようだけれど、どこの歯科医院でも子どもの患者は断わられる。たまに子どもを扱っている医院があっても、患者が多過ぎて満足な診療が受けられない。それが今や、社会問題になりつつあったんです。昭和40年代の半ばです。親にしてみれば、「痛いよ痛いよ」って子どもが泣き騒いでいるのに、どこの歯医者へ行っても診てくれない。歯科医にしてみれば、大人の患者で手一杯だから、手数が掛かって保険が適用されない子どもはありがたくない。

　そこで、考えられる解決策は2つしかありません。まず3万人の歯科医では少なすぎる。歯科大学の間口を広げて歯科医の数を増やすこと。もう1つは、なんと言っても患者の数が多すぎる。これを何とかして減らす方法はないか。口腔衛生を徹底して、むし歯を減らすことしかない。つまり、診る方を増やして、診ら

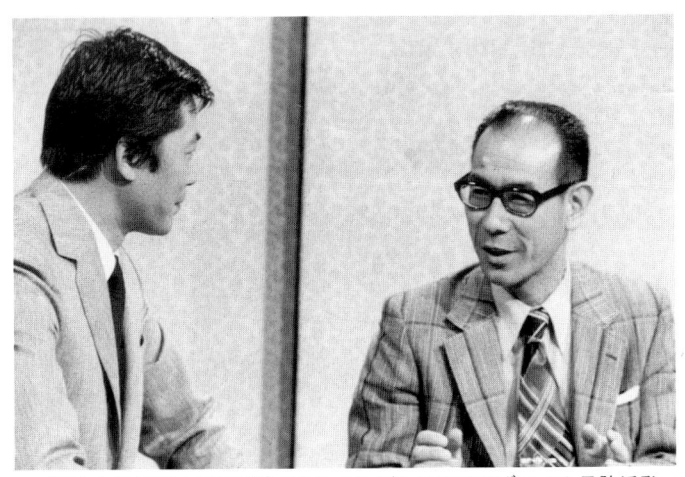

現在もご活躍中の児玉清さんはテレビやラジオでずいぶん予防活動に協力してくれた。児玉さんも私も若かった（昭和49年）。

れる方を減らすという、両面作戦です。

　前者の大学の問題には、私は係わらなかったけれど、後者の予防の問題には、臨床医として直面せざるを得なかった。昭和47、48年頃には週刊誌でも新聞でも歯科医師会は社会から総攻撃、総スカンを食らいました。朝、新聞を広げると、読者の投書やら社説やらで、歯科医の悪口が載らない日はなかった。もちろん、歯科医師会の方でも、ただ手をこまねいていたわけじゃありません。テレビのスポンサーになって歯の時間をこしらえたり、雑誌に啓蒙記事を流したりしました。私もよく、テレビには駆り出されました。歯の問題といえば、たまにはインプラ

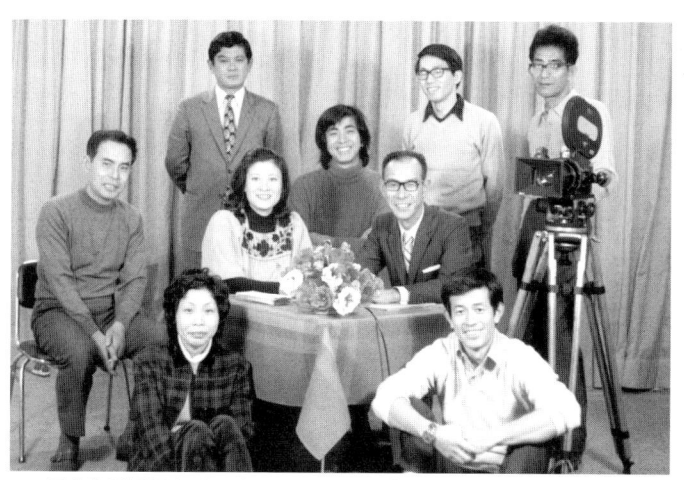

日本歯科医師会がスポンサーになって毎週金曜日の朝、日本テレビで全国放映した30分番組〝歯の時間です〟の作成スタッフの皆さんと、私のお相手をしてくれた島田妙子さん（中央）。

ントの話や大人の顎関節異常の話もあったけれど、なんと言っても圧倒的に多かったのが子どものむし歯ですからね。あの頃は自分の診療所より、放送局にいた時間の方が長かったくらいです。ああいう仕事は私もあまり嫌いじゃなかった。おかげで、タレントの児玉清さんとか遠藤はつ子さんとか、今ご年配で評論活動をなさっている先生方とか、いろいろな方とお知り合いになりました。話してみると、どなたもご家族の中に歯の悩みを抱えていらっしゃるんです。

　そうやってテレビに出たり、新聞や雑誌に文章を書いたりはしていたけれど、

その他の時間はもっぱら診療です。むし歯の予防についての活動はできなかった。ただ頭の中では、どうすればむし歯の患者を減らすことが出来るのか、いつも考えていました。

私が思ったことの一つは定期検診です。今は当たり前になったけれど、その当時は大人でも、歯の定期検診はやっていなかった。子どもは歯の成長に伴って、むし歯になることが多いから、痛くなれば呼ばなくても自分からやって来る。だけど定期検診はやはり必要です。定期検診で、むし歯の徴候を早く発見すれば、治療時間が短くて済む。それは間違いのない事実ですから。

その頃、神戸で小児歯科医を開業していた佐本君が、診療のかたわら予防の啓蒙活動をしていました。

第一回　昭和48年4月14日（土曜日）
小児歯科臨床の基礎にあるもの
1．小児の心理的発育と治療室における小児の扱い方
2．小児の肉体的発育（特に顎・顔面を中心にして）
　A．全身的発育
　　遺伝と環境の要因分析
　　全身の成長様式
　B．顔面の発育
　C．歯の発育
3．以上の臨床的考察

第二回　同年6月23日（土曜日）
小児の歯科治療　その1：主としてう蝕治療
1．乳歯う蝕の特徴
2．乳歯う蝕の治療方針
3．乳歯治療の基本的考え方
4．個々の乳歯の治療法
　A．近遠心幅径の回復
　B．Leewayとは何か（その臨床的意義）
　　Primate space, Terminal planeとは
5．歯髄処置法に対する考察

6．う蝕予防と定期診査の意義
7．軟組織疾患について

第三回　同年9月15日（土曜日）
小児の歯科治療　その2：予防矯正的処置
（現在これは咬合誘導処置という用語に変わった）
1．予防矯正とは
2．小児歯科臨床で試みられている予防矯正的処置の範囲と種類
3．模型上の計測
4．乳歯抜歯の適応症
5．保隙とは何か
6．保隙をするために知っていなければならない小児口腔内の特徴と変化
7．保隙装置の作り方
8．矯正専門家との協力のしかた

第四回　同年12月9日（日曜日）
小児歯科治療の特殊性
1．予防か治療か
2．全身麻酔下での一括治療
3．今後の小児歯科治療について
4．自由討論

神戸臨床小児歯科研究会のプログラム。

田中　関西方面の状況も知りたいと思いますので、少し佐本進先生についてお話し願えませんか。

落合　佐本君は、昭和45年ごろ麻酔の勉強をしに久保田君の紹介で、私のところへ全身麻酔の治療を見学に来たんです。ところが私の治療を見ているうちに、麻酔よりも小児歯科の方が面白くなって、小児歯科の勉強を始めたんです。1年半ほど経って小児歯科の専門医として神戸で開業した時には、やはり佐本幼児歯科研究所という看板を掲げました。

田中　小児歯科を世間に認知させようという先生の志を、関西方面に橋渡しした方ですね。先生と佐本先生がKSCP、つまり神戸臨床小児歯科研究会を作られた経緯は、どういうことから始まったのですか。

落合　佐本君は神戸へ帰って、昭和47年の1月に三ノ宮の駅近くの繁華街で開業しました。私も関西へ行くと立ち寄ったのですが、むし歯の子たちがどっと詰めかけて、大変な騒ぎでした。何しろ関西で初めての小児歯科専門医院でしたから。奈良県や和歌山、それに四国からまで患者さんが来ていました。

田中　患者さんだけでも大変だったでしょうが、よく講習会まで踏み切りましたね。

落合　実はその年の暮れに、私が神戸へ講演に呼ばれたのです。佐本君は神戸へ帰って、開業医を対象に歯科麻酔の勉強会をやっていました。これには医科歯科大学の久保田康耶教授が講師として行っていました。

　このメンバーにぜひ一度、小児歯科の話をしてくれないか、と頼まれたのです。子供の歯はいずこも同じ、大変ひどい状態でした。少しでも開業している人達に、子どもに対する関心を持ってもらいたい、というのが主旨でした。それで12月に〝落合先生を囲む会〟というのをやってくれたのですが、皆さん、非常に熱心に私の話を聞いて下さり、ぜひ本格的に勉強したいという意見が出て、小児歯科の講習会を開こうということになったのです。

田中　なるほど、先生は話がお上手ですから、皆さんそういうことになったのでしょう。

落合　いやいや、そうじゃない。やはり小児歯科がどこでも求められていたのです。佐本君はこういう組織を纏めるのが実に上手な人でした。帰りの新幹線で、佐本君も東京に用があるといって同行したのですが、この車中で彼が小児歯科の講習会の実施プランを練り上げました。そして昭和48年の4月から、年4回の予定で

講習会が始まったのです。

田中　それが神戸臨床小児歯科研究会の始まりですね。

落合　そうです。この名称は長いし、私がKobe Society of Clinical Pedodontics、略してKSCPという略称を考えました。佐本君も「結構です。それにします」と同意してくれて、今日まで続く通称になったのです。

田中　なるほど、小児歯科の啓蒙から講習が始まった訳ですね。最初の講習会はど

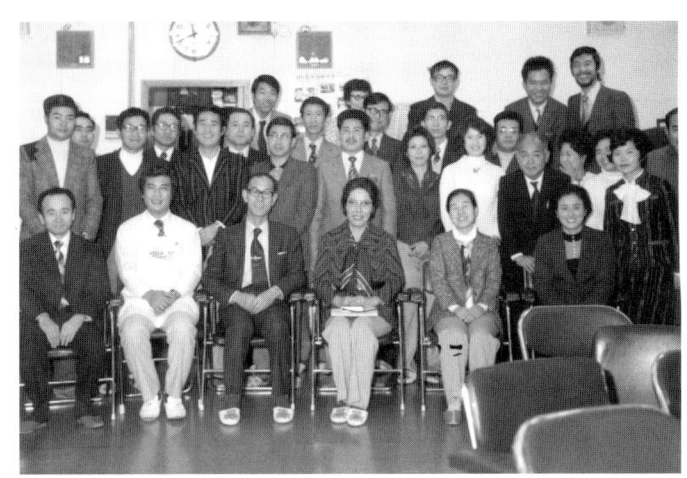

神戸臨床小児歯科研究会の最初の受講生の皆さん。私の隣で佐本君もまだ元気に活躍していた。

んな内容だったのですか。

落合　ここにその時のプログラムがあるからごらん下さい（132頁参照）。

田中　なるほど。当時の小児歯科臨床のほとんど全部が網羅されていますね。これは大変だったでしょう。

落合　そうです。私も4回ぐらいでこれが全部できるかな、と思いました。毎回朝9時から夕方までやったのです。私もつらかったけれど、聞いている人はもっと大変だったと思います。でも皆さんとても熱心でした。もっとも熱心な人達が集まったんでしょうけれど。毎回50人前後の受講者がいました。それに開業している人ばかりでしたから、学生相手と違って理解は速かったですね。

田中　それで、いつごろまで続いたのですか。

落合　この形でやったのは昭和51年までの4年間だったと思います。受講して下さった方の総数は250人をこえました。関西へ行くと思いがけない所で、この頃の受講者の方にお声をかけられたりしてとても懐かしいです。

　この頃のメンバーの人たちは非常に活発で、小児歯科学会で演題を発表したり、東京で開かれたBarber先生の講習会に参加してくれたり、団体でU.C.L.A.を訪れてバーバー先生の教室を見学させてもらったりしました。そうそう、メキシコの小児歯科学会にも参加して発表もしましたよ。そして神戸にむし歯予防センター

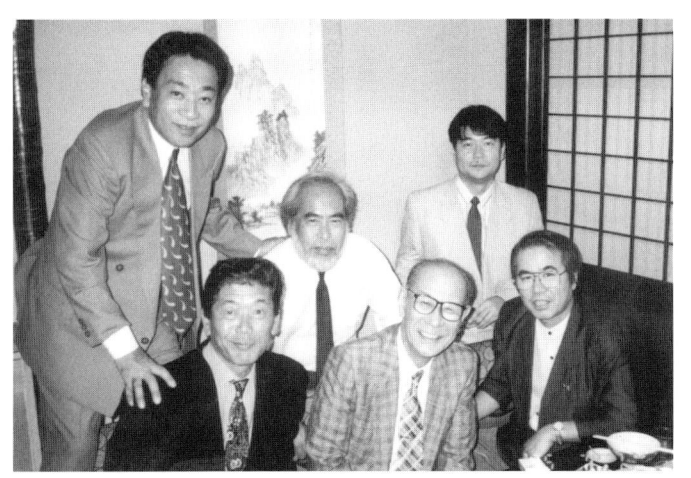

神戸臨床小児歯科研究会は現在もこうした主要メンバー達に支えられて活発に活動を続けている。神戸大震災の後、お見舞いに行った時も皆さんの表情は明るかった。

を作ったのです。

田中　随分いろいろと活躍したのですね。予防センターのことは後で伺うとして、その後のKSCPはどうなりました。

落合　昭和52年頃には、小児歯科が関西地区でもかなり活発になってきました。それで基礎的な研修会をやめて、今まで受講された方々を中心に、よりアドバンスした講習会を佐本君の発案で始めることになりました。これを佐本君がKSCPのミニ・マックス講座と名づけました。最小の努力で最大の効果を上げよう、という訳です。私が福原達郎君に頼んで矯正の基本からの講習、セファロ分析から各症

VI　大学から開業へ　135

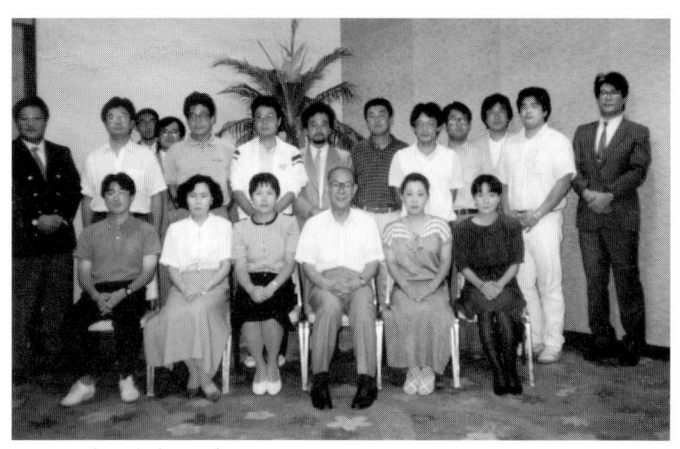

1990年、鹿嶋小児歯科セミナーの面々。

　　　例の治療まで実習を含めてやってもらったり、私が予防指導の考え方や実施法、それに人類遺伝学の臨床応用の講習までやりました。
田中　内容が広範囲になって、それが今日まで続いている訳ですね。
落合　ええ。佐本君は平成2年2月に患者さんの麻酔事故で、悲劇的な死をとげました。惜しい人でしたが、何とも残念です。
　　　その頃から、ご承知のように小児歯科臨床の状況がかなり変わってきました。それで最初からのKSCPの主な方々、例えば東灘区の中川真君とか、宝塚の石田鐵男君などが交替で会を主催し、小児歯科を中心に小児の全身的な問題とか心理学、患者さんの接遇など、いろいろその時々の話題を拾って勉強会を続けています。
　　　現在では年に2回会合があり毎年1回雑誌も発行して勉強していますが、私もその会合のたびに都合をつけてお伺いし、皆さんとお会いするのを楽しみにしています。皆さんお年をとられたけれど、最初からのことを思い出すと本当に感無量といったところですね。最近では次の世代というか、若い方々が随分増えてきましたけれど。
田中　そう言えば先生には、鹿嶋でもコースを開いていただきました。次にやはり先生と佐本先生が推進された、予防センターについて伺いたいと思いますが。
落合　昭和49年頃のある日、佐本君がこう言うんです。関西や四国・九州方面に、小児歯科の医療を広めようという最初の意図は、どうやら達成したように思いま

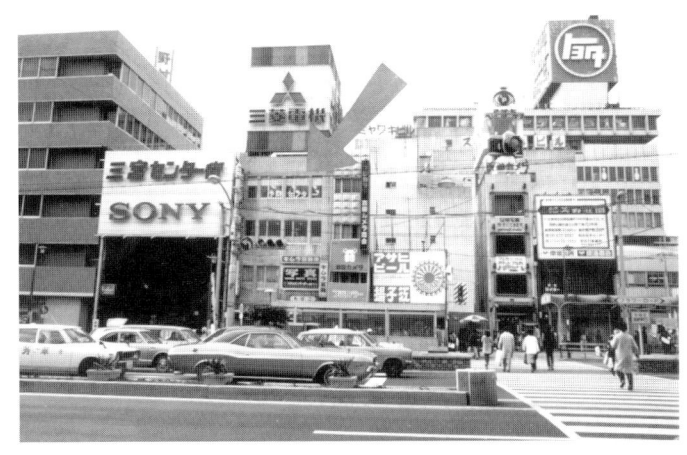

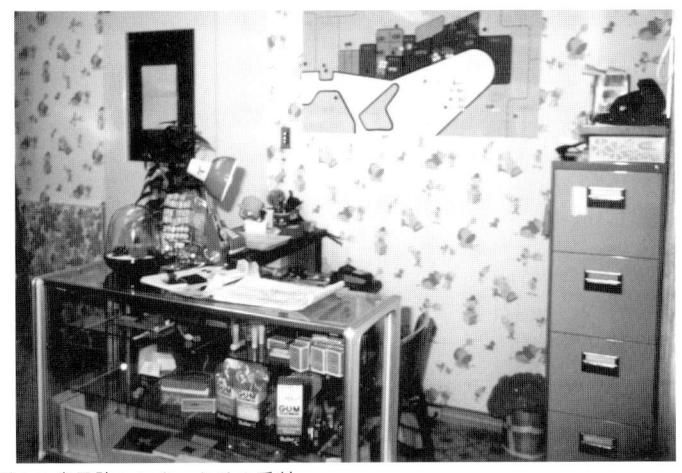

三ノ宮にできた神戸ムシ歯予防センターとその受付。

　　　す。次には何をしたらいいでしよう。
田中　意欲的ですね。
落合　そこで、私はかねがね、予防センター的なものを作りたいと思っていた。東京では地域が広すぎてどうにもならない。神戸で、やってみたらどうだろうと思って話しました。
田中　むし歯の予防活動の拠点となるところですね。非常に斬新なアイデアです。

アメリカにはないんじゃありませんか。

落合 さあ、ヨーロッパにもないでしょう。それだけ広く予防思想が普及しているからです。日本独自の発想といえば聞こえはいいけど、それだけ遅れていたということです。

田中 その予防センターでは、どんなシステムを考えられたんです。

落合 まず、診療主体ではなく予防主体にする。運用は歯科衛生士に任せる。衛生

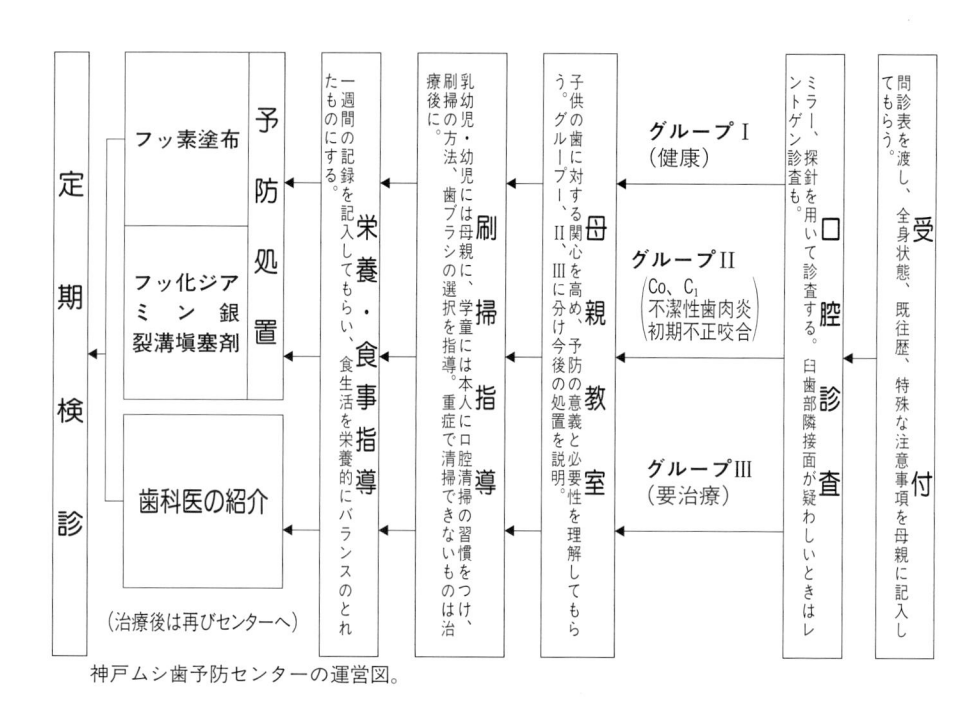

```
定期検診 ← [予防処置: フッ素塗布 / フッ化ジアミン銀 裂溝填塞剤 / 歯科医の紹介(治療後は再びセンターへ)] ← 栄養・食事指導(一週間の記録を記入してもらい、食生活を栄養的にバランスのとれたものにする。) ← 刷掃指導(乳幼児・幼児には母親に、刷掃の方法、歯ブラシの選択を指導。学童には本人に口腔清掃の習慣をつけ、重症で清掃できないものは治療後に。) ← 母親教室(子供の歯に対する関心を高め、予防の意義と必要性を理解してもらう。グループⅠ、Ⅱ、Ⅲに分け今後の処置を説明。) ← [グループⅠ(健康) / グループⅡ(Co、C₁ 不潔性歯肉炎 初期不正咬合) / グループⅢ(要治療)] ← 口腔診査(ミラー、探針を用いて診査する。日歯部隣接面が疑わしいときはレントゲン診査も。) ← 受付(問診表を渡し、全身状態、既往歴、特殊な注意事項を母親に記入してもらう。)
```

神戸ムシ歯予防センターの運営図。

士はそういう教育を受けているから出来る筈です。それで、例の講習を終えて小児歯科の治療を習った先生方を、全部そこに登録させて頂く。そして定期診査をやり、予防に関する知識を身につけてから、お帰り頂く。また３カ月経ったら、来て頂いて定期診査をする。問題がなければいいけれど、問題があったらチェックして、またはじめからやり直す。

田中 大変合理的ですね。

落合 まあ、そんな計画を話して東京へ戻ったんです。そうしたら、１カ月と経た

ないうちに、佐本君から連絡があったんです。先生、いい場所が見つかったから、というわけです。場所というのは、彼の診療所から遠くないビルの3階でした。一応、図面を引いてみたんですが、といって、概略の設計図を見せられました。まだ私の方は、設備とか部屋割りとか、具体的なプランは何も出来ていなかった。そこで彼の概略図を前にして二人で検討を始めたんです。

　まず、母親教室の場所。それから、子どもにフッ素を塗るところ。正しい歯磨きや、歯ブラシの取り扱い方を指導するスペース。もっとも大切なのは患者の管理です。当時はまだコンピューターがなかったから患者の管理には手間が掛かるし、パンチカード方式にしてもそれなりにスペースが必要です。まあ、そんなことを相談しながら、構想を固めていきました。

　それから開院しようとしたら思い掛けないことに、保健所の許可が降りなかった。衛生士を主にした予防専門の診療所なんて聞いたことがないという。初めてやるんだから、聞いたことがないのは当然なんだけど、物事を最初にやるというのはむずかしいことです。仕方がないから佐本君の診療所ということにして、表向きのスタッフを決めて許可を取りました。

　一方、マスコミ関係では、計画が持ち上がった当初から大いに注目されて、神戸新聞や地元の週刊誌が記事にしてくれました。頼んだわけではないけど、それが宣伝になって開所する前から、電話などで問い合わせがありました。中には以前、私のところで全身麻酔による治療を受けたことがあるから、是非子どもに予防の講習をという熱心な親御さんもいました。

　さあ、そうなってみると、開所してからの人手が心配です。ただ、衛生士の頭数だけそろえればいいという問題じゃない。技術が必要です。仕方がないから、私のところに7、8年いたベテランの田中なお子さんという衛生士さんに行ってもらうことにしました。田中さんは、麻酔の治療の補助も長年したし、むし歯の予防にもくわしい。ただ東京の人だから、いきなり神戸へ行ってくれないかと言われて困ったらしい。どれくらいの期間、行っていればいいんですか。1、2年やっているうちに、君が後輩を育てたら帰って来ていいよ、というような話をしました。それでも初めてだから見当がつきません、マニュアルをこしらえて下さいと言うから、それらしいものを作り困ったことがあったら、いつでも相談に来て下さい、と言って送り出したんです。

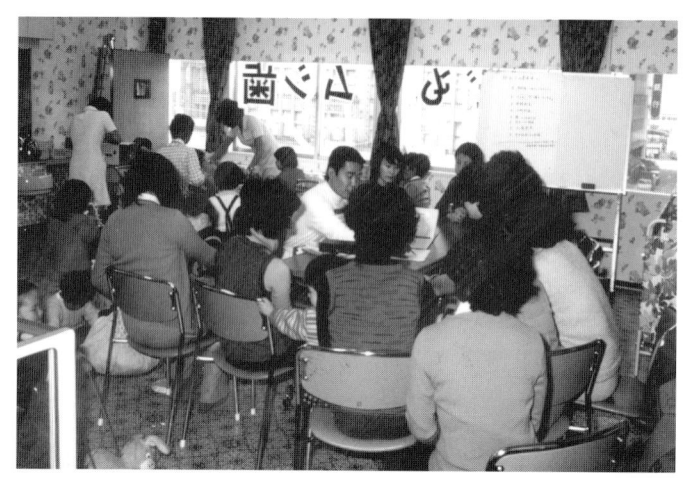

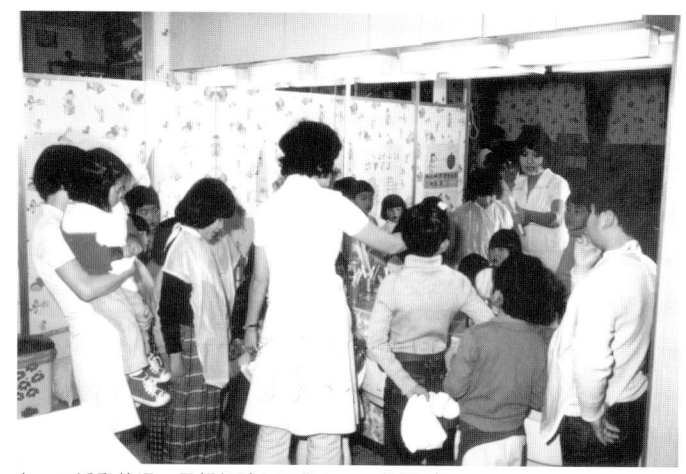

神戸ムシ歯予防センターの活動状況。母親相談と子供たちの集団ブラッシング指導。

　人手といえば、もう一つ、母親教室の講師の件がありました。講習を受けた先生方に、貴重な時間を割いて頂いて講師をやってもらうことにしました。母親教室をやっている間に、子どもたちを別室へ連れて行って衛生士が正しい歯の磨き方などを教える。その賑やかなこと、まるで幼稚園のようでした。センターへ来ている子どもでむし歯のある子には、小児歯科の講習を受けた開業医の先生方を紹介する。みなさん、登録済みで住所は分かっているから、どなたを紹介すれば

一番近所か、一目瞭然です。子どもは治療が済むと、またセンターへやってくる。治療が終了するまで、それを繰り返す。先生と患者との間に自然に信頼感が生まれる。つまり歯の診療というのは一回こっきりのものではなく、それを観察し注意し予防するという形で一生続くものだ、という基本的な考え方が、いつの間にか身についてくるんです。

田中　現実的な話題になりますが、センターの運営費用などは。

落合　登録されている先生方にご出資をお願いして設備をし、ビルの敷金を払いました。センターで働いている衛生士さん達には、こう言ったんです。あなた方は、経営のことなんか一切心配しなくていい。みんなの給料とボーナスはちゃんと払います。仕事上の材料や資料についても不自由はさせません。その代わり、ここでやる仕事は、予防に関することだけです。患者の治療は、すべてどんな小さなことでも開業医の先生方にお任せしなさい。

田中　予防面においては、集団的に行って合理性を追求し、診療面においては個人的に質の高い医療を供給する。つまり完全な分業制度ですね。

落合　当時のことは、小児歯科学会で報告してありますから、それを見れば分かります。細かいことを言うと、センターを設立する時、8人の先生方から出資して頂きました。その出資金は、順調に運営していければ2年ぐらいでお返し出来るし、なにがしかの配当も付けられるでしょう。ちょっと楽観的すぎたかも知れないけれど、幸い先生方や衛生士さん達がよく頑張ってくれたお陰で2年経ったら黒字になりました。

　予防の仕事というのは、やり始めたらきりがない。底の深い仕事です。けれど運営が上手くいってくると、気持ちにも余裕ができて、いろいろなことを考えます。模型をこしらえて、お母さん方に見せたらどうだろう。きれいになった口の中の写真を撮ってお母さん方に上げよう。子どもたちの顔写真を集めてアルバムをこしらえよう。実際、アルバムを作ってセンターの待合室に置いたら、子どもたちにたいへん喜ばれました。

田中　また、マスコミが取材に来たでしょうね。

落合　神戸一円で評判になりましたから。その頃、各地区の歯科医師会が会館を建て直す際、予防センターを作りたいというプランを持っていました。

田中　むし歯予防の大切さを、ようやく認識しはじめたんですね。

落合　それはそうなんだけれど、予防センターなるものを、どうやって作っていいのか分からない。それで、方々の歯科医師会から学術担当の方が見学に見えたり、相談を受けたりしました。

田中　予防センターのモデルケースになったわけですね。

落合　モデルケースと言うほど完全なものではなかったけど、まあ始めるのが早かったからでしょう。センターの活動状況は参加した先生方とスタッフの衛生士さんたちの座談会という形で、「デンタル・ダイヤモンド」誌の昭和51年11月号に載っています。

　　　２、３年経つうち、センターの内部でも、いろいろ変化が現れました。東京から２年の約束で行ったベテランの田中さんも、何回か引き止められて結局３年半勤めてくれて、こっちへ戻って来ました。それから歯科医の先生で中心になって活躍して下さった方が、いよいよご自分が開業するということで、故郷の四国へお帰りになりました。もちろん、ほかの先生や衛生上さんが、その後をしっかり引き継いでくれました。

5　むし歯が減った

田中　予防センターを取り巻く、外部の状況はどうでしたか。

落合　最初の数年はこんなことで大変な騒ぎだったのですが、そのうちに周囲の状況が明らかに変わり出しました。センターへ来る親子の数が減ってきました。

田中　それはなん年頃からですか。

落合　５、６年経って、昭和52、53年頃ですね。なぜ、そうなったかというと、明らかにむし歯で悩む子どもの数が減ったからです。センターだけでなく、私の診療所でも同じ現象が現れました。当時の診療日誌を見ると分かるけれど、子どもの口の中を覗いて、様相がコロリと変わったことに気が付いたのを覚えています。55、56年になると、私の診療所の若い先生たちが、むし歯が無くなりましたね、と言うようになりました。いま、子どもたちのむし歯は、昔に比べると激減しているでしょう。つまり、むし歯が減るという状況の、その頃が走りだったわけです。

　　　いや、くわしく言うと、むし歯が完全に無くなったわけじゃない。あることはあるけれど、みんな症状が軽いんです。ランパントだとか、広範囲のう蝕なんて

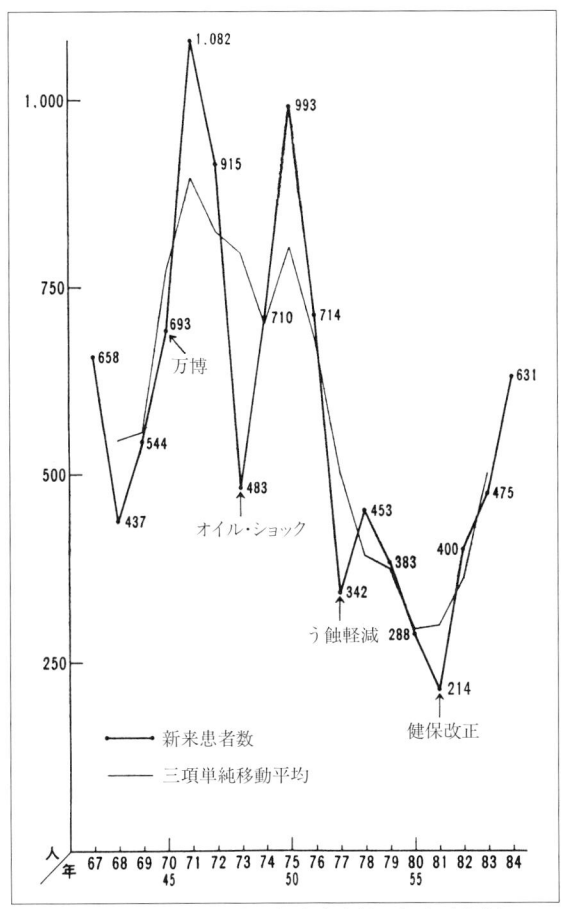

私の診療所における年間新来患者数の推移（実数）と
三項単純移動平均

ものはない。ちょっと削って、アマルガム充塡をすれば済んでしまう。その頃から、コンポジットレジンも使われ出して、一段と治療も楽にしかも早くすむようになってきました。

田中 状況も変わったし、マテリアルの問題も、ずい分改良されたわけですね。

落合 第一、子どもの口の中が変わった。昔みたいに、抜歯して入れ歯を入れるケースなんて見られなくなってしまった。

田中 そういう変化が現れたのは、徐々にですか、それとも急激にですか。

VI　大学から開業へ　143

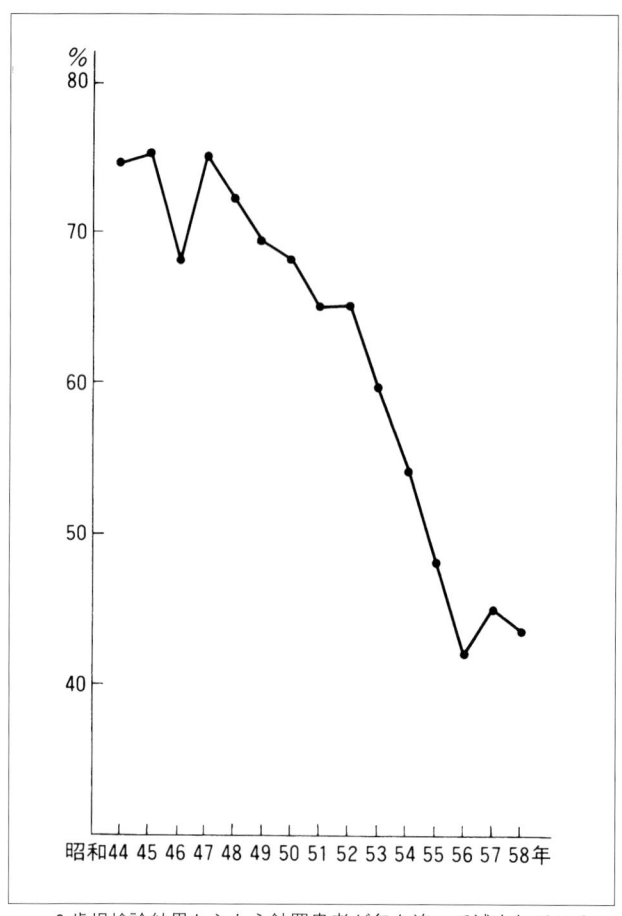

3歳児検診結果からもう蝕罹患者が年を追って減少しているのがわかる（東京都新宿区四谷保健所の資料から）。

落合　私の印象では急激にです。53年頃から予防に来る患者さんの数が減った。ということは、まず日本全体で子どもの数が減ったんですね。それから口腔診査をすると、以前のように悪い歯は抜いてというのではなく、削って詰めれば使えるんだ、というようにむし歯の程度が軽症になってきた。56年の秋頃から、患者さんの口の中がきれいになったのを、はっきりと感じました。はじめは私も一時的な現象だろう、また年でも改まったら、どっと患者さんがやって来るに違いないぐらいに軽く考えていた。しかし、そうではなかった。明らかに全般の状況が変

わったんです。

　それから忘れてならないのは、前にも言ったようにその56年から、小児歯科の治療が全部保険で認められるようになったことです。6歳未満は50パーセント増しとか、乳歯冠とかシーラントとか、いろいろ小児の独特の治療も入りました。

田中　昭和50年代の中頃から、国民の生活も安定してきたし、各家庭で子どもの教育にも目が届くようになりました。

落合　保険が適用され、いろいろな治療が出来るようになって、どうやらお膳立てが整ったら、ばったり患者さんが少なくなってしまった。

　そこでひとつ、うちの診療所の統計を見てみましょう（143頁参照）。開業した昭和42年からの新患の数です。ザッと見ても46年と48年頃にピークがあります。45年に大阪万博があって、その頃から患者さんがぐんぐん増えたんです。48年を過ぎてから、少しずつ下がりはじめて、49年中に一度底を突いている。いわゆるオイルショックの時期で、明らかに社会の変動に影響されています。オイルショックの影響は、いったんは取り戻すんだけれど、また下がりはじめ50年代に入り52年に底を突いています。

田中　その頃から新設の歯科大学や歯学部の卒業生も社会に出て、歯科医の数が増加していますね。

落合　予防思想も国中に行き渡った。ということは、もっと大きく言えば、国民全体が健康に注意し、医療に関心を持つようになったということです。中年の男女や、お年寄りのジョギングなどが流行りはじめたのも、その頃です。

田中　いろいろの健康雑誌などが出て、マスコミも健康に関する情報を、どんどん流すようになりました。

落合　歯科大学も昔のような教育ではなくて、予防を含めた医療に本当に役立つような教育をしようという気運になりました。

田中　50年代に入って、社会的な変化がどれほど歯科医療に影響を与えたか、ということですね。

落合　そうです。その最大の変化は、日常生活についての考え方が、がらりと変わってきたことです。戦争という大変革の時期を通り抜け、肉親を失った悲しみ、子どもにまで飢えさせた辛さ、もう二度とあんな思いはしたくない。楽しいことは何でもしてやろう、おいしいものは腹一杯食べたい、というのが、戦後の混乱

日本の小児歯科の通史

昭和20年代（めばえの時代）
　歯科教育審議会の勧告
　"保育歯科"活動などの動きおこる

昭和30年代（確立の時代）
　小児歯科学教室の設置はじまる
　全国小児歯科集談会はじまる
　全国小児疾患実態調査、3歳児検診はじまる
　健康保険制度の確立（小児歯科は除く）
　幼、小児齲蝕の著しい蔓延

昭和40年代（発展の時代）
　小児歯科学教室の増加
　欧米との活発な交流
　医療需給の極端なアンバランス
　予防医療の再確認

昭和50年代（定着の時代）
　国家試験課目になる
　標榜医できる
　一歳半検診はじまる
　保険制度に小児歯科導入される
　歯科人力の増大
　幼、小児齲蝕沈静化の傾向を示しはじめる

日本の小児歯科発展の過程を私流にまとめたもの。

した時代の実感だったのですが、その混乱がようやく治まりはじめたんです。腰をすえて、じっくりと自分の生活を見直す時期になったんです。

　団地やマンションが増えて、車・クーラー・電気製品が日常にゆきわたり生活様式がガラリと変って落ち着いてきた。団地に住む若い人たちは、新しい自分の生活様式を考えるようになった。以前、むし歯で悩まされた世代の人々が親になったのです。母乳がいいか、ミルクがいいか、なんてことも真剣に話題になって、やはり母乳に勝るものはないと落ち着いて考えるようになった。哺乳ビンの形にいたるまで、歯科だけでなく小児科の医師や保育関係者まで、真剣に考えてくれるようになったのです。

　それから出産の数が減少した。次第に不況の風が吹きはじめて、子どもに無制限に菓子などを与えるようなこともなくなった。まあ、いま言ったようないろいろな現象が影響して、日本の小児歯科のあり方も著しく変わってきたということです。

6　日本と世界の小児歯科の流れ

田中　今度はちょっと、視野を広げますが、小児歯科医療の世界の流れから見て日本の小児歯科はどうだったんでしょうか。

落合　まず昭和20年代というのは、小児歯科をおろそかに出来ないな、と気付いた時代。小児歯科が芽生えた時代です（前頁参照）。

　前にお話したように、アメリカの意向を受けて、日本の歯科教育審議会が出来、歯科教育の中に小児歯科を入れようじゃないか、とはじめて言い出した。そして、岩垣宏先生のような方が矯正と小児歯科を一緒にして、保育歯科というのを考えたらどうか、と提唱された。これに関しては永末出版から、本が2、3冊出ていますが、そんなことで20年代は終わりました。

　昭和30年代になると、各大学が……といっても、まだ7大学しかなかったんですが、ぼちぼちと小児歯科学教室の設置を始めるようになりました。そして、小児歯科をやり始めた先生方が集まって話し合いを重ね、39年には学会を作る、というところまできました。社会的には、厚生省が昭和32年から全国歯牙疾患実態調査というのをやって、子どものう蝕が如何に多いかということが、はじめて明らかになりました。これは6年ごとにやりましたから、38年に2回目が行われま

した。それから3歳児検診が33年から始まりました。そして36年には、日本の健康保険制度が誕生したんです。しかし、小児歯科は蚊帳の外でした。

　保険制度を作る委員会がその2、3年前から出来て、診療内容の細かい検討をしていたのですが、残念なことにその頃はまだ小児歯科を専門にしている人がいませんでした。それではっきり言って、保険制度は小児歯科抜きで発足したのです。これはまあ、仕方がなかったのだけど大変重要なことで、その後20年にわたって小児歯科診療をめぐる保険制度では、開業医や小児歯科学会がいろいろ苦労をすることになるのです。

　はっきり記憶はしていないけれど、保険が始まった頃、小児の歯科治療としては乳歯の抜歯と、乳歯のセメント充塡ぐらいだけしか項目に入っていなかった。それ以外の治療はすべて保険では認められない、つまりできなかったんです。

　それで保険制度ができても、小児歯科では保険と自費診療の平行診療をしていました。医科歯科大学の外来でも患者は常に保険のカルテと自費のカルテ2枚を持ってくるのです。そして断髄とか、アマルガム充塡とか、もちろん保隙装置など、ほとんどすべての治療を大学病院が決めた自費の価格でやっていました。

　その後、学会や歯科医師会が動いて、保険の改訂がある度にポチポチ1項目ぐらいずつ追加されたのだけれど、小児歯科診療を本当に進めるにはとても追いつかない。私が開業して保険をやらなかったのは、こんな事態があったからです。これを患者さんに説明するだけでも小児歯科医は大変な苦労でした。

　その後、小児歯科医療が盛んになって、昭和56年に保険の大きな改訂があった時、この時はもちろん小児歯科分野の委員が学会からも入っていましたので、やっと現在のような小児歯科の保険制度がどうやら形がついたのです。

　小児歯科が戦後、他の歯科分野より遅れて発足した影響が、こんなところにも尾を引いていたのです。これは今後の保険の改正にも関係があると思いますので、お若い方々にもぜひ知っておいていただきたいことです。

田中　そうですか。私たちは卒業した時から、今のような保険制度でしたので、そんなことは全然知りませんでしたが、伺ってみると随分いろいろなことがあったのですね。よくわかりました。

　さて、それで40年代に入ると、歯科大学や歯学部がどんどん増えてますね。

落合　その大学が、それぞれ小児歯科学教室を持ったから教室の数は増えました。

そして、その頃には、国際小児歯科学会に日本も加入し、外国から小児歯科の先生方が来日し、講習会や勉強会が行われました。歯科や医学関係に限らず、各分野で欧米との交流が急速に盛んになった時代です。

田中　その欧米との交流については、あとでまた、まとめて伺いたいと思います。

落合　国内事情として、顕著に見られたのは、需要と供給の著しいアンバランスです。少ない小児歯科医のところへ、多くの患者さんがワーッと押し掛けてくる。そんな現象が容赦なく続いたので、48年頃になると歯科医は何をしているんだという非難が、歯科医師会に集中し社会問題になりました。

　そこで、歯科医の数を増やすと共に、なんとかして子どものう蝕を減らすことを考えようということになり、予防医療の問題が再確認されました。その頃神戸で、私たちが予防センターをつくったんです。

田中　52年頃になると、たしか歯科医の国家試験に小児歯科の科目が入りました。

落合　それから53年には標榜医が生まれました。あれは本来、47、8年に出来る筈だったんです。ところが例のロッキード問題が起こりました。そのために、国会が大もめにもめて、53年までお預けになったんです。標榜医の件は議員立法だったから、超党派ですんなり成立しました。当時、参議院議員だった鹿島俊夫先生が国会で説明され、（当時、学会の会長は東歯大の町田先生で、私が副会長だったので）会長ともども国会に呼ばれて説明し、議員さんから質問を受けました。56年になると、前に言ったように小児歯科が健康保険ではじめて市民権を得ました。また、この頃になると、歯科医の数がどんどん増え出してきました。大学で6年間教育を受け、さらに臨床を5、6年勉強し、立派に歯科医療をやれる若い人たちが相次いで世の中に出て来たんです。一方、患者さんの方は、ようやく予防医療の効果が現れて、目に見えて数が減り始めた。皮肉と言えば皮肉だけれど、これが日本の小児歯科の大よその流れです。

田中　そこで、世界の流れについても伺いたいと思います。

落合　それについては、いろいろな見方があると思います。これから申し上げるのは、アメリカにいた頃、調べたことなんですが、1930年代、つまり昭和の初期頃までは、アメリカやヨーロッパでも小児歯科は保存療法の時代だったんです。むし歯の予防と治療、あるいは啓蒙、そういうことが主でした。もちろん、小児がう蝕にかかる率が高いことは、経験的に知られていました。う蝕歯の治療が重点

世界の小児歯科の発展過程

1. 保存療法の時代（1930年代頃まで、主として欧米に於て）
    う蝕予防と育児、啓蒙
    （小児のう蝕感受性が高いことは経験的に知られていた）
    う蝕歯の治療、充填、歯髄処置など
    （乳歯はいずれ抜け変わるという考えが支配的）

2. 小児の特徴が認識される時代（1940～80年代頃まで、わが国では1950年代に参入）
    小児全身の成長・発育の医学的理解
    歯、歯列、顎顔面の成長およびその重要性の認識
    成長・発育の概念に基礎を置く予防と治療

3. 小児を健全に発育させる医療の時代（現代以降）
    発育段階に応じた処置（定期的診査の継続）
    疫学的調査と研究の充実
    う蝕への対応プラス歯列や咬合の成長も育成
    口腔全体および周辺まで医療の範囲が拡大
    生活環境の改善に対する配慮
    肉体のみならず精神的にも健全に発達させる
    障害を持つ者に対する医療
    （その原因や状態の理解、それに基づく予防、治療）

小児歯科の世界の流れをまとめてみると。

的で、乳歯はいずれ抜け変わるという考えが支配的で、アメリカやドイツ、イギリスなどのどの本にも、そう書かれてありました。

田中 治療の内容が保存的なものが多いから、そう書かれていたんですね。

落合 歯並びなんか、世界的に問題にされていなかったでしょうね。そのうち、これは戦争中ですが、主としてアメリカで子どもの全身の成長発育が、医学的に研究され始め、成長発育が確立されてきた。日本は夢中で戦争をやっていたから、子どもの発育どころじゃなかったんですが、前にもお話したホワイト・ハウス・カンファレンスなどが引き金になったんでしょうね。

田中 小児の特殊性が分かりはじめた、ということですね。

落合 それにからんで、子どもの歯とか歯列、顔面の成長のメカニズムが認識されるようになった。これに基づいて、子どもの成長発育を前提とした歯科医療が成立し、これを主張し実施したのがマスラー、シャウワーなどに代表される人たちです。

　この頃日本も小児歯科を作って、世界の流れに参画したのです。子どもを健全に発育させるために、発育段階に応じた処置をしようということが言われ出した。と同時に定期的検診が行われ、疫学的調査や研究も発表され、う蝕への対応、歯列咬合の成長などの研究が進み、歯科医療が口腔の周辺にまで拡大されてきていますよね。

　また別の面から見ると、生活体験の改善に対する配慮、肉体的だけでなく精神的にも健全に発育させる。さらに障害をもつ子どもへの医療も考えなければならない、という点にまで現在では至っているわけです。

田中 それが小児歯科医療の立場から見た、世界の流れということですね。

落合 これからの小児歯科医療としては、まず歯科医療内容の充実は当然のこととして、肉体的にも精神的にも子どもを正しく成長させるための医療であること、また治療面と同様に、いやそれ以上に予防が必要であること、う蝕症の科学的な究明、健全な歯列面の育成、広範囲の疫学的配慮、それらのことに加えて、肉体的と精神的に健全な子どもを育てることへのアプローチ、つまり教育的な要素が欠かせません。

　まあ、こんな風に列挙してみると、そのすべてが大切で、小児歯科医がこれからやらなければならないことは、限りなくあるということになります。

田中　後程将来における教育論に関してもお話していただきますが、とりあえず先生はアメリカから帰られて、その後開業に踏み切られるまで、大学の教育現場の第一線におられたわけですが、大学の中にいて、あるいは外から眺めて、教育面で変わったのはどんなところでしょう。

落合　各大学の教育面での特色、といったようなことですか。

田中　端的に言いますと、どこの大学でも通用するような互換性のある教育をしていたのか、それともそれぞれの大学が固有の系統立った教育をしていたのか、ということにもなりますが。

落合　各大学に小児歯科が出来た時、初代の教授や責任者になられた方たちは、元々小児歯科を研究する集談会を作った時、そこに集まった人たちなんです。だから多少地域的な差はあったにしても、考えることもレベルも同じでした。また、各地で診療を受けに来る子どもたちも、歯の状態のひどさにおいて同じでした。東京はランパントが多いけれど、九州では少ないとか、そういうことは一切ありませんでした。

　また、小児歯科学会が出来て、学会の中で、教育検討の委員会ができたり、いろいろ研究の分類などがされた時も、細かいところで差はあったにしても基本線は全く同じでした。

田中　教育課程を終了した人たちが、小児歯科に残ろうと考えるようになった。そういう人たちが現れ始めたのは、いつ頃ですか。

落合　昭和30年代の後半からでしょう。

田中　その頃がピークですか。

落合　なにしろ小児歯科医が、世の中から一番求められた時代ですから。全くの新しい分野で、やることも一杯あった。世の中から脚光を浴びていた時代です。矯正も新しく注目された分野だったけれど、まだ患者さん自体が限定されていたから。

田中　矯正という治療方法が、まだ一般には理解されていなかったんですね。

落合　特に矯正を目指した、若い学生もいました。ただ、小児歯科については、第一世代と呼ばれた私たちは、社会からの強い要請があるのだから、新しい特殊な分野だなんて思わないで、開業医なら誰でも出来なければならない分野なんだ、そういう信念を持っていました。

だから矯正科のように、大学院へ行かなければ矯正医になれない、といったようなことは言わなかった。少なくとも、保存や補綴が出来る人なら誰でも出来るはずだし、やらなければならない。開業医のみなさんに一人でも多く、小児歯科に関心を持ってもらいたかった。私たちは当初から、そういう意気込みだったんです。

田中　あとで専門医に対する標榜や認定といった問題も出てくると思いますが、ともかく矯正歯科医の方は治療技術に特殊性があった、一方小児歯科医の方はその社会性に特色があった。だから、ひと口に専門医といっても、ずい分内容がちがいますね。

落合　内容も立場もちがいます。矯正は技術も特殊だったし、それを求める人も特殊だった。なにしろ、1クールの治療を終えるのに4、5年掛かる治療なんだから、その先を勉強しようとしたら、やはり大学院へ行かなければ無理でしょう。小児歯科だって難しい治療はあるけれど、一般の子どもの、普通のむし歯を治療するぐらいのことは、やる気になれば明日からでも出来た筈です。

田中　けれど、小児歯科医が増えて、患者さんたちの需要を満たすまでには、先達となった先生方の努力のほかに、社会の変化が必要だったんですね。

落合　その通りです。

7　講師としての全国行脚

田中　また少し、話題が変わるんですが、先生は昭和40年代になって、各地に出掛けて、いろいろな講習会や研修会に出られました。また、地方の各大学の講師としても、ずい分活躍されたと思うんですが、そうした場合、各歯科医師会レベルの受け入れ方というのは、どうだったんでしょうか。

落合　各地の歯科医師会レベルで、私たちの活動が非常に求められたことは確かですね。子どもの患者が大勢やって来る。社会問題にもなっていたから、いい加減に対応したり、門前払いを食わせたりは出来ない。一人でも多く、患者さん達に適切な診療をしなければならない。どこの歯科医師会でも、それを痛切に感じ取っていたんです。

　それで49年か50年に、毎年行われていた歯学研修セミナーのテーマとして、小児歯科が取り上げられました。講師として日大の深田先生と私と、もう一人やは

り日大の心理学の先生、この3人が選ばれて全国を廻りました。深田先生が全身疾患と小児歯科、つまり子どもの身体全体と小児歯科の関係、私がう蝕治療の具体的なやり方、心理学の先生が子どもの心理について。それぞれがそういうテーマで、各歯科医師会で講演したんです。

田中 心理学の先生は佐藤先生でしょう。私も、講義をお聞きしたことがあります。

落合 そう、佐藤誠先生でした。その時のテキストが残っていますが、私もずい分勉強になりました。

田中 その頃、全国を廻るというのは、大変なことですね。

落合 大変でしたけれど各地で知り合いが出来て、有形無形の大きな収穫がありました。どこへ行っても、知らない人がいないくらい。だけど開業しながらですから、そりゃ大変なものでした。関東地方ではウィーク・デーにやったりして、日曜日には自宅にいたことがなかったです。

それで分かったのは、日本は東京と大阪を中心にして、飛行機で1時間半あれば、主要都市はどこへでも行けるということです。それから面白い現象として、同じ話をしても、各地で受け方がちがうことですね。たとえば、長野県ですと、人間の顎発育とか成長発育問題に、たいへん興味を持たれました。人間の発育現象というのは、どうして起こるのかな、やはり遺伝子かな、なんてところまで、話が発展する。長野は教育県だから、考えることが理屈っぽいんですね。これが大阪へ行くと、子どもの入れ歯、先生のところなんぼで入れてはります、なんてしごく実際的な話になります。

人の考え方っていうのは、やはり地域によって違うものですね。大きく分けると、日本の国は東と西で、同じ問題でも考え方や受け方が違います。同じ話を、同じニュアンスで、時間もそっくり同じで、しかも聞く方は、いろいろな職業の人が集まっているわけじゃない、みんな歯科医師会会員のれっきとした開業医ばかりですがね。大変興味深かったです。

田中 レギュラーで1年間ですか。

落合 いや、2年間で48都道府県、全部廻りました。長野のような大きな県になると、県南と県北の2つに分けました。このやり方っていうのは、いまは変わりましたけど、厚生省の委託事業で国から予算が半分出ていました。まず、はじめは東京で、各地方の学術担当理事ともう一人理事さんを呼んで、いっぺん講演会を

やるんです。それで本来なら伝達講習といって、その理事さん達が地方へ戻って、同じ講演会をやる、それが建て前だったんです。だけどはじめて小児歯科の新しい話を聞かされて、伝達できるわけがないでしょう。幸い、各地の理事さん達が集まってるんだから、地方別の日程を決めようということになって、前に言った3人の講師が、全国行脚を任されたんです。任されたというか押し付けられたというか、ともかくそういういきさつがあったから、各地へ行った時にはずい分大事にして歓迎してくれました。

田中　その頃、東京臨床小児歯科研究会はどうなっていたんですか。

落合　講演会廻りと並行して、東京臨床小児歯科研究会も活発にやっていました。私が会長を13年やって、いくら何でも長すぎるというので、はじめて会長の任期が決まり、その後、古かった方々が次々に会長になった、そういう内輪の会だったんです。

田中　逆に言いますと、神戸の研究会を含めて東京臨床というのは、専門医のアドバンス的な集まり、と考えてよかったんですか。

落合　まあ、そう言っていいかも知れないけれど、はじめ集まった時には、前にも言ったようにもっとプラクティカルなことを話し合おう、ということだったんです。だから、患者さんに説明する時の話し方だとか、診療所の配置の仕方、衛生士さんの適切な人数、そんなことを話し合ったんです。診療そのもののプラクティカルな面ですね。その時の話をまとめたのが、「小児歯科の臨床」という、例の医歯薬出版から出たムックですよ。だから、あの中には、ＦＣ断髄と普通の断髄法の是非が論じられたり、乳歯クラウンについて、私が司会者になって座談会をやり、既製冠かキャストクラウンかで議論したのだけれど、結論が出ないので読者に判断してもらおうと、そのまま本に載せたのもあります。

田中　その頃、神戸の予防センターにも通っていらっしゃったんですね。

落合　予防センターの方は、向こうの人たちがちゃんと運営していましたから、神戸へ行くのは3ヵ月に1度ぐらいでした。ただ衛生士さんが戻って来るたびに、報告は受けていましたから、センターの状況はよく分かっていました。

　昭和45年は大阪万博で、関西は沸き立っていました。いや、関西だけでなく日本中が好景気でした。所得倍増でみんな、お金を持っている。次々に新しい企業が起こる。今日になって、いろいろな分野で統廃合が行われる、その遠因はあの

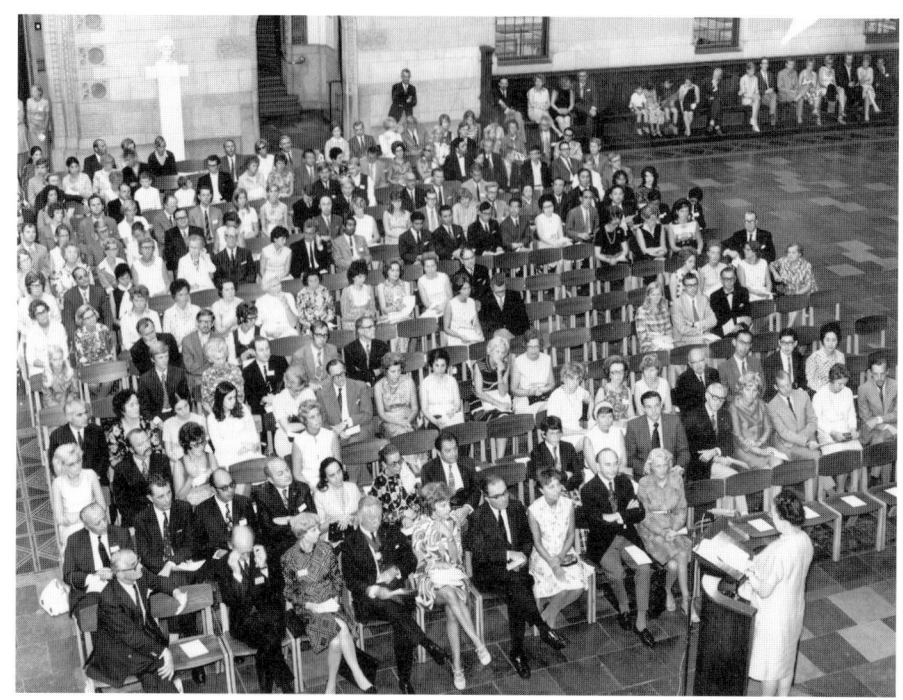

コペンハーゲンの国際小児歯科学会へ初参加。総会場にて、向かって右前から三列目に岡本先生、長坂君（後の広島大学教授）ご夫妻の顔も見える。

辺にあったんでしょう。

8　外国との交流

田中　研修会などについては、大よそ伺いました。次に、外国との交流について、お話し願いたいのですが。日本の小児歯科学会が国際小児歯科学会に加入したことは、前に伺いました。その後、外国の学者の先生方が、次々に招聘されるようになったと思うんですが、その切っかけとなったのは、何だったんでしょう。

落合　昭和39年に、外国への旅行が自由化されました。それまでは日本は外貨をまるで持っていなかったから、相当な理由がなければ海外へは出られなかった。39年に自由化される前に、若い人たちが外国へ学びに行くのは困難だったのですが、フルブライトなどの公式機関を利用して、歯科関係で言えば、大森先生、小野先生、吉田定宏先生、岡山の西島克巳先生、それから徳島の西野瑞穂先生、中田稔

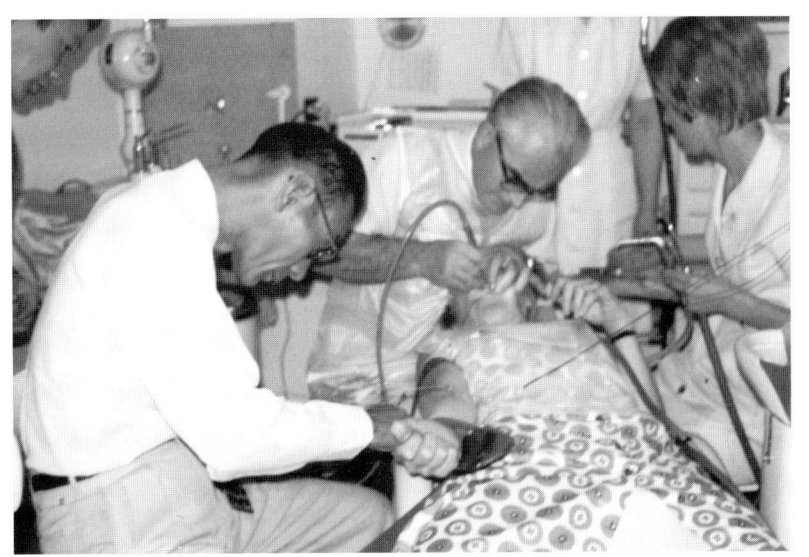

国際小児歯科学会の帰路、ロンドンへ寄り歯科医療管理学で有名なドラムンド・ジャクソン先生を訪問。診療所で静脈麻酔の実際をやらせてもらった。

先生(現九大教授)、松本の今西先生など、各大学の先生方がみんな、外国へ勉強に行ったんです。そして、向こうで学んだ知識を持って帰って、それぞれが小児歯科医療の基礎研究の種を蒔かれたんです。その頃、時を同じくして日本中に歯科大学が出来ました。

　はじめは、外国から知識をもらって帰国した先生方が各地で活躍を始めると、当然両国の間に交流が生まれます。一番最初は昭和47年だったと思いますが、愛知学院大の学長だった岡本清纓先生、広島の長坂信夫先生、それから私、矯正の福原先生、この人たちが一緒になって、コペンハーゲンで催された国際小児歯科学会へ参加したんです。これが外国の学会に参加した最初でした。

　元々この学会は、ヨーロッパの小児歯科研究者たちの集まりだったんですが、初参加の私たちを大変歓迎してくれました。とくに、その学会をリードしていたピアソン先生の言われるには、本来小児歯科学会はヨーロッパだけのものではなく世界のものだ。アメリカにも参加してもらいたいし、今回、アジアから日本が来てくれたことは大変うれしい、ということでした。また、我々の方でも、デンマークのコペンハーゲンまでやって来たのは、世界中でもっとも福祉政策が進ん

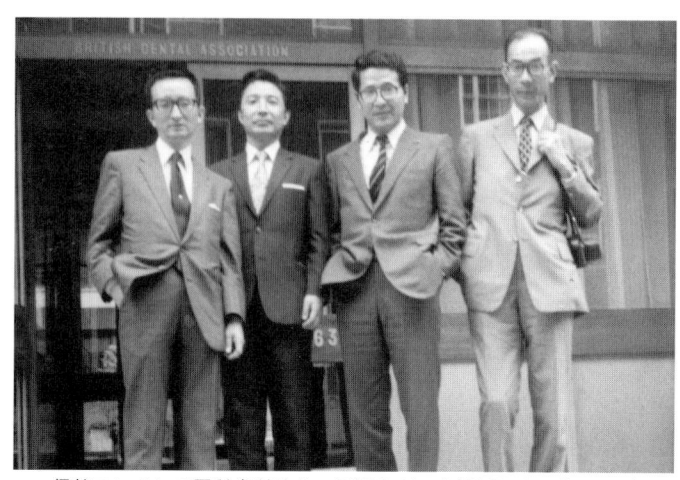

偶然ロンドンで医科歯科時代の同級生が四人邂逅した。皆でイギリス歯科医師会を訪れ、帰りに記念の祝杯を挙げた。左から田中健吾君（元牛込歯科医師会長）、麻酔の久保田君、矯正の福原君。私はこの後、久保田君一家とネス湖へ飛んで怪獣捜しをしたが、残念ながら見つからなかった。

でいると言われていたスカンジナビア3国では、どんな小児歯科医療が行われているのか、ということに関心があったからです。その後、東北大学の教授になった神山紀久男君も、向こうで学んで帰国しています。

　その学会で、感銘を受けた私たち3人は、日本に戻ると我々もあの学会に正式に加盟させて貰おうではないかと、小児歯科学会で提案しました。もちろん、みなさんの賛同を得て、2年に1度行われていた次の大会、イタリアで催された学会に入会手続きをして、2年後の次の大会の時、正式に認められました。その時のこちらの代表は、岐阜の吉田定宏先生、それから日大松戸にいかれた上原進教授でした。

田中　吉田先生はイリノイ大学で、先生の後輩でしたね。その当時、アメリカで学んだ先生方は、どんな関係だったんですか。

落合　吉田先生が、アメリカで勉強したいということで、イリノイ大学へ入学の申し込みをした時、学長のシャウワーさんが私のところへ照会の手紙をくれたんです。岐阜のこういう人から入学の希望があったが、君はその人を知ってるか。もし知らないのなら、いっぺん会ってみてくれないか。どういう人で、何を勉強し

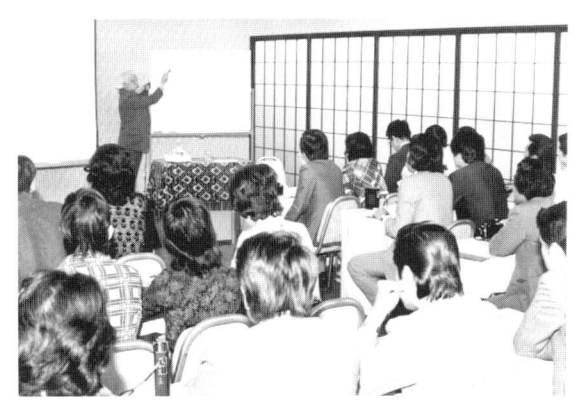

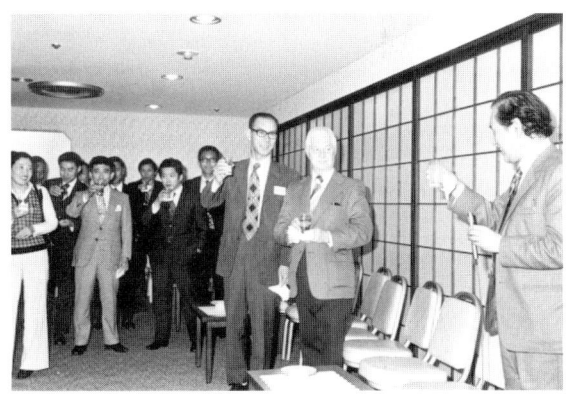

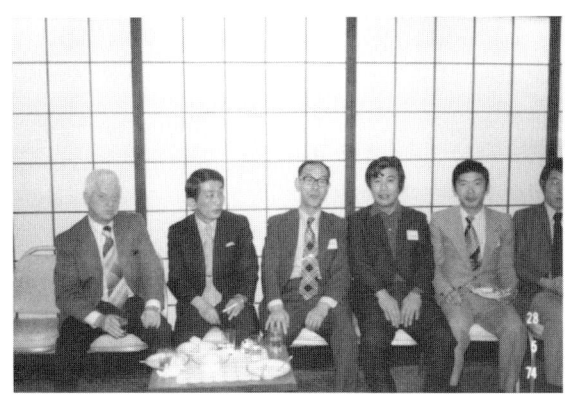

ホテル・グランドパレスで開いたバーバー先生の講習会。大変に実のある講演で参加者は皆感銘を受けた。

たいのか、そういうことをシャウワーさんは知りたかったわけです。吉田さんのところへも、シャウワーさんから手紙が来ていたので、私が連絡すると、吉田さんはすぐ医科歯科大へ来てくれました。

田中 吉田先生とは初対面だったんですか。

落合 そうです。当時、ニューヨークからダグラス先生という口腔外科医が来ていたので、二人でお会いして、小児歯科を勉強したいという目的もはっきりしていたので、私とダグラス先生が推薦状を書く形になりました。

田中 それで、吉田先生という人材が生まれたわけですね。

落合 そうですよ。日本が国際小児歯科学会に加盟した時も、吉田さんが尽力したし、後日、日本小児歯科学会の会長として、八面六臂の活躍をした人ですから。それから後は、各分野で、いろいろな人が来日しています。

田中 いわゆるオーラル・リハビリテーションの最盛期で、矯正でも補綴でも、めざましい進展がみられました。小児歯科に関してですが、先生方のご尽力で来日したアメリカの学者たち、そのお名前と各地の受け入れ状況などをお話し下さい。

落合 全部は知らないんですが、私が覚えている範囲で言うと、私がまず一番最初にお呼びしたのがバーバーさんです。

田中 バーバー先生のお話は、私もいろいろな機会に聞いております。

落合 そうですか。バーバーさんはイリノイ大学で、マスラーさんのところの助教授だった人です。私より2歳ぐらい上で、私がイリノイで学んでいた頃、友達づき合いをしていました。さっぱりしたいい人です。私が日本へ帰国して、しばらくしてUCLAの小児歯科の教授になりました。私はイリノイ時代、バーバーさんと一緒に、セファロ分析の仕事をやって、咬合誘導のはしりの話を向こうの雑誌に発表したこともあるんです。当時日本では、子どものむし歯が社会問題にまでなっていたから、咬合誘導はいま直ぐでなくても、きっと近い将来問題になって、バーバー先生の研究が役に立つ時期が来るだろうということで、来てもらうことに決めたんです。

はじめ私が、個人的にお呼びするつもりだったんですが、あまり金もないし、どれくらい費用が掛かるか分からない。それで金を集める段階になって、東京臨床小児歯科研究会と神戸臨床小児歯科研究会が協力してくれることになりました。それだけでなく、日本小児歯科学会も、そういう講演なら聞きたいということで、

助けてくれることになった。そうそうその時、会長は東歯大の町田君で、私が副会長をやっていたんです。昭和47年でした。鶴見歯科大学にはじめて講堂が出来て、そこで日本小児歯科学会の総会が開かれました。総会長の大森君が大変骨を折ってくれたんですが、その時、バーバーさんの小児歯科矯正の特別講演が行われたのです。

　それから私の方では、4日間だったか5日間だったか、東京のホテルを借りてバーバーさんの研修会をやりました。

田中　その時の写真は以前、見せていただきました。

落合　アメリカから持ってきた2千枚のスライドを、みんなに見せてくれました。その折、私たちが一番びっくりしたのは、どの写真に写っている口腔にも、むし歯が1本もなかったことです。当時私たちは、おびただしい数の患者のむし歯に追いまくられていた。だから、情けない話だけど、みんな啞然とした。一種のカルチャーショックでしょう。子どもの口の中はこうでなくちゃいけないんだ、早くこうならなくては、というのがみんなのいつわらざる実感でした。現在はそうなりましたが……。

田中　どんな要旨の講演をされたのですか。

落合　大変印象に残る興味深い話をされたんです。リーウェイ・スペースは存在しないという……。

田中　それはどういうことですか。

落合　詳しくいうと長くなるから要旨だけ簡単に説明します。現在、咬合誘導がトピックスになって、いろいろ研究されたり論議されていますよね。その基本になる話なんです。

　まず私たちは、ターミナル・プレーンは垂直型が多いけれど、六歳臼歯が正常に咬合するのはプライメイト・スペースとリーウェイ・スペースが利用されるからだ、と習っていますよね。

田中　そうですね。

落合　これは例の有名なバウムの説で、1950年に発表されたものです。バウムは膨大な数の健全歯列の連続模型を詳しく観察して、この説を立てました。これはこれで実に見事なもので、私もイリノイ時代にあの論文を読んでエラく感激して、日本に紹介しましたが、現在にいたるも小児歯科の定説ですよね。

ところがバーバーさんは「それは違う」というのです。プライメイト・スペースやリーウエイ・スペースは、乳歯より遥かに大きい永久歯の切歯や犬歯が正しく配列するために利用されるスペースで、六歳臼歯は絶対に近心に寄せてはならない。バウムの説にしたがって、六歳臼歯が近心に寄るのにあまり注意しないから、叢生が起こるのだ、というのです。

　日本にもかなりクラウディングの人が多いが、もちろん全部が全部ではないけれど、その中のなん割かは、このバウムの説のせいではないか、と笑いました。

田中　それでも垂直型の人の六歳臼歯が咬頭対咬頭にかまずに正常、つまり下顎近心にかみ込んできますね。

落合　そこがこの話の味噌なんでね。これはバーバーさんの言葉だけど。いや、私も最初はそう思った。でも答えは極めて簡単でね。下顎骨が上顎骨より大きく前下方に成長する、だからその上にのっている下顎の六歳臼歯も前方に移動して、正常咬合になるというのサ。

田中　いわゆる上顎と下顎の成長量の差ですね。

落合　バーバーさんは正常咬合者の連続セファロを数多く分析して、この結論を得たと言っていました。そしてその説明を非常に詳しくしてくれた。私も大変面白

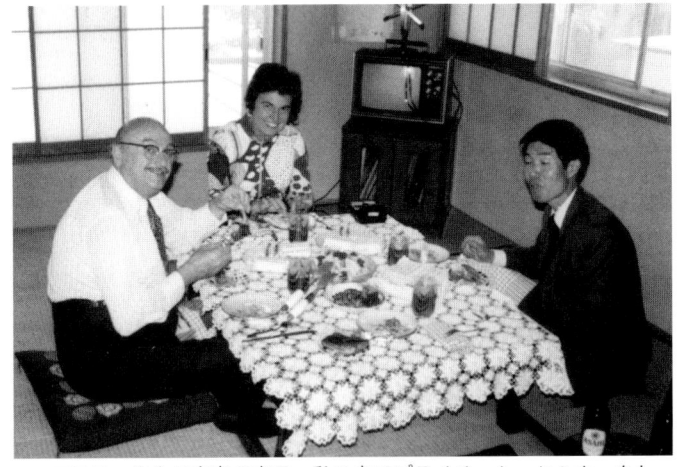

マスラー先生ご夫妻の来日。私の家でプライベート・セミナーをしてくれた。当時まだ大学院生だった江藤一弘君（現、医歯大歯学部長）も参加してくれて楽しい会合だった。

いと思ってね、「歯界展望」に詳しくそのバーバー説を紹介した。チョッと古いけれど興味があったら「歯界展望」の44巻3号、昭和49年の9月号を見て下さい。
　この説はその後、追試もされていないから本当かどうかはわからない。同様に今日私たちが信じているバウムの説だって、正しいかどうか疑問がある。
　つまりね、私が言いたいのは、現在咬合誘導が活発に論議されて、臨床でとやかく言われているけれど、その基本となるべき第一大臼歯の咬合成立の過程でさえ、まだまだ論議の余地がある、ということですよ。

田中　そうですか。先生がどうも咬合誘導の話になると、なんとなく消極的になる意味がよーくわかりました。これはこれでよく考えてみます。その後で、イリノイ時代の先生の恩師である、マスラー先生が来られたんですか。

落合　バーバーさんがアメリカへ帰って、4、5年経ってからです。マスラー先生の来日については、吉田定宏君がスポンサーになって、関西方面をまとめたんです。こっちは大丈夫だから関東はお願いしますと、吉田君に頼まれました。往復の飛行機代を学会がもってくれるなら、滞在費ぐらいは私がなんとかする、ということでマスラー先生の来日が実現したんです。
　関西でのマスラー先生の特別講演は、吉田君の岐阜歯科大学で小児歯科学会の総会があり、新装なったばかりの講堂で行われました。この時、マスラー先生がカリオロジーの話をされた。つまりはじめて「う蝕学」というものの全貌が明らかにされたんです。

田中　マスラー先生は、元々は解剖学がご専門だったんですか。それとも病理学。

落合　いや、組織学です。シャウワーさんなんかと一緒に、発生や組織の仕事をやった。それで、小児歯科をやっていらしたんです。

田中　私たちは国家試験でしか存じ上げないんですが、マスラー・アンド・シャウワーの図説というのは定説になっていますね。

落合　今でもそうでしょう。マスラー先生は日本に来られた時、実は近々イリノイ大学を辞めて、ボストンのタフト大学で歯科教育学をやろうと思っている、なんて言われていました。
　カリオロジー、う蝕学というのが39年か40年頃から、アメリカで見直されつつあったんです。ストレプト・コッカス・ミュータンスがう蝕の原因ではないか、ということはもっと前の1920年代に、いっぺん言われたことがあるんです。ただ

20年代には、まだはっきりしなくて、その後、細菌学や生化学などのレベルがぐんと高くなって、はじめてう蝕の出来るメカニズムに一つの道が開けたんです。細菌のいないところに、むし歯は発生しない。甘いものよりも何よりも、ともかく微生物なんだ、ということが分かってきた。つまり平滑面う蝕はミュータンスが原因であり、裂溝う蝕はミュータンスも起こすが、同時に乳酸桿菌も働く、根面う蝕はオドントマイセス・ビスカスであることも分かってきました。そういう話を、全部きわめて簡潔に分かりやすく説明してくれたのがマスラー先生です。

マスラー先生という人は、大変言葉の正確な、英語の修辞学にうるさい人でした。私のイリノイ時代に毎週のように、レポートを書いて来いと言われるんです。それでレポートを書いて行くと、英語ではこういう風に表現するんだと、手取り足取り教えてくれました。そのうち個人的に、英語論文の書き方までレッスンしてくれました。マスラー先生の英語は大変はっきりしていてよく分かるし、論文の内容も組織立って、実に理路整然としていました。原本を読んでみれば分かるけれど、マスラー先生の文章は光っています。実に適確です。ただ、着想は少しオーバーなところがありましたが。まあ、そういうことで、マスラー先生がカリオロジー、う蝕学を歯科臨床の中に導入し、私もそれを学んで、う蝕学の論文をＩＣＤの雑誌に書いたりしました。

田中 ここで再び予防の話に移るのですが……。

落合 前にもお話したように、かなり以前から歯科の予防は熱心に行われていました。しかし、それ程効果が上がらなかったのは、またやる方ももう一つ力が入らなかったのは、実はう蝕の原因がはっきりしなかったからです。端的に言って、原因のわからないものを防ぎようがありません。

もちろん皆さんも習ったように、それまでう蝕の原因としては、ゴットリープらの蛋白溶解説、マーチンらのキレート説、それにミラーの脱灰説などといろいろの説はあったが、いずれもはっきりこれだとする定説はなかったんです。だから予防しようにも決め手がない。

昭和40年代の初期だったと思いますが、東北大学の荒谷真平先生が（この方は初代の東北大の歯学部長で生化学の教授でした）、「歯科医学では、むし歯にしても膿漏にしても、原因がわからなくて病気を直している」ということを言われた。そして何人かの基礎医学の先生と、「う蝕の病因論」という本を書かれて口腔保健

協会から出版されました。

　私はこの本に大変触発されました。つまり、臨床で予防にのめり込めばのめり込むほど、発生原因を正確につかまなければならないと思うようになったんです。当時は経験的に、歯をよく磨いて甘いものを食べなければむし歯にはならないよ、と患者さんに話していたんですが、本当なんだろうかという疑問をもったのです。ヘンな話だけれど、患者さんが私の言うことを守らず、余り一生懸命歯を磨かないし、甘いものもやめないからいいようなものの、本当に私の言う通りにしたら絶対にむし歯は出来ないだろうか、疑問をもちました。つまり、原因がはっきりしないからです。

　荒谷先生のおっしゃる通りで、確かに原因は分からなくても、窩洞を掘ってアマルガムやインレーを入れれば、むし歯はなおります。これはこれで、立派に業になっているんだけれど、だから二次カリエスが起こったり、違うところへむし歯ができるのは、どう仕様もないんだ。要するに第一次予防は、原因がわからない限り不可能なんだと思いました。

　簡単に言えばこういう状況だったところへ、マスラー先生が来て、う蝕学の話を聞かせてくれたものですから、本当に実になりました。これがキッカケになって、私は昭和52年にG.W.Whiteさんの「ムシ歯学」を翻訳し、わかば出版から出すことになったのです。

　岐阜の講演会が終わると、マスラー先生は東京へ来られ、各大学を訪れました。マスラー先生は有名ですから、どこの大学でも歯科の先生方はよくマスラー先生をご存知で、いろいろアドバイスを頂いたり、お話を伺ったりしていました。私自身も、先生と奥さんがわが家へ来られた時、奥さんと私の家族をどこかへ遊びに出した後で、先生から沢山お話を伺いました。はじめは雑談のつもりだったのに、先生は例のごとく学問的な有益な話を沢山して下さる。一人で聞いているのは勿体ないと思って、大学院の江藤一洋君（現在医科歯科大の歯学部長です）を呼んで一緒に拝聴しました。

田中　大変素晴らしいエピソードですね。歯科治療はともすれば、病因論を理解せずマニュアル的な対症療法となってしまいがちですが、臨床医であるからこそ病理や解剖などの基礎的学問の裏付けが必要だと思います。そうでなければ単なる職人でしかないですね。そういう素晴らしい席には私も同席したいものです。

ところで当時マスラー先生はお幾つぐらいでしたか。

落合　57か8ぐらいだったでしょう。まだお若かったです。私が44、5歳でした。それで、その日は丸一日、サンドウイッチをつまみながら、江藤君と私の質問にもいろいろ答えて下さいました。

　実はマスラー先生は、講演の約束を果たす傍ら、日本で優秀な人材を見つけて、アメリカへ連れて帰り、タフトで歯科教育学の新分野を拓く心積りもあったらしいのです。各大学を廻った時、若い人たちにも沢山会っていますから、いちいち名前を挙げて、あの人はどうだ、彼はどうだ、と私に確かめていました。さすがに目が高いというか、先生が名差した人たちは、みんな優秀な人たちばかりでした。

田中　マスラー先生は、どれくらい滞在されたんですか。

落合　2週間ぐらいで、アメリカへ帰られました。そして、その後でもう一度、バーバーさんが来日したんです。それでバーバーさんに、実はマスラー先生が日本に来ていたんですよ、と話すと、そりゃご苦労さま、応対に肩がこったろうと私の肩をたたいて笑っていました。

　その時はバーバーさんは、ライオンの主催で、小児歯科のシンポジュウムをやりました。その後で、やはりライオンが、むし歯予防のワークショップというのを東京でやりました。その時には、ギボンスやソクラスキーさんも来ています。

田中　ソクラスキー先生と言いますと……。

落合　細菌学者です。やはりフォーサイスで、う蝕学の微生物部門でいろいろ大きな仕事をしました。

田中　その頃、外国から学者を招いていたのは、主として学会ですか。

落合　いや、大学でも招いています。日大は、アメリカやヨーロッパからずい分呼んでいます。小児歯科の先生はいなかったかも知れないが。

田中　最近の傾向を見ますと、世代のせいかも知れませんが、アメリカよりもヨーロッパの先生の方が多いようですね。特に予防やペリオに関しては、スウェーデンやフィンランドの北欧の先生方が。

落合　それは一種の流れでしょう。はじめは出版物を通して、学者の名前を知る。出版物の数からいったら、当初はアメリカの方が圧倒的に多かった。けれど、その後はヨーロッパとも交流が盛んになってきたからではありませんか。

田中　そのほかに、覚えていらっしゃるのは。

落合　ちょっと逆のぼるんですが、大事な話があります。昭和49年にライオンの主催で開かれた研修会です。それはフォーサイスが衛生士のために、Expanded duty エクスパンデット・デューティという計画を立てたんです。要するに歯科医の数が足りないので、衛生士の仕事を拡大する、という計画です。具体的に言うと、衛生士を2、3年教育して、アマルガム充塡をさせるという計画です。実験して

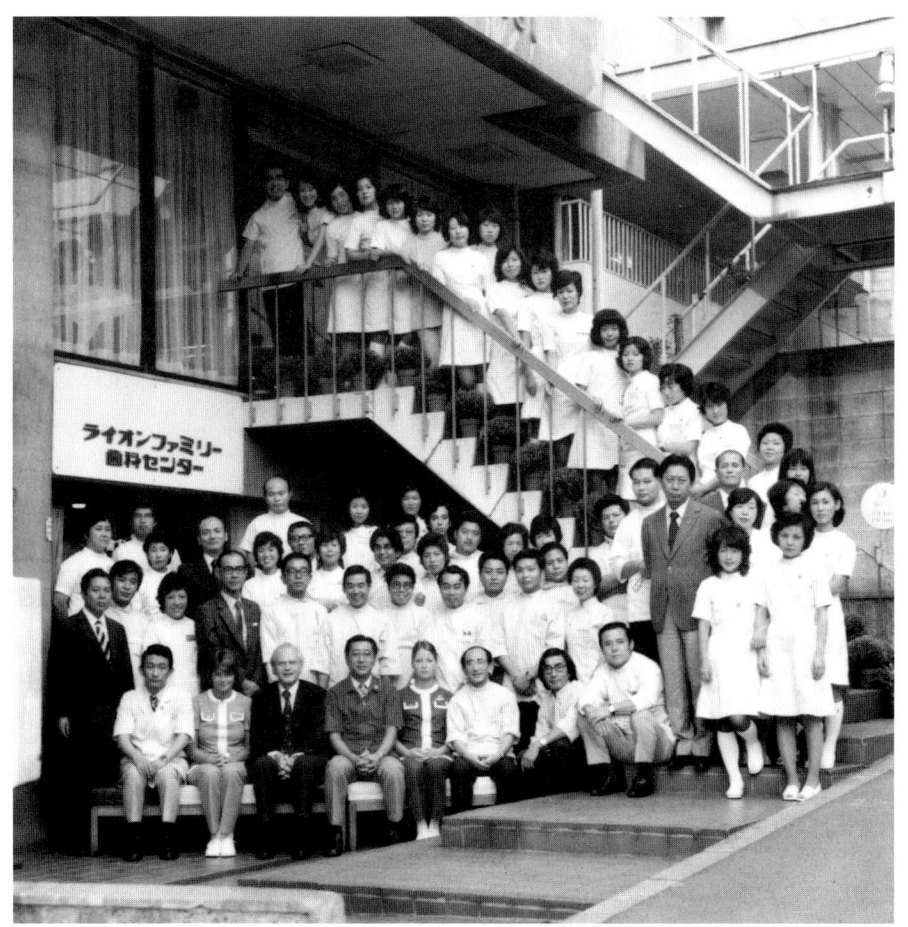

ライオン研究所の主催でフォーサイスの所長ほかスタッフが来日、目黒のライオン診療所で研修会を開いた。

VI　大学から開業へ　167

みたら、大変上手くいった。フォーサイスのロベーニという院長さんはじめ何人かのスタッフ衛生士が来日した時、講演の中で面白い話をしていました。ボストンで窩洞形成をしてアマルガムをやらせ、実験的に診査をしてみたら、言われた通りにきちんとやれたのは一番が衛生士で、二番が歯科大学の学生だったそうです。ただアメリカは職階制のきびしい国だから、必ず歯科医の監督がなければいけない。それから少なくとも点状でも何でも、露髄に関しては衛生士がしてはならない、と言っていました。だから、ステップ、ステップで必ず歯科医がチェックする。窩洞形成し終わったところで歯科医がチェックする。露髄があれば、すぐ歯科医が処置する。露髄していなかったら裏層をして、すぐにアマルガムを詰めさせる。それで、エキスパンデット・デューティをやるに当たって、その資料を全部持って来日し、その実態を実務を混じえて、くわしく話してくれました。その際、その教育を受けた衛生士さん達が大勢、一緒に来日しました。元々衛生士だから予防はお手のものだけれど、私が朝のテレビ番組に出演して貰って、なぜ衛生士になったのか、今どう思っているか、交々心境を語ってくれました。むし歯予防とむし歯の簡単な治療法まで説明してくれましたから、あのテレビを見た人は、ちゃんと教育を受けた歯科衛生士は立派に歯科医の手助けが出来るのだ、ということがよく分かったでしょう。30分番組で、私が通訳をやりました。たし

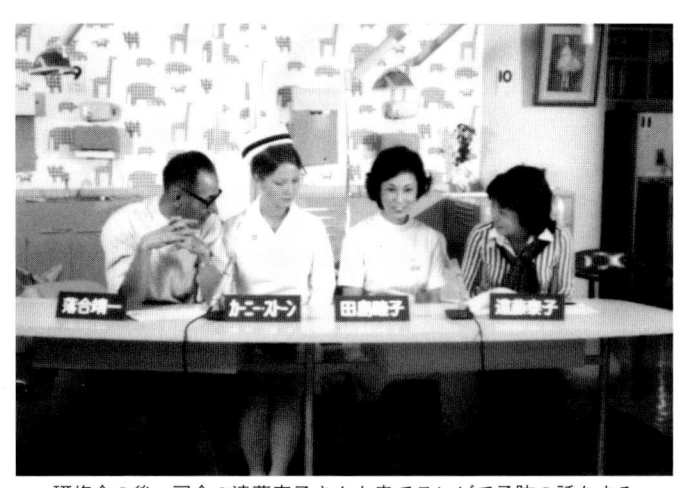

研修会の後、司会の遠藤泰子さんも来てテレビで予防の話をする。

か、昭和49年だったと思います。

田中　確かに日本と外国では、衛生士さんの診療の範囲も立場も随分違うような気がしますね。以前、スウェーデンのイエテボリ大学に見学に行った事があるのですが、日本のように単なる補助者的な役割ではなく、確固たる範囲の仕事がありますね。だから、予防の分野では大きなマンパワーとなり、発達しているんでしょうね。そういう意味では、歯科医療における重要なパートナーという感じがしました。

9　咬合誘導について

田中　海外の先生方との交流について、いろいろお話を伺いました。次に、出版物について、先生ご自身の著書にまつわるエピソードとか、先生がアメリカから帰国された時、出会った出版物などについて、お話し願えますか。

落合　前にもお話したことですが、アメリカから帰国して、医科歯科大で小児歯科を始めるに当たってテキストの類いが何もなかった。なんとかしなくてはならないということで翻訳したのが、私が向こうで勉強したブラウワーの小児歯科の本だったんです。

田中　そのブラウワーの本に、咬合誘導のことが出てきます。咬合誘導を、概念として把握するのか、技術としてとらえるのか、今でも問題になっていると思います。あの本の訳者として、その時の状況などを伺いたいと思いますが。

落合　私は咬合誘導という言葉を使ってはいません。言葉の発案者ではないんです。私とあの本との出会いはマスラーさんのところで勉強したのが最初で、日本に帰って来たら改版されて青色の本、第4版に変わっていました。私が翻訳したのはその第4版で、それから4年程したら、また改訂されて赤色の第5版が出ました。これもついでに訳しました。分量も増えて訳書は基礎編と臨床編に分かれています。

　大変よく読まれた本で、小児歯科のいわゆる第一世代と呼ばれる人たちは、みんなこの本で勉強しています。だから今日に至るまで、日本の小児歯科学会の内容は、大体この本の目次に従って構成されています。そして今話が出た、咬合誘導は基礎編の第5章のプリベンティブ・オーソドンティクス、予防矯正のところに出てきます。

田中　プリベンティブ・オーソドンティクスですね。

落合　私は言葉通りに予防矯正と訳しています。これはブラウワー先生のところ、つまりノース・カロライナ大学のヒグリーという矯正の教授が書いたんです。この本の中では一番分量が多い章です。その当時の日本には、プリベンティブ・オーソドンティクスというアイディアがなかったんです。それで私は言葉通り予防矯正という言葉を使いました。これにはいろいろ意見が出て、矯正なんて予防できるのか、という議論もありました。予防矯正ではなくて、矯正治療の予防かも知れないんだけれど、ともかく私は予防矯正と訳しました。

　かんじんな点は、この予防矯正の部分の中に今日、咬合誘導と言われているものの基本が書かれていることなんです。原著を見ると、そこは相当な分量です。顎の発育から始まって、診断の仕方、矯正治療などの項目が並んでいます。この本の初めにも書かれているんですが、小児歯科医療の目的というのは、個々の子どもの健全な永久歯列の育成にある。そのために、むし歯の治療も必要だし、予防もしなければならないし、当然歯並びも直していかなければならない、ということです。

　ご存じの通り、アメリカでは元々、小児歯科と矯正の間に、対立関係というか、それぞれの専門意識が強かった。昭和30年代の初期に、矯正と小児歯科の何人かで委員会をつくり、お互いにやる部分の区分けをして、確かアイルランドが委員長で細かくまとめたものがアチラの小児歯科学会の雑誌に出たことがあります。それで小児の場合は、こういう範囲を考えるべきではないかと、これはヒグリーさんが個人的見解で書いたんです。簡単にいうと、スケルタルな問題というよりはデンチャーパターンの異常で、それを子どものうちに発見して治療しなさい、ということです。

　それで、小児歯科集談会の頃、この分野をどう名付ければいいんだろう、といろいろ議論がありました。やはり教育するとなると、適切な項目立てが必要になります。この中でもヒグリーさんは、正しい歯列をつくるガイダンス、ということを言っている。デンチャー・ガイダンスとかオクルーザル・ガイダンスという言葉が、よく出てくる。けれど、そんな言葉は日本にはないから、私は素直にオクルーザル・ガイダンスは咬合の誘導、デンチャー・ガイダンスは歯列の誘導と訳したんです。それを深田先生が読まれて、歯列の誘導だと意味が小さくなる。

咬合誘導は大変いい言葉だから、それにしたらどうだろう、と提案されたんです。ただその頃は、誘導のような難しい言葉はなるべく避けよう、という社会的な風潮があった。たとえば、流体力学は流れの力学とか。ご存じのウェーバーの舞踏への勧誘という名曲が、舞踏へのお誘いとか。私も誘導という難しい言葉が気になっていたんだけれど、深田先生が「いや、いい言葉だよ。私のところはそれを採用する」と言われて、決着しました。その後、深田先生は小児歯科学会の1巻1号に、咬合誘導装置のレポートを発表されたんですが、咬合誘導のあとにカッコをつけてデンチャー・ガイダンスの一つの症例、と書かれています。そんな経過があって、昭和55年頃だったか、神山君が小児歯科学会の会長をしていた時、用語統一委員会で正式に咬合誘導という言葉が認められました。

　しかし学会に認められたといっても、咬合誘導とは何かという、厳密な定義は今もってありません。

田中　ただ、問題になっているというわけでもないんですが、咬合誘導という言葉の範囲がだんだん広くなって、動的なものと静的なものに分ける必要が出てきたのではないか、そう思うんですが。コンタクトカリエスを処置することも咬合誘導であり、喪失した乳歯の空隙に保隙装置を入れる事もそうである。また、前方に傾斜してしまった第1大臼歯を積極的にアップライトしていくことも含まれる。となると、かなり煩雑に捉えざるを得なくなると思うんです。

落合　私はむしろ、そんな細かいことは言わないで、正常な歯列の育成、正常も面倒なら単に歯列の育成だけでいいと思うんです。つまり、歯列を正しくつくるということ、その中にはアクティブも入るし、パッシブも入る、矯正治療も含まれる。そう考えれば簡単だと思います。最初に、咬合誘導という言葉を使ってしまったので、それでは咬合をどう誘導していくのか、といった問題にもなってしまったんです。

　ただここで、私が今後の方々のために指摘しておきたいのは、医歯薬出版の「歯学辞典」に、咬合誘導をデンチャー・ガイダンスとするのは和製英語である、と載っていることです。これは明らかに誤りで、今までの話でお分かりのように、デンチャー・ガイダンスという言葉は元々アメリカにあったんです。咬合誘導の方が、それに当てはめた日本語の訳語なんです。

田中　咬合誘導という言葉の成り立ちはよく分かったんですが、今日、私たちが思

うのは、咬合誘導という言葉がひとり歩きして、さっきも申し上げたように複雑になりすぎたのではないか、ということです。簡単に言えば、子どものもっているポテンシャルをアクティブに捉えるか、パッシブに捉えるかの違いだけで、総体的に歯列を育成するという概念と捉えるのが適当ではないか、と思うんですが。

落合 ええ、私も全くその通りだと思います。もちろんそれには概念だけではなくテクニックも必要です。概念に基づいたテクニックです。それはともかくとして、今みなさんが混同しているのは、矯正治療とどう違うのかという点でしょう。歯列矯正も、歯列の育成をしているのですから同じでしょう。特に咬合誘導という言葉を使って、区別する必要はないと思うんです。アメリカでも、プリベンテイブ・オルソドンティクスという言葉はよくなかったということで、今はあまり使われていません。つまり小児の矯正Pediatric Orthodonticsという言葉が使われている。だとすれば矯正治療でいいわけです。保隙装置だとか、乳歯をスライスしてスペースを作ったりすることを、咬合誘導と称して無理に独立させるよりも、素直に矯正治療の一環と考えた方がいいのではないですか。

今から思うと、それを最初に言われたのは岩垣先生です。先生は保育歯科治療という言葉ですべてを包含しました。小児に対して全部、トータルな歯科治療をするのが、保育歯科である。そこには矯正も小児歯科もない。先生がよくそうおっしゃっておられたのは達見だと思います。ただ現実の問題として小児歯科で矯正をやると、矯正科と混同されやすい。まあ、子どもが発育していく過程でやることですから、どちらでも同じような治療をやっていると思うんです。ただ、小児歯科の方が比較的に、年齢の低い時期から診ています。いま小児歯科で、こういうことをしておいてやれば、後で矯正治療を受ける時、楽にいくだろう。あるいは将来、矯正治療を受けなくても済むかも知れない、ということはあるでしょう。だからそういう治療が小児の矯正と呼ばれ、咬合誘導と言われてるんじゃないでしょうか。言いかえれば、咬合誘導だけ、小児歯科から独立しているわけではない、ということです。だから乳歯冠をかぶせて、歯冠近遠心幅径を保持することだって立派な咬合誘導でしょう。

そういうことをすべて含めて、小児歯科医療というものは成り立っている。だから当然のことながら、小児歯科治療をしたために歯並びが乱れてしまったというのでは何にもならない。むし歯の治療にしても、将来永久歯を正しい歯並びで

生えさせるためであるし、乳歯を抜歯するにしても、やはり永久歯列が正しく発育することを考えてしなければならないんです。
田中　すべて歯列を育成するためにやっていることで、あえて咬合誘導ばかりを強調する必要はない、ということですね。
落合　そうです。たとえば乳歯の歯髄処置をやった場合に、これは乳歯の保存治療なんだけれど、わざわざ乳歯保存治療とは言わないでしょう。同様に、咬合誘導だけを何か特別なものと考えてしまうからおかしくなるのではないでしょうか。

― みちくさコーナー ―

対談集『めぐりあい』を読んで

田中　先生が還暦の記念に、歯科を離れて、ちょっと変わった対談集を出されましたね。
落合　ああ、『めぐりあい』ですか。いずれ話が出ると思った（笑い）。
田中　いやぁ、大変面白かったです。あんなにいろいろな有名人と対談して、大変だったでしょう。
落合　私はあまり人見知りしない方だから。やっぱりずうずうしいのかな（笑い）。
田中　そりゃ言えてます（笑い）。でも淀川長治さん、三笑亭夢楽さん、今井通子さん、芥川也寸志さん、橋田寿賀子さん、落合恵子さん、三国一郎さん、田子の浦親方さん、村上信夫さんなどなど、ちょっと挙げても当時の有名人が次々に出てきますね。もうすでにお亡くなりになった方も多いけれど。
落合　あれはね、以前、而至歯科工業さんが『今日はDICです』という季刊誌を出していたんです。それに確か昭和53年頃から60年ぐらいまで、連載で載ったものです。司会者は同じ人のほうが読者が読みやすい、という而至の富田隆策さんの発案で、私が全部通して司会をやらせてもらいました。
田中　いや、歯科医じゃなくて司会のほうもなかなかお上手ですよ。
落合　そうかな。おだてても何も出ない（笑い）。もっとも司会のプロ、三国一郎さんを相手に司会したんだから、私も心臓が弱いほうじゃないな（笑い）。

でも三国さんが「先生はなかなか司会が上手でいらっしゃる」なんて褒めてくれましたよ。仕方がないと思ったんでしょうね（笑い）。今にして思えば、本当に赤面ものです。それがこうして今やいろんなこと聞かれる立場になっちゃったんだから、ああ感無量ですよ、全く（笑い）。

田中　でもいろいろな思い出があるでしょうね。

落合　そりゃそうです。どなたも皆個性的で面白かったなあ。芥川さんなんか、僕より年上だけど長身でスカッとして、実にカッコよかった。私がお父さんの龍之介が好きで、いろいろ訊いたら「なんだ、私の話じゃないのか」ナンテ（笑い）、それから慌ててウンチク傾けてジックリ音楽談をやりましたよ。

田中　ふーん。淀川長治さんはどうでした。

落合　淀川さんは実にサービス精神が旺盛でね。こちらがまだ何も訊かないのに「私がなぜ映画が好きになったか言いましょうか」ナンテ、自分で勝手に質問を出して勝手に答え、全部一人でやってくれちゃった。こちらは全く楽で、ただ「はあ、はあ」と言って顔を見ているうちに終わってしまった。サヨナラ、サヨナラって別れましたけどね（笑い）。

田中　橋田寿賀子さんはどうでした。『おしん』を書いていた頃ですか。

落合　いや、『おしん』は終わっていました。なぜ今時ああいうものを書いたかということを、ジックリ聞かせていただきました。こちらもシンミリ伺いましたよ。いい話でした。

田中　この村上さんというのは、帝国ホテルのコック長をしていた方ですね。

落合　そうです。あの人の話は楽しかった。エリザベス女王が来日された時の話をしてね、村上さんの作った料理を大層喜んで下さって、苦労のしがいがあったそうです。お帰りの時に立派な財布を下さって「中身は犬丸さん（帝国ホテル社長）に入れてもらいなさい」と言われたそうです（笑い）。

　対談が終わってから、いつも而至さんがその日のゲストと夕食を食べさせて下さったんですが、本当はその時に出た話の方がもっと面白かった。対談集には載っていませんけれども。

田中　よくわかります。それはいつもそうですね。いやあ、面白い話ばかりで、聞いているとキリがありませんから、この話題はこの辺で…。

Ⅶ 小児歯科で開業しながら

1 診療所の経営管理

田中 次に伺いたいのは学会関係のお話です。先生は開業されてからICDや医療管理学会で、いろいろ活躍されていらっしゃるので、そのあたりのお話を。

落合 別に活躍したわけではないんですが、医療管理学会というのは、昭和30年代に出来た学会なんです。それまでは一般に歯科医が開業することに関して、学問的な根拠というものは何もなかったんです。しかし歯科医療も社会の中で一つの分野として確立していくためには、当然それなりの社会的側面というものがある筈です。その昔、システムが全くなかった頃は、治療費だって歯医者が勝手に決める、金持ちが来ればたくさん貰う、お金のない人が来れば門前払いを食わせたり、時にはにんじん1本でも診てやる。ドンブリ勘定で世間も通っていたし税金も払っていなかった。けれど世の中が進み、現代社会になるとそうはいきません。患者さんをどのように経営上、管理するかという問題、管理するというのはいい言葉じゃないけれど……。

田中 マネージメントですね。

落合 そうです。それから自分の診療所における人事管理、経営管理、そういったことは、歯科医業も一つの事業として当然考えるべき問題だと思うんです。医は仁術かも知れないけれど、所得税も払っているし営業にもなっています。だから、やっていることは商取引とは違うけれど、経営体として経済的に管理していく必要はあるわけです。

　はじめに問題になったのは、やはり税務関係です。税金を払うのは国民の義務だから、国が税金を払えと言ってきた時、いや歯医者はドンブリ勘定で、いくら収入があっていくら支出があるのか自分でも分からない、では通用しません。税金を払うとなれば、白色申告とか青色申告とか、あるいは扶養控除とか何控除とか、いろいろメリットのある制度もあるし、一つの企業体として経営を管理していく方法を知っておかなければならない。もちろんそれは、歯科医の仕事としては一部分に過ぎないけれど。

　私がアメリカへ行っていた頃、プラクティス・アドミニストレーションという

言葉で、そういう経営の問題が非常に注目されていました。昭和44、5年頃、ドラムント・ジャクソンというイギリスの歯科医が書いた「歯科医療経営の管理と実際」という本が、東京歯科大学の学長さんの福島先生と経営学をやっていた木下隆二さんという方の共訳で、医歯薬から出版されました。私はその本を読み項目を見ながら、こういうことは全く大学では教わらなかった、しかしこれからの歯科医は社会人として、こういう問題を避けては通れない、と思いました。私自身、大学にいた頃はただのサラリーマンだったし、開業してからも医院経営などということは考えたこともなかった。しかし、院長である以上は、少なくとも自分のところで働いている衛生士さんや技工士さんの生活の面倒を見なければならない。経営管理というのはおろそかに出来ない問題だ、とつくづく反省しました。

そういうことから、歯科医療管理という学問が注目されるようになり、管理学会が出来ました。そこには、経済大学の先生とか、税理士、会計士といった人たちが、講師としてやって来て、診療所の経営について話して下さる。歯科治療そのものについては素人だけれど、企業の経営管理についてはよくご存じだから、こうした面でたいへん参考になります。現在、歯科医療の経営が複雑になり、やりにくくなっていますから、これをマスターしなければ二十一世紀の歯科医療は成り立たないと思います。

それで私の方でも自分の体験したことなどを、管理学会で発表しました。たとえば、全身麻酔をやって治療した場合とそうではない場合の患者の流れはどうだったとか、初診の患者はこれくらいの数で増えたり減ったりしていますとか、そういうことは、みんな管理学会で発表したことです。私は臨床小児歯科研究会当時から、開業医として経営管理の大切さは感じていました。それで管理学会で、いろいろ基本的なことを教わり、追い駆けるように自分も勉強したわけです。どうですか、最近の大学ではそういう勉強をしていますか。

田中 あまりやっていないようです。私も開業してから必要に迫られて勉強するようになりました。要するに、管理するというのは省略したり、手を抜いたりするのではなくて、効率よくやることなんですね。無駄をはぶくというか。

落合 そうです。税金で言うなら、脱税をするのではなく、節税をすることなんです。これは歯科医にとっては盲点みたいなものです。開業歯科医が、衛生士さんや技工士さんの不満には耳を貸さないで、技術さえ良ければいいんだろう、と言

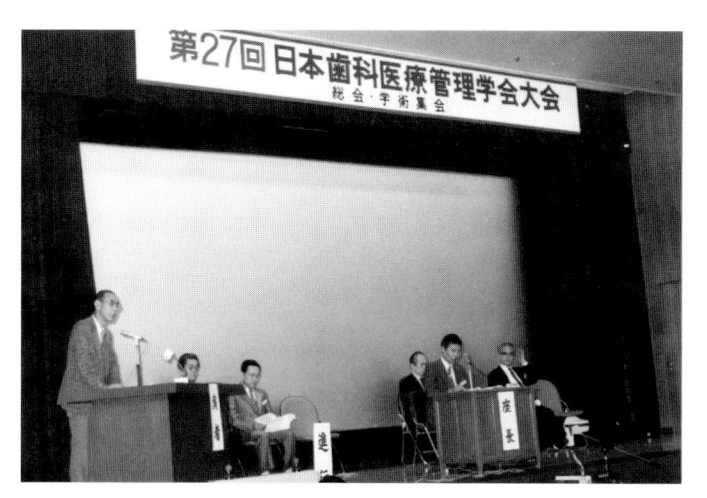

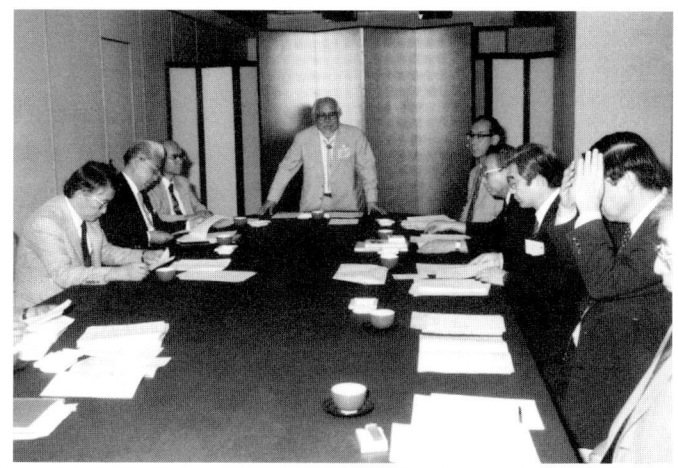

(上) 歯科医療管理学会でもお仲間に入れていただき、いろいろ発表させていただいた。
(下) 歯科医学教育学会で河村洋二郎先生が会長のとき、副会長をさせていただいた。

っているようでは話にならない。もちろん治療技術が良くなければダメだけれど、歯科医院としてきちんと経営されていなかったら、繁栄することはあり得ません。長年月にわたって、立派な歯科医院として存続し続けることはできません。
　私は、それまでの歯科医療の中で、この分野はおろそかにされて来たと思いました。それで少しでもお役に立つならと思って、いろいろなことを提案しました。

田中　小児歯科医から見た医療管理ですね。

落合　そうです。患者が子どもだから、大人を診るよりは手間が掛かるでしょう。そんな場合の治療能率だとか、子どもを連れてきた母親との話し合いはどうすべきか、子どもの扱いはどうやればいいのか、定期診査を定着させるコツは、ということになると健康保険を避けて通るわけにはいかない。また、そうなると現行の健康保険制度に対して、言いたいことが山ほどある。といったように医療の経営管理というのは考え出したらキリのないことだから、これからの開業医はその重要性をよく知っておかないと、片手落ちになると思うんです。

田中　医療の経営管理について、近頃私はもう一つ、別の面を感じることがあるんです。それは経営管理といった場合、まず経営ありき、というように、考えられていないか。歯科医療にハードウェアとソフトウェアがあるとしたら、まずソフトウェアの方が話題になっている。たとえば、診療室を作る場合、こうすれば患者が多く来るよとか、こういうコンピューターでリコールしていけば、患者さんを離さないで済むよとか。どうも診療ありきよりも、経営ありきから始まっているように思えるんです。

落合　世の中だんだんきびしくなるし、若い人たちもまず経営的にペイするかと思うから、そうなるんでしょうけど、それは確かに本末転倒です。世の中の商売は、みんなそうだと思います。例えば、魚を売るにしても、いい魚と悪い魚が見分けられて、旬の魚を新鮮なうちに手に入れるのが第一です。1ヵ月も前の魚を売っているようでは話にならない。だから、魚を見る目がしっかりしていること、それが前提になるんだけれど、それだけでは困る。それに加えて、いい魚をお客さんに売って、喜んでもらうと同時に、こちらも合理的な利潤を上げなければならない。ということになると、当然経営管理ということを考えないわけにはいきません。

田中　小児歯科医だけでなく歯科医全体の問題になりますね。

落合　そうです。私は小児歯科医だから小児歯科医の分野から、それを考えているわけです。

田中　先生が医療管理学会の会長か何かになられたのは、いつ頃からですか。

落合　昭和60年代に入ってからです。総山先生が会長で私が副会長でした。総山先生が辞められて、私が会長に推薦された時、実は小児歯科学会の関東地方会長をやっていたんです。私は不器用な男で、二つの会長などを兼ねると収拾がつかなくなるので、管理学会の方は辞退しました。だから、会長はやっていません。この時は亡くなられた山本為之先生が会長をやって下さいました。

2　ICD（国際歯科学士会）とWHO

田中　では、次にICDのことを伺います。まず日本のICDは、どういうところから発足したんでしょうか。

落合　発足というと大分古い話になります。昭和のはじめ頃（1920年といわれます）、アメリカからオットフィーという先生が来日して、東歯大の奥村鶴吉先生にお会いになった。世界の歯科医が手を取り合って、社会に貢献するにはどうすればいいか、ということを話し合われたんです。奥村先生は、その話に大賛成で何人かの先生と一緒に、日本のICDというものを発足させました。ところがその後、日本は戦争に戦争を重ねて世界から孤立してしまったんです。それから昭和20年の敗戦を経験し、やがて国際関係も復活し、たしか32年だったかに、もう一度ICD、つまり国際歯科学士会を起こそうではないかという意見が、当時のえらい先生方の間で持ち上がりました。医科歯科大学長の長尾優先生とか、日本歯科大学長の中原実先生とか、東京歯科大学長だった松宮誠一先生、それに日大歯学部の鈴木勝先生と永井一夫先生など……。

田中　各大学の学長クラスの先生方ですね。

落合　そうです。そういう学者として立派な先生方のほかに、代表的な開業医の方も加わりました。そしてICDの日本部会を作ろうとしたんですが、この時は本部のあるアメリカから異論が出ました。なにしろその当時は日本の歯科界のことなんかアメリカでは分かっていなかったんです。日本はまだ経済的にも混乱しているし、歯科医の数も少ないだろうということで日本部会の独立は認められず、アジア部会の中に含まれることになりました。そのうち日米間の交流も盛んになり日

本の歯科界も実力をつけてきたので、昭和42年、日本部会の独立が認められたんです。

　昭和43年、アメリカで小児歯科学会の会長をやったこともあるアルバム先生という方が来日したんです。日本へ招かれた目的は、岡山で行われた第6回日本小児歯科学会の総会で特別講演をするためでした。講演が終わって、東京で再びお目に掛かった時、これからICDの日本部会で講演をやらなければならない、通訳をやってくれないか、と頼まれたんです。その時のICDの講演は東京駅のステーションホテルで行われました。当時、会員は50人ぐらいで、講演会が終わってから、アルバム先生夫妻とICDの幹部役員の先生方と一緒に、銀座の天ぷら屋へ行きました。会長の河辺清治先生や副会長の佐藤貞勝先生、日大の新国俊彦先生、山本爲之先生などです。

田中　そうそうたる顔触れですね。

落合　その折、アルバムさんが私を指して、彼をICDのメンバーにしたらどうか、と河辺先生に言われたんです。河辺先生が私に、おれが推薦するからと言われたんだけれど、何しろ会員は偉い先生方ばかりなので、とてもこれは柄に合わないと、その時は一応ご遠慮しました。

　それから2、3年経って、こっちが忘れていた頃、再びご連絡がありました。小児歯科では、日大の深田英朗先生がICDの会員だったんです。今年は日歯大の菊池君と君と2人を会員に推薦したい、アルバムさんにも報告しなければならないから、是非会員になりなさい、というお話なんです。それで、会員に加えさせて頂くことにしました。昭和47年、河辺先生が会長の時です。

　それから毎年、会に出席したんですが、ペーペーの私から見ると、並みいる先生方は歯科の各分野のえらい先生方ばかりで、大変勉強になりました。こういうお付き合いは大切にしなければいけないな、と正直思いました。そして数年経って、佐藤貞勝先生が事務局長をされていた時、先生からお電話があって、ICDの理事をやってくれというお話なんです。こっちは、会員になったことさえ気が引けているのに、理事なんてとんでもないとお断りすると、佐藤先生は大変ご熱心で、私の診療所まで尋ねて来られました。そして何となく話をしている内に、承知させられてしまったんです。

　その次、会長になったのが村瀬正雄先生です。ご存じないかも知れないが、先

生は東京女子医大の口腔外科の教授をされてから、群山の奥羽大学の初代の学長になられた方です。それから次に、大阪の小室史郎先生が会長になられたように記憶しています。

田中 ICDというのは、学問的なことは別にして、人と人とのつながりを大切にする集まりだったんですね。

　ICDの話はひと先ず置いておきまして、先生は台湾など海外でも、講演活動などをなさっておられますが、それに関連して、WHOについてお話し願えませんでしょうか。

落合 日本が国連の総会で加盟を認められたのが昭和31年でした。国連には、WHOという組織がありまます。これに地区別委員会というのがあって、東南アジア地域で公衆衛生セミナーが昭和34年に行われた時、日本から3人の講師が派遣されることになった。その中の一人に私が指名されたんです。32歳の時でした。

田中 ずい分お若い頃ですね。

落合 医科歯科大で講師をやっていた頃です。学部長の檜垣先生に呼ばれて、実はWHOがやっている公衆衛生セミナーをやることになったので、日本からの代表の一人として行って貰いたいと言われたんです。代表3人というのは、厚生省の歯科参事官、まだ歯科衛生課のなかった時代で、その参事官の高木圭二郎先生（後に東歯大の学長をされました）、東京歯科大学の竹内光春教授と私でした。私が選ばれたのは、アメリカから帰ったばかりで英語が多少喋れたからです。オーストラリアのアデレードで、東南アジアから各国の代表が集まって、公衆衛生活動を活発にするにはどうしたらいいか、ということを相談する会議だったんです。

田中 どういう国が参加したんですか。

落合 中国以外の東南アジア、西太平洋地域の国連加盟諸国です。タイ、ビルマ、シンガポール、マレーシア、フィリッピン、韓国、それから台湾、パプア・ニューギニア、ウエスタン・サモア、インド。それらの国の代表が同じ宿舎に泊まり、2週間にわたって連日会議をやったんです。いろいろな人と親しくなりました。

　その時、各国の人から注目されたのが日本の保険制度でした。丁度、昭和36年の国民皆保険制度の1年前でした。日本は将来、医療を国営にするのか。いや、それは誤解だ。では、保険制度とは一体どういう制度なんだ、という遣り取りがあり、ノルウェーから相談役として来ていた膿漏の専門家のウエルハウグ教授が、

この会議の最後に特別議題として、日本の代表に保険制度についてくわしい説明をして貰い、それをみんなで討論しようではないか、という提案がありました。このウエルハウグさんは総会の副議長で、議長は2000年に世界中の12歳児のむし歯を1本にしようと言って有名になった、あのスイスのWHO本部から来たバウムスさんでした。そして、是非日本代表の説明を聞きたいと、衆議一決しました。保険制度については、厚生省のお役人が一番詳しいので、高木先生のご説明を聞いて私も徹夜で勉強しプランをまとめました。私は、健康保険はよく知らなかったんだけれど、翌日の会議で半日掛けて高木先生の説明を通訳しました。日本の健康保険制度に対して各国の代表から、さまざまな意見が出ました。大変面白い、有意義な制度だと評価してくれる人もいれば、自由主義国家の代表からは、将来医療の頽廃を招く、という反対意見もでました。全体会議の後で各地域別にディスカッションが行われ、総会としての意見をまとめて2週間の会議は終わりました。

　私は会議が終わった後、アデレイドの大学で解剖学を教えていたキャンベル先生という方のお世話で、半年間現地に残りました。というのはオーストラリアにアボリジナルという、むし歯も膿漏も歯列不正もない不思議な人種がいることを知っていたので、その人たちを調査するためでした。キャンベル先生は、アボリジナルの研究で有名な人でした。公用出張とはいえ、半年間も月給を貰って、医科歯科大学を留守に出来たんですから、呑気な良い時代でした。

　いよいよ日本へ帰る段になって、折角いろいろな国の人と知り合いになったのだから、少し道草を食って、あの人たちに会ってみようと思いました。旅費はWHOで貰っていました。会議の代表になって来ていたのは、みんな各国の厚生次官や学長級の人なので、どこへ行っても歓迎されました。タイに何日か滞在してから、台湾に寄りました。台湾はご存じの通り、戦争中日本の領土でした。私より5、6期先輩で、台湾から医科歯科大へ勉強に来ていた、卜茂源さんという人がいました。彼はその頃、高雄の厚生省のえらい役人で、やはり会議に来ていて知り合ったんです。台湾には弗素地帯があって、そこの人たちがどんな歯をしているのか、以前から興味がありました。私が彼にその話をすると快く承知して、弗素地帯へ案内してくれました。その時彼が日本の口腔衛生学会に入りたいと言ったので、帰国してから手続きを取り、お金も払って上げて入会しました。日本語の読める人なので、会誌などを読んで参考になったと大変喜んでくれました。彼とは

その後も、親しく手紙を遣り取りして、特産の畳表などを貰ったりしたことがあります。晩年は日本に移住しておられました。
　最後に寄ったのはフィリッピンでしたが、ここはその頃まだ対日感情が悪くホテルに泊まっていた時、目付きの悪い男ににらまれたことがあります。けれど、概して東南アジアの人たちがみんな日本人に対して悪い印象をもっていたわけではなく、会議で知り合った印度の代表などは日本のおかげで我々は独立することが出来た、なんて言っていました。今から思うと、あの会議が行われたのは、まだ戦争の余燼がくすぶっていた、ややこしい時代だったんです。戦争中に日本軍から被害を受けた人が、まだ目の前に生きていたし、アメリカ人の中には、おれの息子はガダルカナルで死んだ、なんていう人もいました。同じような戦争の犠牲者は、私の親戚の中にも知り合いの中にもいたんだけれど、それを言い出したらきりがない。実際には異国人同士が顔を合わせたからといって、個人的には喧嘩をしたり、憎み合ったりはしません。にもかかわらず、世界中から、紛争や戦

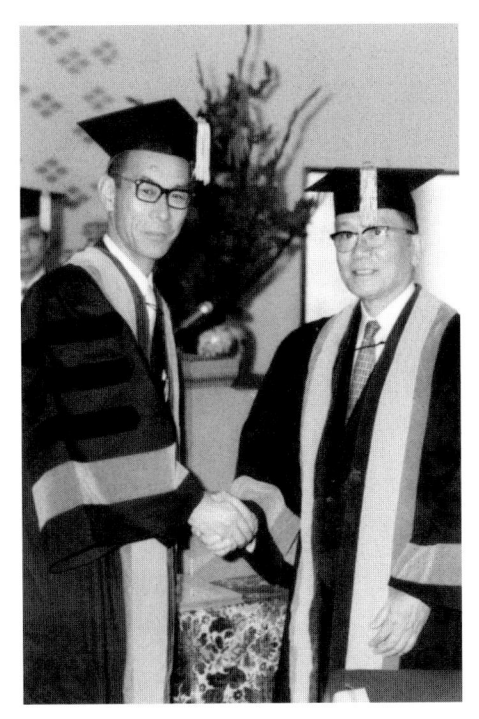

昭和47年、私がＩＣＤに入会させていただいた時の日本部会会長は河邊清治先生だった。

Ⅶ　小児歯科で開業しながら　183

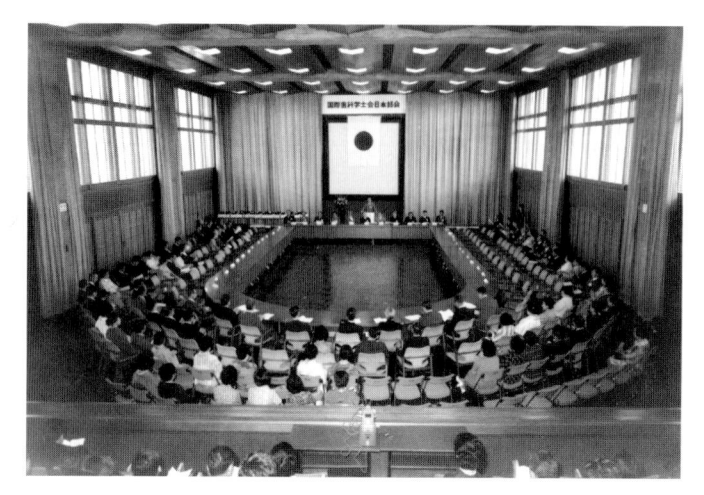

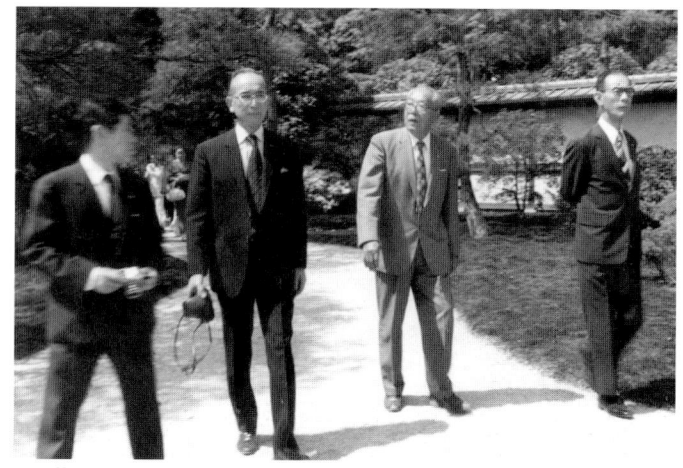

(上) 昭和48年、京都で開催されたＩＣＤ総会。
(下) 総会後、仙洞御所の見学。東歯大の福島学長のお顔も見える。

争が絶えないのは、どういうわけですか。やはり、国や民族の問題になると、何か違うんですかね。

田中 お若い頃、先生が各国を廻られたのは、まだ国際情勢が安定していなかった、難しい時代だったんですね。

落合 それだけに面白かったとも言えるし、勉強にもなりました。国の予算で、いろいろな国へ行かせて貰ったんですから、有難いと思っています。

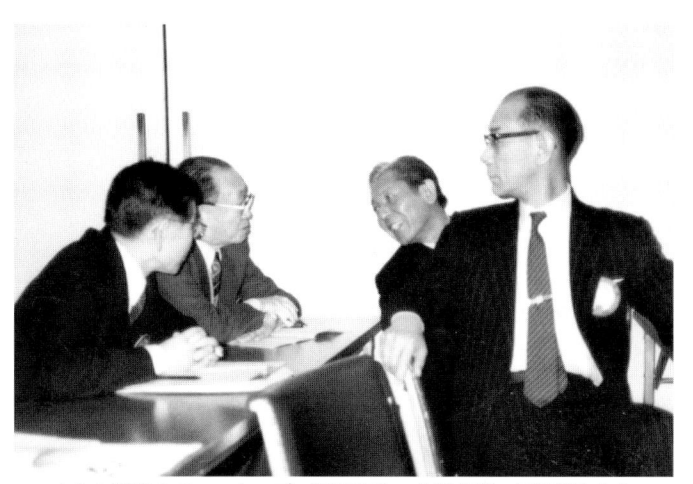

ICD理事会でのスナップ。河邊清治、佐藤貞勝、石川達也先生。

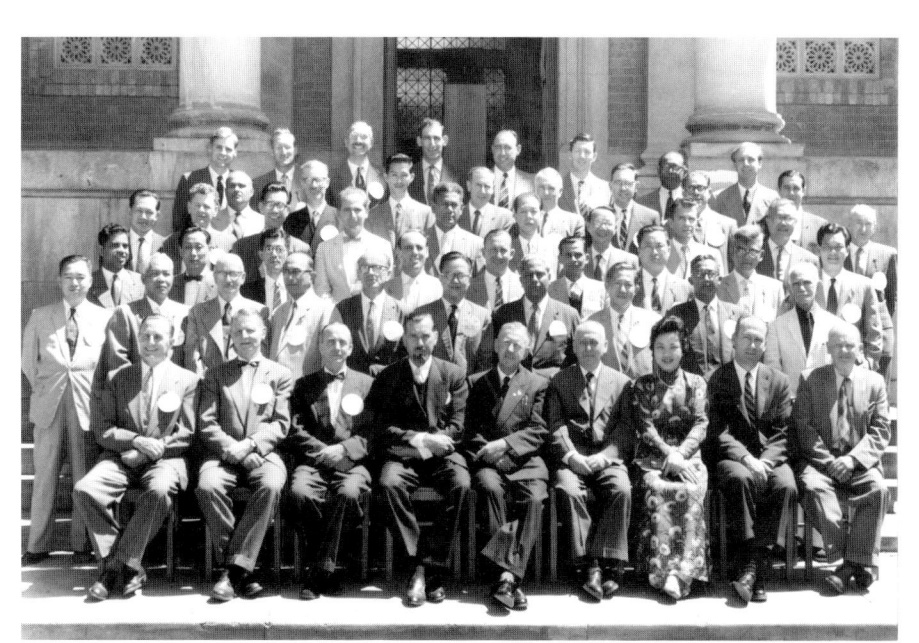

1959年オーストラリアのアデレードで開催されたWHOの口腔衛生会議の参加者。前から三列、左から三人目が竹内光春教授、その後ろが私、私から右へ三人目が高木圭次郎参事官。

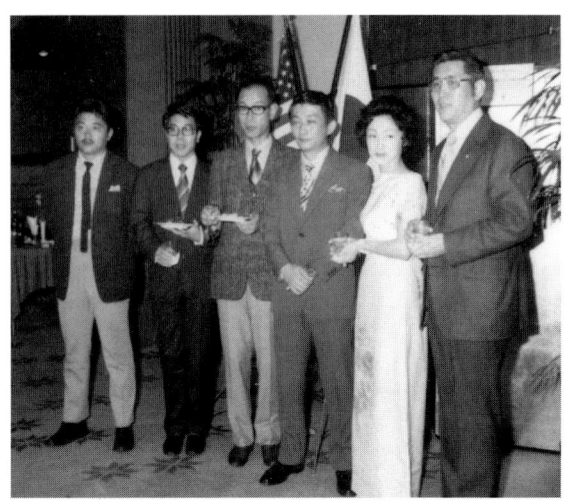

昭和49年ライオン研究所主催の日米研修会に来日した堀内実君夫妻(右)、中央　栗山純雄君、私の左　川島文雄君。

3　留学時代の思い出

田中　話は飛ぶようですが、アメリカへ行かれて、そのまま永住された方もいるんですか。

落合　おります。何人も知っています。ボストンの堀内実君なんかもそうです。

田中　堀内先生のお名前はよく聞きますが、どういう方ですか。

落合　あの人は私より1歳上です。東京歯科大学を出て、私より3、4年前にアメリカへ渡っています。あの人のお父さんは堀内清先生といって京都の開業医でした。立派な方です。もう亡くなられましたが、小児歯科の方でもよく名前の出てくる人です。堀内清先生は、戦前にアメリカのイリノイ大学で勉強された私の大先輩でもあります。ご子息の堀内君は、フォーサイスで勉強していました。その時、私もフォーサイスへ行って彼に出会ったんです。なにしろ、こっちは初めての渡米で西も東も分からない。フォーサイスで日本語を話せるのは堀内君だけだから、ずい分お世話になりました。ボストンに着いた時から、ずっとお世話になり続けです。

田中　当時、東海岸では、日本人の留学生は少なかったんですか。

落合　本当に少なかったんです。後に駐日大使になられるライシャワー先生の所で、日本人だけのパーティをやったんですが、日本人の留学生は男女併せて18、9人でした。余談になりますが、当時ボストン・マラソンで優勝したのは浜村さんだったか、小柄な男性でした。日本人は小さい癖によく走る、一体何を食べてるんだと評判になりましたよ。

田中　その頃堀内先生は、もう永住することを考えておられましたか。

落合　そうです。私にも勧めました。こっちに永住するには軍隊に入るのが一番早道だ。軍隊に入れば市民権が得られる。そうすれば、国家試験を受けて歯科医になれる。歯科医の社会的な評価は日本とは大違いだ。年収3万ドルは下らない。勉強が好きなら、大学に入って教授になればいい、そう言うんです。堀内君は日本人会の会長をやっていたくらい、よく人の面倒をみる人でした。後から留学した大森君、西島君、小野君、今西君、みんな彼のお世話になっています。

田中　それで、フォーサイスへ行かれた先生方の口から、よく堀内先生の名前が出るんですね。

落合　お世話になった第1号が私だったわけです。けれど永住の話になると、彼の言うように簡単にはいきません。彼は元々プライベートに渡米したんだけれど、私の方はフルブライトでオフィシャルのパスポートを貰って渡米したんですから。その当時、ソ連側がよく言ったのですが、アメリカは、フルブライトの教育交換という美名に隠れて諸国から人材を集めている。そう言われて、当時のアイゼンハワー大統領が大変怒ったそうで、私たち留学生もワシントンへ呼ばれて、3年経ったら君たちは必ず母国へ帰って欲しい。ただし、プライベートにもう一度アメリカへ来るのは、君たちの勝手だというようなことを言われました。

　アメリカは帰れと言うし、日本からは早く帰って来いと言われる。それで私は、アメリカへ来てからの1年間、ここで何を勉強したのだろう、と反省しました。フォーサイスではいろいろ教えて貰ったけれどもともと医療機関だから、アメリカの生活や言葉には慣れたけれど、一貫して系統立った小児歯科の勉強は出来なかったんです。

　それで私は、3つの大学の有名な小児歯科の先生方へ手紙を書きました。ノース・カロライナ大学のブラウエル学長、イリノイ大学のマスラー先生、それにミ

シガン大学のイーズリック先生です。私は今日まで、フォーサイスで歯科医療を学んだけれど、改めて大学で小児歯科の基礎から勉強をやり直したい。実は1年間のビザで来ているので、このまま期限が切れると帰国しなければならない。大学で勉強が続けられるように、お世話願えないだろうか。まあ、そういった文面です。

田中　先生の気持ちとしては、どこの大学での勉強を希望されていたんですか。

落合　ミシガン大学です。以前、アンナーバーを訪れた時、環境の良さに感激したんです。実に静かな、典型的なアメリカの大学町で、こんな環境の中で勉強が出来たら、とその時思ったんです。それにミシガン大学のイーズリック教授は、当時う蝕研究で有名な人でした。けれど、待てど暮らせど返事が来なかった。最初に来たのがシカゴのマスラー先生からで、日本に帰って、小児歯科を作るということに大変興味がある、いっぺん会いに来ないか、と書かれてありました。それで早速シカゴへ飛んでマスラー先生にお会いしました。

マスラー先生は、小児歯科を勉強したいという私の話を聞いてくれて、歯学部長のシャウワーさんのところへ連れていってくれました。シャウワーさんはスラブ系のロシア人で、隣のオジさんみたいに親しみやすい人でした。大学の寄宿舎に泊めて貰って翌日学校へ行ってみると、すでに入学の準備が出来ていて、この書類にサインしろといった感じで入学を許されました。その上、こっちが貧乏留学生なので、勉強中の奨学金（スカラーシップ）の心配までしてくれました。

話がまとまってボストンへ戻ってみると、ひと足違いでミシガンのイーズリック先生からも手紙が来ていました。旅行していて返事が遅れて申しわけない、君の希望に副えると思うから一度会いに来てくれ、という内容なんです。こっちはマスラー先生のところで話が決まったばかりなので、大いに悩みました。元々私はシカゴという街があまり好きではなかった。ギャングの街という印象もあるし、当時の東京みたいにゴチャゴチャして汚いところ。それに引き換え、ミシンガンはさっきも言った通り、すばらしい田園風景のひろがっている、静かな大学の町です。堀内君の言うには、君がミシンガンへ行きたいなら、話は簡単だ。シカゴの方を断ればいい。アメリカ人にとって、そんなことは問題じゃない。そう言われても私は日本人だから、こだわりますよ。結局、ミシンガンのイーズリック先生には、くわしく事情を説明した断わりの手紙を送って、シカゴの学生生活が始

まりました。

田中　シカゴで勉強されたのは、どれくらいの期間ですか。

落合　1年間です。大学院過程の勉強のほかに、ずい分いろいろな経験をして面白かったです。大学学部の講義では、ふんだんにスライドを使うんですが、小遣いに不自由してるだろうと言ってスライド係のアルバイトを世話してくれたのが、バーバー先生です。あの1年間は自分でも信じられないくらい、よく勉強しました、自分で言うのもおかしいが。なにしろ、それ以外にやることがないんだから。

田中　勉強する条件も揃っていたんですね。

落合　そうです。図書館へ行けば、あらゆる本が揃っているし、デンタルコスモスやJADAなんか、1巻1号から全部並んでいる。まあ当たり前だけど、ここで勉強しなかったらウソだと思って、毎日図書館へ通いました。図書館のオジさんと顔馴染みになって、遅くまでいるのはまたお前か、帰る時はカギを掛けていけよ、なんて言われたくらいです。

　そして年が変わって、京都大学の半田肇さんという脳外科の先生が入って来ました。イリノイ大学には、ベイリーさんという脳外科の大家がいて、当時から有名でした。やっと日本人が2人になった、と喜び合ったものです。

田中　アメリカからよく日本へいらっしゃる先生方の中に、矯正の大家で、韓国出身のヤン・ホー・キム先生という方がいらっしゃいます。神歯大矯正の佐藤貞雄教授（MEAW研究会会長）が主催されている講習会で、画期的なシステムのキム先生のお話を聞きました。キム先生はアメリカで、先生とお知り合いだったそうですが。

落合　そうです。勉強仲間でした。キム君は堀内君と同じ頃、フォーサイスへ来てるんです。ですから私より先でした。元々は京都で生まれて、京都で育った韓国人なんです。彼はその頃からモリース先生の下で矯正を勉強していました。私は渡米したばかりでしたが、日本語が通じるので親しくなってよく夕食に誘われたりしました。キム君も在米韓国人の女性と結婚して、向こうに永住する道を選びました。彼もクラシック音楽が好きで、FM放送を聞いてはブラームスやサンサーンスの話をしたものです。さっぱりした気性の気立てのいい人でした。

田中　キム先生は、矯正の治療では、非抜歯（厳密には小臼歯非抜歯）の新しいシステムを考え出したんです。キム・テクニックと呼ばれています。

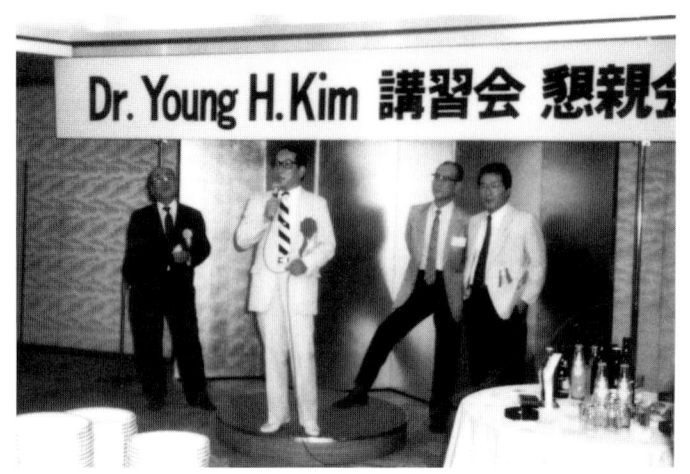

Young Ho Kim君の講習会にて。

落合 それは私も福原君から聞いています。キム君が最初に日本へ来た時、私の診療所へも寄っています。そう言えば、彼が最初に日本へ講演に来た時、懇親会に移るところで、落合君に是非会いたいとおっしゃっているので、こちらへいらっしゃいませんかと松本稔君に呼び出されて、行ったことがあります。その晩、何年振りかで再会して、大いに旧交を温めました。さわやかな忘れられない人です。

4　大学、学会の友人たち

田中　医科歯科時代の同級生で、大谷満先生や福原先生とはずい分長いお付き合いと伺っておりますが、何か思い出に残ることをお話し願えませんでしょうか。

落合　それはもう長い付き合いだから、思い出せばキリがありません。学生時代、大谷君はアイウエオ順で、私の前に並んでいました。福原君は途中から、終戦の年の10月、陸軍士官学校から帰って来たんです。彼とは一緒に実習をやっている内に親しくなりました。

　卒業して三人とも大学に残ることになりました。福原君は矯正、私と大谷君は保存でした。物のなかった時代だったから、融通し合ったりして仲良く付き合っていました。元々、彼等とは性格が合ったんでしょう。私が保存から小児歯科へ移って助教授になった時、福原君も矯正の助教授をしていました。そこでまた、

助教授同士の付き合いが始まったわけです。

田中 先生から見て福原先生はどういう方ですか。

落合 ひと口で言えば、何でも器用に出来る人ですよ。出来るだけではなく、何を頼んでも安心して任せられる。彼は学生時代から、将来はアメリカへ行って勉強しよう、という志を持っていました。それで日米会話学院のようなところへ行って、勉強していました。英会話は実に上手いです。世の中はヘンなもので、結局私の方がアメリカへは先に行くことになったのですが。

　それから、仕事の話だけど、一方は小児歯科、一方は矯正という立場で仕事をしていると、これは小児歯科の仕事、ここからは矯正の領分といったような、一種の縄張り意識、必ずしも悪い意味ではない、相手の領分を犯すまいとする専門家意識があるでしょう。けれど福原君はちょっと違うんです。小児歯科的な考え方の出来る数少ない矯正医だと、私は今でも思っています。だからいつも、小児歯科医の立場になって考えてくれます。彼自身に言わせると、元々小児歯科に興味があったからだ、ということになりますが。

　岡本清纓先生達と国際小児歯科学会へ行った時、福原君は矯正医だったのに連れて行ってくれと言って同行しました。小児歯科学会にも最初から参加していて、いろいろなシンポジウムでは喜んで矯正の話をしてくれます。いわゆるセクト主義というか、世間にはそういうことを嫌がる人もいるし、したくても性格的に出来ない人もいる。しかし福原君はそういうセクト的な感覚を全く持っていない人でした。

田中 性格的にも、それから仕事の面でも、先生と福原先生はそういう信頼関係にあったということですね。次に、後輩の先生方、お弟子さんについて、何かエピソードをお伺いしたいのですが。

落合 私はお弟子なんて考えたことは一度もありません。みんな共同研究者だと思ってきました。そういう意味で言えば、私は友人には恵まれたと思っています。だからたとえば鶴見大学へ行った大森君とか、医科歯科大に残った小野君、臨床小児歯科研究会で一緒だった人、また学閥などに関係なく東歯大の栗山さん、いまは銀座で開業しているけれど、小児歯科学会が出来た当初から一緒にやってくれた日歯大の山内さん、それから日大の赤坂さん、大竹さん、吉田治彦さん、いま日歯の教授になっている荻原さん。あの人たちは、それぞれ特長があって、よ

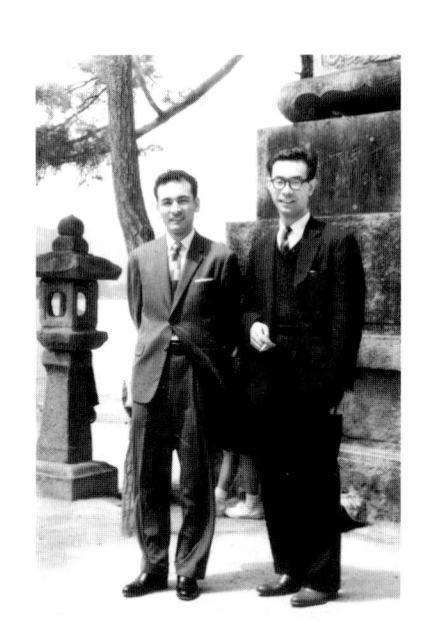

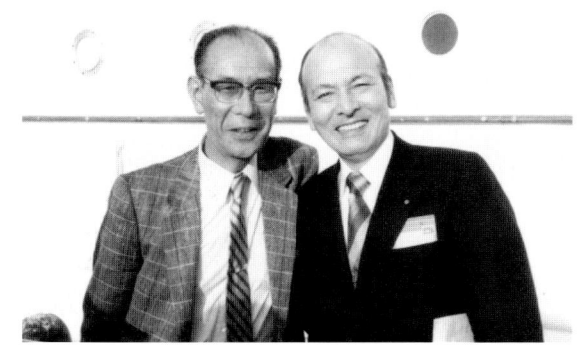

大森郁郎君とは昭和32年からの長いおつき合いで思い出も多い。㊤は昭和34年、二人の医科歯科時代、巌島神社へ立ち寄った時、㊦は昭和61年、学会で広島へ行き昔を偲んだ。

く出来る人で私は人には非常に恵まれたと思っています。それから年代が少し下がると、東北歯科大（現奥羽大）へ行った佐藤博君、新潟へ行った野田君とか、九州へ行った中田君、前の関東地方会長の木村君なども含めてです。みんな優秀な人たちで、あの人たちの努力の積み重ねがあったからこそ、小児歯科が短期間の間に、ここまで発展してこられたんだと思います。そういう意味では、歯科界の中でも恵まれた環境にあったんです。

田中　新しい学問だっただけに、若い意欲的な人たちが取り組みやすかった、とも言えますね。

落合　逆に言うと新しい分野だっただけに狭き門だった。そこへ若い人がどっと押し寄せた。その中から、こっちは優秀な人を選べた。そういうことも言えるかも知れません。

田中　その頃、先生の共同研究者であった人達は、今や第一線のリーダー格の先生方ですね。

落合　ボチボチ定年退職された方もいますよ。東北大の神山君とか、岩手医大の甘利君。ああいう人達がみんなそうです。

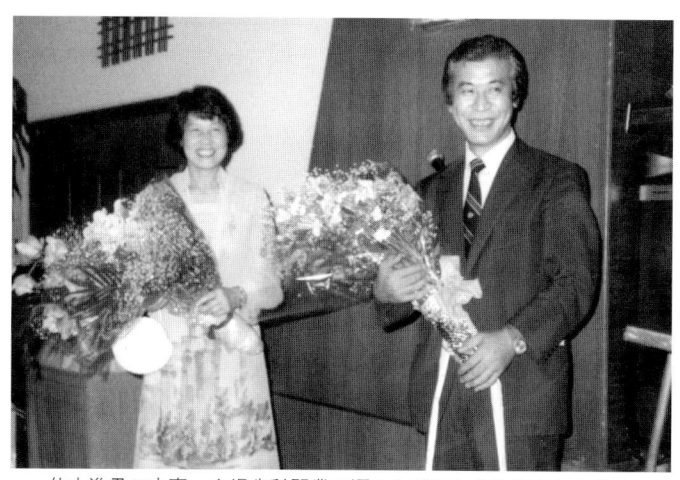

佐本進君ご夫妻、小児歯科開業の頃から助けたり助けられたりのつき合いだった。彼が若くして世を去ったのは本当に寂しい。

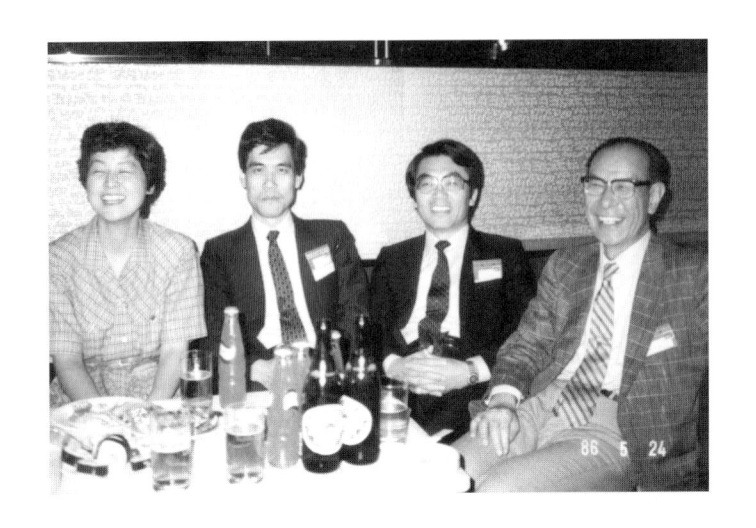

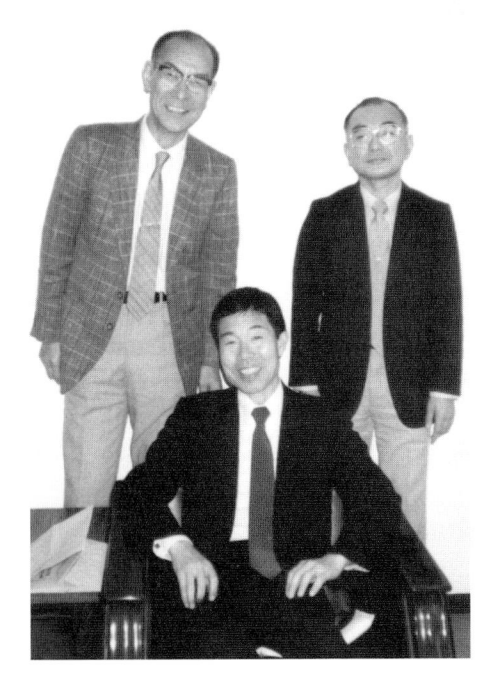

長い交際で、学会などで合うと話が弾む。
(上) 九州大学の中田稔君、医科歯科大学の高木裕三君。
(下) 椅子に座るのが江藤一洋君、後ろに立つのが藤井信雅君（目黒区で小児歯科開業）。

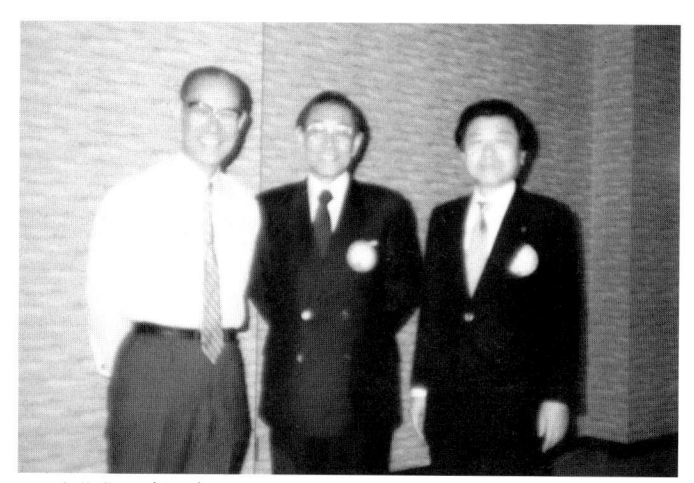

大谷満君（右端）は学生中からの友人だった。専門は違ったが保存の同門会、ICD、各種の講習会など、夫婦ぐるみのつき合いが続いている。

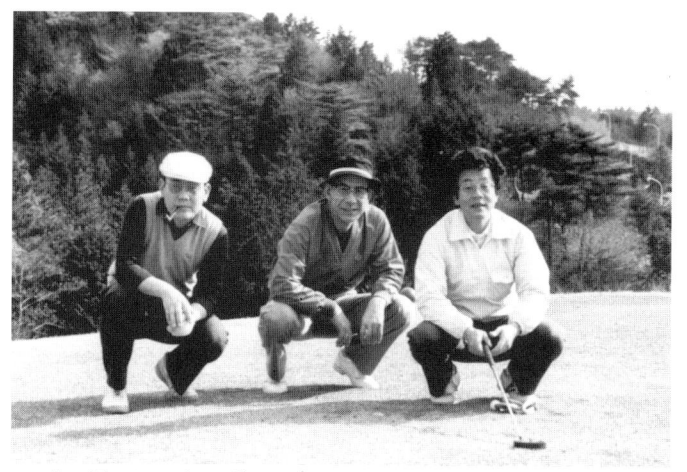

　若い頃からのゴルフ仲間。左、新潟大学の野田忠君；右、奥羽大学の鈴木康生君。

5　学会の歴史

田中　今いろいろな先生の名前が出てまいりましたが、学会創立時の先生方がおられます。学会の歴史を見ますと総会、例会、地方会などといろいろ出てきまして、

これにはそれぞれの背景があったと思うのですが、我々にはよくわかりません。この辺のことをお話し願えればと思いますが……。

落合　そうですね。確かにいろいろの歴史がありましたよ。最近の小児歯科学会の会員名簿の最初に、今までの大会の開催記録がありますので、それを見ながらお話をしようと思います。

　まず昭和38年5月19日に、前にもお話したようないきさつで小児歯科学会ができて、東京市ヶ谷の当時の歯科医師会館講堂で400人からの歯科医が参加して華々しく創立総会が発足しました。

　この年は役員の選定（当時は会長、幹事長、それに各大学からの幹事という構成）やら幹事会、雑誌の製作と発行、会の今後の運営などということで終わりました。そして雑誌の編集委員会もできて、年末には学会雑誌の第1巻第1号が出ました。今の人にはビックリものかもしれないけれど、委員会が張り切って論文の掲載料は全部無料でした。

田中　ほう、それはどうやって賄ったのですか。

落合　正会員の会費とバック・アップしてくれた賛助会員の寄付です。従来の各学会とは違って、会員のいい論文は本学会はタダで載せようということになったのです。委員の方も張り切っていました。私は幹事長をやりながら1巻1号の編集委員長も兼ねていたので、当時の意気込みはよく覚えています。

田中　なるほど。それでよくできましたね。

落合　それで何とかやったんです。もちろん別冊代はいただきました。もっとも当時の雑誌は年に1回しか出ませんでした。それにあの緑色の表紙ですね、現在は変わったけれど、あれは日本歯科大の菊池進先生がデザインしてくれたものでした。あの表紙で20年以上は続きましたから覚えているでしょう。

田中　ええ、知っています。それで次の年はどうなりましたか。

落合　39年の総会は、当時まだ出来たばかりの愛知学院大学でやっていただきました。ここは岡本清纓先生が学長で小児歯科の教授もしておられたので、第2回は名古屋へいったのです。まだ新幹線もなくて東海道線の夜行で一晩かけて、東歯大の連中と寝台車で楽しく行ったのを覚えています。亡くなった黒須一夫君が助教授で、会の運営に当たってくれました。この学会は5月23、24日と初めて2日やったのです。この頃から、総会は5月に開催ということがほぼ決まったと思い

ます。

　また、この年は秋の学会も9月に大阪歯科大学でやっていただきました。当時は福田盛次先生という方が小児歯科外来のチーフをしておられ、この先生とスタッフの方が熱心にやって下さいました。

　さらに例会も開こうということになり、医科歯科大学で11月に例会もやりました。

田中　そうするとこの年は、会を3回やったことになります。大変だったでしょうね。

落合　ええ、何しろ皆、張り切っていましたからね。何とかして早く学会の形を作り上げようと、皆で努力したんです。本当に懐かしいな。何しろ広く全国に知ってもらって、小児歯科の啓蒙をしなくてはならないと思っていました。

　40年には春と秋に学会をやりました。この頃から春に総会、秋に例会の年に2回というパターンが定着していったと思います。

田中　次の年には北海道へいかれる訳ですね。

落合　そうです。亡くなりましたが、当時札幌医科大学で教授をしておられた岡田泰紀先生が見えて、この先生は保存科の先生ですが、「北海道でも小児歯科を広めたいので、ぜひ小児歯科の学会をやってほしい」と言われました。この先生は以前、医科歯科大学におられた方で山下教授や私もよく存じ上げていましたので、岡田先生に総会長になっていただいて、学会を開こうということになったのです。私が事務局長になりまして、東京と札幌の間を前年の暮れから何回も連絡に往復しました。

　その時、札幌からの全日空の飛行機が東京湾で墜落したのです。2月でした。私が乗る予定の前日の同じ便でした。乗員、乗客の全員が死んだんです。私も怖いなと思ったのですが、そんなこと言っていられないから、それ以後も月に2、3回ビクビクしながら、あの727の飛行機で往復しました。あれ以来、どうも飛行機旅行は嫌いになってしまったのです(笑い)。でもこの学会も大勢の参加者があって成功しました。

田中　なるほど。それから岡山でもやっていますね。

落合　ええ。一年飛んで昭和43年の総会を岡山で開催しました。岡山に歯科大学はまだ無かったのですが、岡山大学医学部の口腔外科の教授が渡辺義男先生でした。

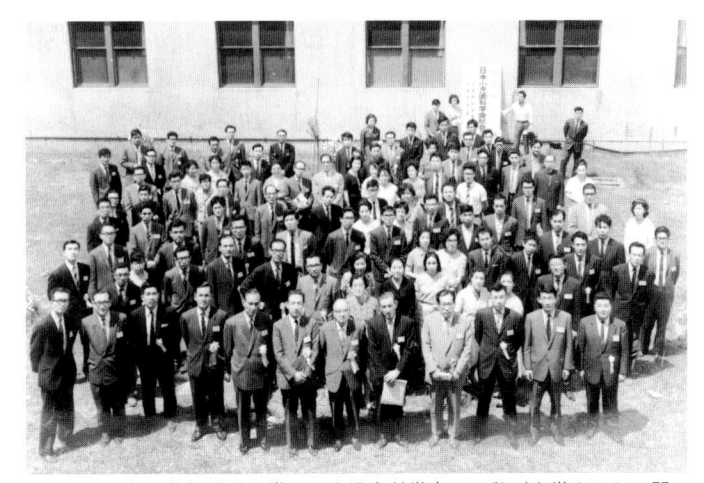

昭和41年、札幌医科大学での小児歯科学会は、私が大学人として関与した最後の学会だった。前列に今は亡き岡本清纓先生と岡田泰紀先生の懐かしいお顔、それにお若かった深田先生、一人置いて片寄、栗山、西島君も見える。

　この方はやはり医科歯科大で私の先輩ですが、外来に小児患者が非常に多い、それで小児歯科を啓蒙するためにぜひ学会をしたい、といわれたのです。当時助教授をしておられたのが、後に岡大の歯学部長になる西島克己君でした。西島君はその何年か前にフォーサイスへ留学したのですが、その時、私がお世話をした関係もあってよく存じ上げていました。それで総会長は西島君がやって下さって、私とで具体的に準備を進めました。

　この時は、前にも話したアメリカで小児歯科学会の会長をしていたアルバム先生をお呼びして、"アメリカの小児歯科の最近の動向"という特別講演を聞きました。通訳をしてくれたのは、同行してきたボストンで開業している堀内実君でした。余談ですが、この会の後、懇親のゴルフ・コンペを西島君が開いてくれて、どういうはずみか私が間違って優勝したのです。

田中　ヘエー、それは凄いですね。驚きました（笑い）。

落合　でしょう。何より私がビックリした（笑い）。賞品としてアルバム先生がアメリカから持ってこられた、マクレガーの素敵なパターをいただきました。今でも大事に使っています。あまりモノが良すぎるせいか、うまく入らないけどね（笑い）。

田中　この頃から全国各地に歯科大学ができ始めるんですね。

落合　そうですね。正確にはもう少し後からかもしれません。

田中　とにかく学会が小児歯科の啓蒙に各地を巡業した、ということは大変興味がありますね。

落合　そうです。昭和30年代の終わりから40年代の初めにかけて、学会が広く厚生省や歯科医師会、それに各歯科大学に呼びかけ少しでも小児歯科を興隆させようと、要望書を書いたりして幾多の努力をしました。その甲斐あってか、昭和40年代の半ばから小児歯科活動が軌道に乗り、新設の歯科大学にも小児歯科の教室ができるようになるのです。

　昭和49年には大森郁朗教授が総会長で、新設の鶴見大学で総会が開かれました。この時は出来たばかりのピカピカの大講堂で最初の学会としてやらせていただいた、つまりコケラ落としになったのです。U.C.L.A.のバーバー教授が来られて、前に話した〝小児歯科矯正〟の特別講演をされました。イリノイ大学時代からの関係もあって私が通訳をさせていただいたので、あの立派な設備の講堂をよく覚えております。この前後から新設の歯科大学で総会や例会がよく開かれるようになり、各大学からの理事の方も増えて学会の理事会も賑やかになりました。

　昭和50年代にはいって、それまで春に総会、秋に例会という形でやっていた運営を変えて、春と秋の2回学会を開き、それを春期大会、秋期大会と呼ぶようになりました。つまり例会という名前が消えた訳です。各大学からの演題数も増え内容も充実してきました。特別講演、教育講演も広い範囲のテーマで数が増え規模の大きい学会が、年に2回も開けるように発展したのです。

　こんな形で昭和56、57年頃までやりましたかね。そしてやがて地方会が発足するのです。

田中　私も現在、関東地方会で仕事をさせていただいているのですが、関東は他の地方会に比較すると大変特異的に思えます。会議嫌いの私でも幹事会でいろいろな先生とお会いできるのが楽しみです。といっても帰りに先生方と一杯やる方ですが（笑い）。

　個人的興味で申し訳ありませんが、関東地方会の初代会長だった先生から発足当時の経緯、学会の在り方などについて、お話しいただきたいのですが……。

落合　そうですね。何からお話したらいいか。まず学会に地方会の構想が生まれた

のが、檜垣旺夫会長の時代、昭和56年だったと思います。

　会員数も2,000人に増加して、会の組織そのものが大きくなった。当然学会の発表数も非常に多くなったのですが、年に2回学会をやっていますと、学会が終わるとすぐ次の学会の準備に入らなくてはならない。それも演題だけ決まって実験中というものまで、予報を書いて出さなければならず大変忙しい。もっと落ち着いて研究できないか、という声が出てきました。

　それと同時に一般の会員の中に、各地でいろいろな小児歯科臨床の研究グループができ、研究活動が活発になってきました。それで何らかの形で学会がそういう研究グループと積極的な関係をつくりたい、また学会で手伝えることがあったら便宜をはかってあげたい、という機運になってきました。

　それで学会の発表は年1回、春だけにして、秋には各地の研究グループを中心にした学会を開き、それを学会が支援しようということになったのです。まあ、簡単にいって、地方会が生まれたのは、こんな経緯ではなかったかと思います。

田中　なるほど。それでよくわかりました。実はいろいろのことを聞いてはいたのですが、それが混乱していて正直いってよくわからなかったのですが、今の先生のお話で筋道がよく通りました。なるほど、そうだったんですか。

落合　ところがね、この後の話がそうスムースにはいかなかった。檜垣会長はこういう構想を打ち出されたところで、任期が終わり会長を降りられました。次に当時の岐阜歯科大学（現朝日大学）の吉田定宏教授が会長になられ、当然この構想の具体的討論が細かくされていたのです。

　私はこういう話になれば、各地方の開業医がいろいろと考えて、実際に参加しなければならない。それに学会の構成も大きく変わるのですから、これは時間をかけて慎重にやって欲しい、と思いました。その頃、開業医から学会の理事になっていたのは、私と現在東京都歯科医師会長の西村誠君、それに神戸の佐本進君ぐらいでした。いや、この時は佐本君はいなかったかな、はっきりしません。

　ともかくこういう人達と、どういう形にしようかと真剣に話し合っていました。実際的にはいくつも問題があります。例えば、全国をいくつぐらいの地方会に分けるのか、どの県はどの地方会に属するのか、歯科大学のある県を地方会に均等に含ませないとだめだろうとか、学会が支援してくれるというが果たしてどういう形で支援してくれるのか、経済的にはどのくらい親学会から援助が受けられる

のか、などとそれはたくさんの問題がありました。

　当然こんなことが理事会で議論され、討論されておりました。その最中に突然、関西で地方会が発足したというニュースが入ったのです。私はビックリすると同時に「理事会で最終決定もされていないうちに、抜けがけに実際活動が始まるとはなんだ」ということで、かなり頭にきたのは事実です。長い学会活動中、あんな不愉快な思いをしたことはない。この後、理事会でゴタゴタ議論がありました。しかしこういう構想があるところへ発足した訳ですから、前後が逆になって事実が優先し、議論とは別に次々に地方会が生まれてしまったのです。

　しかし我々の属する関東地方では、そう簡単にはいきません。関東では私たちの作った東京臨床小児歯科研究会が、当時では一番大きい臨床医の集団だった。当然関東地方会を作るには、この会が中心にならなければならないのですが、関東地方で地方会を組織するとなるとこれは大変なのです。当時の会員は関東地方が最も多く全小児歯科学会員の半数以上が関東で、それも東京地域が圧倒的に多かった。会員が1,000人以上いたのです。その頃、私が副会長をしていた歯科医療管理学会よりも、遙かに大きな組織でした。

　さらに、どういう地域分けになるかわからないけれど、ザッと考えても関東地域には九つの歯科大学があります。これも各地方に比べて最多です。まず関東にあるいくつかの小児歯科の研究会を全部洗い出して、これをまとめ、大学とどういう関係を結ぶのか、この辺のことは学会がある程度明確にしてくれなければ、こちらは動きようがない。それで私は東京臨床小児歯科研究会の理事会に、この問題を持ち帰って、理事の皆さんと相談しました。しかし皆さんからいい知恵が出ない。それはそうですよ。言い出した本元の親学会が、まだ意見統一していないんですから。いい事だったら早速やれ、というわけにはいかない、物には順序があるでしょう。それで結論として当分静観しようということになったのです。

　これが関東地方会だけが発足の遅れたアラマシです。誤解のないようにいっておきますが、関東、いや我々の研究会は、決して関東地方会を作るのに冷淡ではありませんでした。積極的に取り組みたかったのです。でも、関西だけが早のみ込みで詳細もきまらないうちに地方会を作ったり、こんな状況では迂闊に動けませんでした。こんなことで二、三年は過ぎていきました。この間各地方会は、それぞれの地域の歯科大学を中心に活発に活動しだし、機関紙なども発行するよう

になりました。結局、名古屋など少数の地区を除いて各地域では、まだ小児歯科の開業医の数が少なかったので、大学が中心にならざるを得なかったし、纏めやすかったんでしょうね。

田中 これも初めて伺いました。随分いろいろなことがあったのですね。でも結局、関東地方にも何年か遅れて地方会はできましたよね。

落合 そうです。あれは確か昭和60年に、学会が小倉の九州歯科大学の主催で開かれた時です。当時の学会長だった城西歯科大学（現明海大学歯学部）の亡くなられた五嶋秀男教授が、私に「かねがね思っていたのだが、日本のヘソともいうべき関東地方にだけ地方会がないのは、当学会としてなんともおかしい。何とかできないだろうか」と言われヘソという名言を吐きました（笑い）。私はもちろん「それは学会がきめて下さることです」とお答えしました。すると先生は「そうですか。では学会と先生方との話し合いの場を作りますから、事の成否はともかく、このテーブルにはついていただけますか」と聞かれました。私は今までのイキサツがあるから一存ではきめられず、内心困ったなと思ったのですが、まあ、とにかく「結構です。お話は伺います」と答えました。

こんなことがキッカケになって、その年の10月16日、上野のヨシダ株式会社の会議室で会が開かれました。まあ、後になって考えれば、あれが関東地方会の発起人会になったのだなあ。出席したのは関東地区の各大学の教授、助教授の方々、つまり小児歯科学会の会長、副会長と関東地区の理事さん方、それに開業医側からは私と小金井市で開業の片寄恒雄君、都立障害者センターの大竹邦明君、ライオンの栗山純雄君、東京で開業の吉田治彦君、その他2、3人いらしたと思うが、失礼ながらよく覚えていません。

ここで長い時間をかけて、いろいろと学会側の提案やご要望、それに我々からの意見や希望を話し合って、結局、関東地方会は発足することになったのです。その後数日して、吉田、片寄、昭和大学の佐々竜二教授の面々がみえて、「初代会長は先生にお願いします」と膝詰談判され、結局、私が地方会創立のお世話をすることになっちまったんです。

田中 それは仕様がないですね。それで第一回の関東地方会が開かれた訳ですね。

落合 そう、それでまず各大学にお願いして、各大学の出身者で小児歯科の開業をしている方を幹事に選んでいただき、関東地方会の幹事会を開きました。

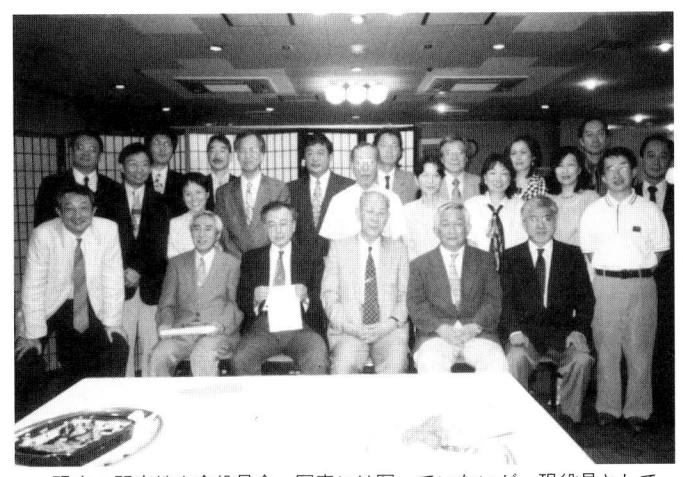

現在の関東地方会役員会。写真には写っていないが、現役員として丸山進一郎君(アリスバンビーニ小児歯科)、田中君がいる。

田中 当時の幹事で現在も活躍されているのは、木村興雄(前会長)、吉田昊哲(現会長)、大竹邦明、槇本光、伊藤憲春、井上雄温先生などがおられますね。皆さんいいオッサンになられておられますが。(笑)

落合 そうですね。若い先生方もおられましたが。

　ここで次年度を目指して、第一回の総会を開く準備を進めたのです。といったって金は一文もないんだし困りました。当時、学会の会計担当理事をしていた東北歯科大(現奥羽大学)の佐藤博教授に「地方会には親学会からどのくらいの補助金が出るの?」と聞いたら、「各地方会一律に3万円(いや、5万だったかな)です」という答えに、これまたビックリ。「冗談じゃないよ、そんなバカな。こっちは君、1,000人からの会員がいるんだよ。そんなこといっちゃ悪いが、僅か100人足らずのナントカ地方会なんかと一緒にされてたまるもんか。今度の理事会で納得できる補助金の額もちゃんと決めてくれ。そうでなけりゃ、やらないよ。金も出さないで地方会やれナンテなんだい」とさんざん毒づきました。もちろん親学会だって金が無いのはわかっていたけど、できるだけの援助はする、という約束でしたから。

　それで取りあえず、昔のシエン社の会議室を借りて(ここは百瀬文隆社長のご好意で、無料で貸してくれたので)頻繁に会を開き、61年の11月27日に第1回の

会を開くことになったのです。場所は市ヶ谷の日本大学講堂をお借りしました。

田中 ヘエー。それで金はどうなったんですか。

落合 その後しばらくして佐藤君から電話があり、「常任理事会で話し合った結果、会員の人数割りにしようと決まりました」という返事があったので、そんなに大きな額ではなかったけれど、まあ承諾したのです。

田中 それで、総会はどんな手順で進んだのですか。

落合 会の運営は東京臨床小児歯科研究会の役員さんを中心に、多くの開業医の方々が忙しい臨床の合間を縫って、当たって下さいました。各大学にも当日のご協力をお願いしまして、スライド・プロジェクターその他の器具を貸していただき、また当日はいろいろの臨床向きの演題を出していただきました。でも実際の準備や運営をしたのは、全部開業医の方々です。関東地方だからできたのでしょうね。

田中 何かその辺で思い出話はありませんか。

落合 そうですね。そうそう、学会場では数日前から、患者さんの都合をつけて多数の方が、交替で集まって準備をしていたのですが、たまたまその頃、大島の三原山が大噴火しました。会場にあった大きなテレビで、その模様を皆で見ては「すごいなあ」と、一息入れたのが懐かしく思い出されます。昨年夏に急死した浅野秀明君（荻窪で開業）なども、随分よく働いてくれました。

　この時の幹事さんは全員2期、4年留任して会の基礎作りをして、次の栗山純雄会長にバトンを渡したのです。創立と同時に小さなものですが、年に一度、会報も発行しました。それは今日まで続いています。

田中 比較的東京を中心に神奈川、千葉、埼玉と近郊大都市で開催されておりますね。

落合 そうですね。私は関東地方会というからには、関東の各県で順に開催したかったし、会の趣旨からして、それが本当だと思うのです。でもなかなか人や場所の問題で、それができなかった。昨年、鶴見でやっていただいて、今年は茨城へいくことになりましたが、やっと念願がかなったと喜んでいます。おおいに地方色を出して盛大にやって下さるようお願いしますよ。

田中 ありがとうございます。幹事会及び準備委員会一同頑張っております。

6　標榜医と認定医

田中　ここでまた話題が変わりますが、標榜医と認定医について、それが出来たいきさつなどを伺いたいと思いますが。

落合　まず標榜医ですが、これができたのはいまの時代とかなり環境が違うということを、まず念頭に置いて下さい。標榜医が出来たのは昭和53年でした。53年というのは、歯科界にとって今とは大違いの社会環境でした。標榜医の制度は、そもそも患者さん側からの要望によって出来たんです。歯が痛いと言って、子どもが泣く。ところが、どこの歯医者へ連れて行っても、子どもは駄目です、と言って断られる。子どもを診てくれる診療所とそうでない診療所に、区別する方法はないのか。そういう社会からの要望が、昭和47、48年頃には非常に強くなり、マスコミもそれを頻繁に取り上げるようになって、一種の社会問題になりました。

　私は当時、小児歯科学会の副会長をやっていました。ご存知の通り、それまでの歯科医師法では、開業に当たって歯科の専門分野を標示することは許されなかった。ただ、歯科の診療所であることを示すだけだった。それで、標榜医制度の問題が起こったとき、なん度もなん度も国会へ足を運んだんです。

　前にも話しましたが、あの頃、歯科界から出た参議院議員で、鹿島俊夫先生という方がいました。鹿島先生は事情をよくご存知だったから、議会の委員会で説明してくれたんです。あなた方は直接、歯科医療とは関係ないかも知れないけれど、これは社会全体からの強い要望だから、よく聞いて欲しい。たとえば子どもを抱えたお母さんは、どこの診療所へ行けばよいのか、分からなくて困っている。世間には小児歯科と小さく掲げた診療所もある。また矯正科とかレントゲン科というのもある。しかし、あれはすべて現行の法律では違法なのである。社会からの要望があるにもかかわらず、現在の歯科医師法では許されていない。その弊害を正そうというのが、この法律の趣旨である。いま、小児歯科学会の会長や副会長も来ているから、実情をよく聞いて欲しい、と言って私たちが紹介されたんです。委員の議員さんの中にはお医者さんもいたから、お母さん達が困っている実情を、よく分かってくれました。それから、いろいろ質疑応答がありました。ある議員さんの言うには、この法律が出来た場合、小児歯科医を標榜したいという人は、何人ぐらいだと思いますか。私はそんなこと、考えたこともないので返答

に困りました。その議員さんの真意は折角法律が通ったのに、なる人がいなくては困るから、ということだったので、その誤解はすぐに解けました。ほかに弊害はありませんか、という質問もありました。つまり、小児歯科の技術を持たない人が、標榜するようなことはありませんかという質問で、私はこれはヒョッとすると、そういうこともあり得るなとは思ったんですが、歯科医師会の鮫島常務理事が、それは考えられないことでしょう、やる気がなくて小児歯科医を名乗ったら、一番困るのは自分なんですからと答えました。でもこれが後日、問題になるわけです。

　その時の国会で、標榜医問題が提案された時、はじめは小児歯科と矯正のほかに、口腔外科も協力しようということだったんです。後で聞いた話ですが、これには当時の医師会の武見太郎会長から横槍が入った。口腔外科は耳・鼻・咽喉科との間に、境界がはっきりしない点があるから、その点が解決してからにして欲しい、という希望があったんです。矯正の方は実は議員さん達も、歯科の矯正とはどういうことをするのか、よく知らなかった。歯科矯正学会の会長の三浦不二夫先生も来ていて、一緒に説明に当たったので理解して貰えました。

　それからもう一つ、別の面で歯科界にとってこの法律を通す意義がありました。それまでの歯科医師法というのは明治時代に出来た古い法律で、それに手を付けることはタブーになっていた。今度、標榜医制度が生まれることで歯科医師法が改正されれば、将来、より良い法律をつくるために、いくらでも改正が可能になる。つまり、そういう歯科界の思惑もからんで、この改正は、日本歯科医師会も強力にバックアップしてくれて成立したんです。

　ここで、もうすこし補足して説明しておきたいことがあります。標榜医制度というのは、さっきも言った通り、患者さん側からの要望によって生まれたものです。別にこれといった資格認定もなく、勝手に標榜すればよいのです。その代わり標榜医になったからといって、保険の点数が増えるといったようなメリットは何もなかった。そこで、将来の問題として標榜医よりも一歩進んだ、資格認定をはっきりさせた認定医制度というものが考えられ始めたんです。

　その後歯科界の環境が変わってきたのは、ご承知の通りです。簡単に言えば、かつてとは逆に歯科医がどんどん増加して、患者の方が減少してきた。少しでも多くの患者さんを確保するために、標榜科名をズラリと並べて看板に書くような

歯科医もでてきた。もちろん標榜はすればよいのですから、これは違法ではないのですが、これでは発足当初の主旨と違っている。時あたかも看板に小児歯科と書いてあるから子どもを連れて行ったら、ちゃんと診て貰えなかった、といったような苦情が出始めていたのです。

　それで標榜医とは違った意味で、何か良い方法はないかと学会が模索し出しました。九州大学の中田稔教授を中心に委員会を作って、熱心な検討が始まった。丁度その頃、医科の方で麻酔科から始まって内科や小児科などに、学会が保証する学会認定医という制度ができ始めていた。これはそれぞれの学会が、その分野で一流と見做し得る会員は、どのような研修をして、どの位のレベルまで達した人かという枠を設けて、これに合致した人を認定医として学会が保証しようという制度です。学会がこういうことをするのは、学会の機能を越えているのではないかという意見もあったけれど、しかし学会以外に、こういうことのできる機関はさし当たってない。それで取りあえず学会でやることにして、委員会を作り、どれくらいの専門教育を受けたか、またどのくらい専門の臨床経験があるか、などということを加味して認定することにしたのです。ですから、小児歯科医療を正しく患者さんに提供して下さる方なら、認定医の資格があるということです。

田中　標榜医制度で取り上げられたのは、小児歯科と矯正だったわけですが、ほかの分野はどうだったのでしょう。

落合　それは、考え方としてはありました。矯正が標榜医の対象になるなら、保存だって歯周病だって標榜医になれるじゃないか、という考えですね。確かに一部にはそういう希望があったけれど、大きな動きにはなりませんでした。ということは、ほかの分野では歯科医として当然しなければならなかったからでしょう。小児歯科と矯正が標榜医になったことによって歯科界に一石が投じられた、ということでした。

田中　そして、専門医という問題が考えられ、やがて認定医制度へと移行していくわけですね。世の中の要望や歯科界の事情も変わってくるんですから当然ですね。

落合　世の中がだんだん変わってきて医療も高度になる、患者さんの方からもいろいろな要求が出てくる、保険制度も充実してくる、これだけのことをやったらそれに伴う責任を持たなくてはならない、といったように、社会の中で医師の立場が変化してきた。同様の変化が、歯科の方でもありました。なん度も言うようだ

けれど、そもそも標榜医制度は患者サイドの要求によって生まれたもので、歯科医自身にとっては特にメリットはなかった。ところが実際に、その制度が出来てみると違った利用がされ出してきた。

田中　患者さん側の要望によって生まれた制度を、今度は歯科医側のメリットで考えるようになったんですね。

落合　そうです。ひと口で言えば、そういうことだけれど、これが思いの外、厄介な問題になるんです。

田中　標榜医制度が患者サイドの社会的な要求から生まれて、歯科医の利益を要求する、というか守るというか、そういう考え方に変わってきた。さらに発展した形での認定医制度では歯科医が適正な報酬を求め出した、とも言えますね。

落合　それは言えます。最初にそれを考えたのは医科です。いや、その前に、麻酔科の問題があります。麻酔学会では、かなり早くから認定医のことが考えられていました。

田中　それだけ全身麻酔は、技術的に難しかったんですね。

落合　だから、ずい分早くから、麻酔学会ではそういう認定制度を作って、運用してきましたけれど、実際には認定医の数は少ないままで抑えられていたと思います。

　そして麻酔学会を手本にして、大分年が経ってからですが、歯科でも、小児歯科と矯正の学会が認定医制度をこしらえました。今度は、標榜医の場合と違って、歯科医側から積極的に、この認定医のところへ行けば小児歯科の適正な治療が受けられますよ、という患者サイドへの呼び掛けであったわけです。

田中　その制度が発足したのは、60年に入ってからですか。

落合　そうですね。もうすこし後でしょう。昭和の終わり頃ですね。私が一番経歴が古いということで、認定医の第1号にしてもらったんです。そして大森学会長の時の総会で、代表して認定証書をいただきました。昭和63年のことです。

田中　現在認定医に関してはいろいろと改正されていますが、その取得に関しましては、やはり大学などの小児歯科学教室での在籍が第一条件となっていますね。これは当然重要なことだと思います。

　ただ一般臨床医の中にも、小児歯科に対して非常に熱心に取り組まれている先生方もおられるのですが、条件的にはなかなか認定医を取得するのが困難な状況

なんです。出来ればこのような先生方にも、取得出来る機会を増やしていいのではないかと思うのですが。つまりハードルは高くてもいいと思いますが、間口はもう少し広げてみてもいいのではないかと。

7　現在の国民健康保険制度

田中　保険制度の問題に移りますが、前にも話は出ましたが、先生が卒業された時、まだ保険制度はありませんでした。やがて、制度が生まれ、良かれ悪しかれその初期から先生は保険制度の下での歯科医療を体験されたわけですが、それについて何かご感想を。診療所のキャパシティーの違いによって、いろいろ問題も変わってくると思うんですが。

落合　ひと言でいってしまえば、保険制度というのは会計上の約束事なんです。
　医療の技術が進めば、手間も余計に掛かるし経費も高くなる。乳歯にセメントを詰めていた時代から見れば、乳歯を断髄して乳歯冠を被せるというのは大変な技術の進歩で、それだけ費用も余計に掛かる。医療内容がどんどん進歩して、費用が高くなる。それを健康保険料で賄おうとした場合、国民がどこまでその負担に耐えられるか、という問題があります。これから先、5年、10年と経ったら、総医療費は30兆円を越すでしょう。大変な費用です。その時、健康保険制度はどうなっているか。どうすればいいのかを、今からそれぞれの立場で考えておくべきじゃないですか。
　みんなが懐手をしていて無事に済むような問題じゃない。だとすれば、落語の三方一両損みたいに、医療側、保険者側、それに患者側のみんなが同じように痛みを分け合う方法しか考えられないでしょう。歯科医師会が健康保険をやりましょうと契約した時から、この問題は始まっているんです。もちろん、それに見合うだけのメリットはあります。だから、そのメリットを活かしながら、一方では経済のやりくりを、なんとかする方法を考えるより仕方がないでしょう。

田中　健康保険制度は、世界的レベルで検討されるような大きな、難しい問題と言えますね。

8　障害児のための歯科医療

田中　ここでまた、話題を変えて頂きます。これは多少、私の個人的な関心もある

んですが、私は昭和56年に大学を卒業して母校の障害者歯科学教室に入局しました。たしかその年だったと思いますが、先生は歯科界展望の座談会に出席されて、小児歯科から障害児の歯科医療は始まった、というようなことを言っておられました。その辺の事情を、歴史的な流れを踏まえて、お話し願えませんでしょうか。

落合　イリノイ大学の時代、もちろん健常児の治療が主だったんですが、それと同時に障害児の治療もやっていました。その頃マスラー先生は、障害児の歯科医療に関心を持つ者は、いま殆どいないけれど実は大変な問題なんだ、ということをよく言っていました。ですから前にお話した私が訳したテキストの最初の版には、ハンディキャップをもった子どもの歯科医療は載っていなかったんだけれど、次の第5版の一番最後の章にそれが載ったんです。歯科のカリキュラム分野の一つとして。

　　　前にもお話ししたように、私はかなり以前から都立北療育園へ行くようになって、障害児たちの治療を始めていました。

田中　先生は毎週、通っておられたんですか。

落合　週に1度、通っていました。前にも言ったように全身麻酔による歯科治療は、入院患者には造作なく出来たんですが、外来の患者さんにもやって欲しいと言われて、これには私も困りました。なにしろ外来患者は沢山やって来るし、こっちにも本職の仕事があるんですから。

　　　やがて時代も移って、飯田橋の障害者センターが生まれました。この時には、はじめから歯科の設備が考えられていました。多分一方では障害者歯科学会（当時は障害者歯科医療研究会）というものがもう出来ていて、大竹先生が最初から責任者になっておられたんじゃないでしょうか。その前だと思うんですが、障害者の歯科医療という座談会だけを、一冊の本にしたものが出版されました。

田中　その座談会は、先生のほかに……。

落合　早稲田の障害者センターの所長だった重田定正先生、東京歯科大の学長になられた石川達也先生とか、いろいろおられました。小児歯科と同じで、障害児の歯科医療が大切なことは分かっているけれど、何をどうやっていいのか分からない。そこで、先生方が集まって、多面的に障害児問題を論じ合った座談会をまとめたものでした。

　　　重田先生は、東大の医学部で公衆衛生がご専門でした。元々お医者さんで、厚

生省におられたこともあるんです。ことの順序から言うと、まず小児歯科の方で障害者の歯科治療が始まり、それが社会的に注目を浴びるようになり、それと並行して障害者歯科学会が出来た。学会が出来ると、そこにもちろん小児歯科も入るし、麻酔科や口腔外科の人たちも加わるようになったんです。

田中　障害者歯科学会の障害者というのは、間口が広いことは確かですね。その中には内科的全身疾患の子どももいれば、精神薄弱の子どももいる。

落合　そうです。かつて北療育園で奥田先生から、ご専門の麻酔について、いろいろお話を伺ったことがあるのです。知能障害だけの子どもの麻酔は、きわめてやり易い。なぜなら、知能の発育は遅れていても身体は丈夫である。筋肉はしっかりしているし心臓も心配ない。だから一般の人と同じように、全身麻酔もかけられる。それに対して脳性小児マヒの子どもは呼吸が弱いし、心臓の働きも鈍い。自分で呼吸をさせようとしても、なかなか吸い込んでくれない。だから、そういう子どもに麻酔をかける時は、特に注意が必要である。脳性マヒの子どもに全身麻酔をかけて、なんの支障もなくリカバリー出来たら、その麻酔医は一人前とも言える。その話を伺って、なるほど専門家の話は聞いておくものだ、と感心しました。つまり、あなたが言ったように、障害者とひと口に言っても、その中にはいろいろなケースがある。麻酔医の立場から見れば、奥田先生がおっしゃったように、知能障害の子どもと脳性マヒの子どもでは、天と地ほどの開きがある。それを障害児というひと言でくくるわけにはいかない。これは学会が出来た当初から、問題になったことなんです。血液に問題がある子、内臓に欠陥がある子、脳の発育だけ遅れている子、挙げればきりがない程、さまざまなケースがありますから。

田中　そういう意味では、チームアプローチを必要とする分野で、歯科独自の世界からはいくらか離れていきますね。

落合　チームアプローチという言葉が出たから、ついでに言うと、口唇口蓋裂の問題があります。これはアメリカにいた頃の話ですが、はじめは歯科の各分野で、口蓋裂の治療を勝手にやっていたんです。耳鼻科や口腔外科で、生まれて直ぐの赤ん坊の口唇や口蓋を縫い合わせる。そのうち歯が生えはじめる。ご多分にもれず、むし歯になる。そうすると小児歯科がそれを治療する。顎骨が小さくて矯正の問題が起こる。今度は矯正科が治療にかかる。といったように、出たとこ勝負

で各科が勝手に治療をしていた。私がアメリカへ行った頃には、すでにそういうことが問題になり始めていました。ノースカロライナ大学のグレーバーという先生が、口蓋裂の治療にはチームアプローチが必要である、ということを頻りに言い出したんです。それからイリノイ大学の口腔外科にサーナットという有名な口腔外科の先生がいて、やはりチームアプローチの問題を取り上げました。次に、矯正科のブローディー先生も、これに同調する。もともと小児歯科の問題だから、もちろんマスラーさんも参加する。そして、児童心理学、小児科、ソーシャルワーカー、関係のあるすべての分野の先生が、協力し合って一丸となって治療に当たっていました。口蓋裂の赤ん坊が一人生まれると、その子が大きくなって、一人前に社会へ出ていくまで一冊のカルテを作って追跡するわけです。さっき言った各分野の先生が集まったところで、まず最初に診た口腔外科医が、今度こういう子どもが生まれた、いまこんな状態になっている、と説明する。それに対して先生方が、それぞれの立場から、意見を述べる。この子に対しては、なん歳頃から、こっちはこういうことをしたい。矯正科では、こんな風にしたいから、小児歯科医はあまり歯を抜かないで欲しい。あるいは、こういう時には抜いて欲しい。といったように、いろいろ検討し合って、最初の段階で一貫した治療計画を作るんです。計画だから、すべてその通りにいくとは限らないけれど治療方針が決まっているから、各科で勝手にやるのとは違う。患者の子どもはそのカルテと一緒に、ぐるぐる各科を廻るわけです。

田中　チームアプローチが実現したわけですね。

落合　イリノイだけでなく、ほかの大学でもそうでした。たしか昭和35、36年頃、福原君がシカゴ大学で、それを見ています。それから名古屋大学へ行って、口腔外科の教授になった岡達先生、やはり口腔外科で横浜医大の教授になられた大谷隆俊先生、それから歯科医でスピーチセラピストの前田郁代さん。そういう人たちがみんな、アメリカでチームアプローチの実際を見てきているんです。それで日本でもチームアプローチをやってみようじゃないか、という話が持ち上がりました。医科歯科大にも口蓋裂の患者さんは少なからず来ているんです。いつもは口腔外科の先生が勝手に、といっては失礼だけれど、自分のところのやり方で手術をやっていたんです。いよいよ、チームアプローチでやってみようということになって、口腔外科からは大谷隆俊先生、それから岡先生、補綴の教授だった林

都志夫先生、新潟の教授になった大橋靖君、先ほどの前田さん、小児歯科から私、矯正から福原君、小児科の先生、栄養関係の人、そういった人たちが参加しました。アメリカに比べて、入らなかったのはソーシャルワーカーと心理学者です。それで一人の患者さんが口蓋裂で大学へ来ると、まず口腔外科がいろいろ検査をしてデーターをとる。その資料を見ながら、参加者全員が検討して治療方針を立てる。患者さんは、そのカルテと一緒に各科を廻って順に治療を受ける。

　手順は基本的にはアメリカと同じです。まず口腔外科が治療する。歯が生え始めると小児歯科へ廻されてくる。むし歯になり易いから、う蝕の予防処置をする。妙なところから歯が生えてきたら、矯正科と相談する。抜いて欲しいと言われれば、こっちで抜くし、残して置くことになれば、あとは矯正の仕事になる。そういうことを全部やって3歳位になったら、発音の指導などもやります。

　はじめに、治療方針が決めてあるから、合理的でもあるし無駄もはぶけます。けれど、いろいろな人の手を借りて、それだけのことをやるんですから時間は掛かります。1ヵ月にせいぜい4例から5例しか出来ない。が、それも仕方がないということでやっている内に、今度は阪大の宮崎先生のところでもやり始めました。そして、それがきっかけで、現在の口蓋裂学会が出来たのです。創立総会は東京で行われて、たしか初代会長に宮崎先生がなられたんです。あの学会には、小児歯科から私が加わって、私が辞めた後は神山君がやってくれました。

田中　そういう経過をたどって、チームアプローチが定着したわけですが、そういうものを受け入れ易い環境が、医科歯科大にはあったということですか。

落合　そうですね。今から考えて非常にやりよかったなと思うのは、小児歯科にはまず先人、先輩がいなかったということですね。荒野にレールを敷くようなもので、誰にも気兼ねをする必要がなかった。目標に向かって、まっ直ぐ線路が敷けました。

― みちくさコーナー ―

趣味を生かして

田中 一度お伺いしようと思っていたんですが、先生は長崎で認定医研修会の最終講演の時、ニーチェの『悲劇の誕生』の話をされましたね。失礼ですが、ああいうのはどうやって仕入れるんですか。

落合 別にどうって言うほどのものじゃありません。若い頃からああいうものは好きで、よく読んだからフッと思い出すんです。

田中 でも、パガニーニの協奏曲発見を扱かった『魔法の楽曲』とか、お若い頃を主題にした『風のしがらみ』、それに古代の伝説『紅の裳』なんて、先生の長編小説をいくつか読ませていただきましたが、どれもとても面白かったですよ。一体、いつああいうものを書かれるんですか。

落合 まあ、ヒマみては書くんです。書くのは嫌いじゃないけれど、なかなか思うようには書けなくてね、どれもこれも出来上がるとつまらないものばかり。難しいものですね。

田中 でも、退職されたら少しは時間もできるでしょうから、これからは本格的に取り組んで、本にして出版しませんか。

落合 いやいや、時間はあってもなかなかまとまりませんよ。テーマは幾つもあるんだけれど……。

田中 はあ、どんなものがあるんですか。

落合 例えば日本の歴史で、私は大好きな女の人が三人いるんです。古いほうからいうと、まず聖徳太子のお母さんの穴穂部間人皇后、この方は用命天皇の奥さんですが若くして夫に先立たれ、一番愛していた弟さんと丹後半島までコッソリ恋の道行きをするんです。その大切な彼を叔父に当る馬子に殺される。小姑の推古天皇には意地悪される。『日本書紀』を細かく読むと、まあ悲しい人ですね。晩年、法隆寺と中宮寺のある、あの斑鳩の里で聖徳太子とどんな話をされたんでしょうかね。

　それから和泉式部、このお姉さんはご承知のように歌と恋愛は、すこぶるつきでうまいんだが、どうも男運が悪くてネ、何度も結婚に失敗し小式部内侍まで生むんだが、品行不良、カー・セックスの元祖ナンテとかく誤解され

ている(笑い)。それからズッと時代は下がって、明治の石川啄木夫人の節子さん。あの人も啄木なんて歌だけは確かにうまいがマルデ性格破綻者みたいな男に惚れて、ずいぶん頑張るんだが散々苦労だけして、女の哀れを留めながら28歳の若さで亡くなってしまう。

田中　ふーん，それはまたちょっと詳しく聞きたいですね。でも、どうやってそんなこと調べるんですか。

落合　私は小児歯科の講演で公費で全国を回していただくでしょう。だからそれぞれの人の縁(ゆかり)の地へ行ったら、その地域の知人や歯科医師会の先生方にお願いして、興味あるところを見せていただいたり、資料集めをするんです。お陰で結構、材料だけはあるんですよ。

田中　なるほど。そういう機会をうまく利用するわけですね。

落合　例えば盛岡へ行くと、甘利君に頼んで、啄木の最後の教え子というご老人を呼んでもらって、啄木じゃなく節子さんの話を聞くんです。この頃はそれを書くより、資料を集めるはうが趣味になっちゃった。

田中　そんなこと言わずに、また何か面白いものを書いてぜひ読ませて下さい。

落合　そうですね。まあ、あまりあてにせずに待っていて下さい。

Ⅷ　結びとして

1　歯科教育の将来

田中　また、学会の話に戻るんですが、小児歯科学会はほかの学会に比べて、女性の会員が多いように思います。先生はそれを、意識されたことがありますか。

落合　そうですね。女性が多いというけれど、現在ヨーロッパやアメリカでは歯科医自体、非常に女性が増えています。これはちょっとオーバーかも知れないけれど二十一世紀の半ば頃になったら、歯科医療は女性の仕事になってしまうんじゃないかと思うほどです。女性がそれ程、急激に進出してきたということは、女性が歯科医であることの、それなりのメリットがあるからでしょう。歯科の中でも小児歯科は、子どもさんが患者だから女性に向いている。

　私は女性だからどうこうとは今まで考えたことはありません。実際、小児歯科学会でも女性が結構いい仕事をしています。ただ昔っから私たちの医科歯科学生時代には、女の人は1人もいなかった。男だけで卒業しました。女性が歯科を勉強するのは、もっぱら女子歯科医専でした。男女別学だったんです。

　昭和30年代に大学になっても、まだ女性の数は少なかった。この時は男女共学になっていたんですが、せいぜい1割ぐらいでした。教室を見廻しても、ちらほら3、4人いるぐらいで気の毒みたいでした。

田中　今や、ある大学では半分近く女性だそうですね。

落合　そうなると、学会のメンバーとして女性が増えるのは当然ですよ。

田中　先生は、大学で教育にもかかわっておられましたし、臨床医としての経験もおありですが、これからの歯科教育はどうあるべきだとお考えですか。

落合　教育は今、いろいろな意味で大きく揺れています。歯科大学もたくさん出来たし大学院大学も出来ますよね。ただ、小児歯科医として常識的に考えられることは、今までのように保存とか補綴、矯正といったように分けるのではなくて、歯科医を養成するのであれば、小児の歯科と成人の歯科と老人の歯科、これだけしかないのではないかと思います。それぞれ、大きなカリキュラムを組むことになって、大変なことだとは思いますが、これから先長い将来に渡って、いろいろ変わっていくとすれば、やはり臨床にターゲットを合わせた歯科教育が、考えら

れてしかるべきだと思います。

　繰り返すようですが、まず子どもの歯科医療、これはたしかに特殊な分野でしょう。それから、一般の成人の歯科医療。そして、世の中が高齢化社会になったことで、ますます重要性を増してくる老人のための歯科医療、この3つの分野しか考えられないでしょう。

田中　おっしゃることはよく分かります。なぜ私が、歯科教育について質問したかと申しますと、実は、本年度より厚生省指定で私が指導医となって、現在の診療室が卒後研修医施設となり、新卒の歯科医を受け入れております。

　今後、歯科医は6年間の大学教育の後、研修施設で1～2年の研修がほぼ制度化されて、都合7～8年の教育期間で一応一人前になるという事です。

　以前からも、新卒の先生方が何人も勤務されているのですが、私がかねがね思っている事は、学問の一番重要な部分、つまり基礎的な部分が必要な時期に教育されていないように感じるんです。今までのカリキュラムは、解剖実習や発生学、病理その他の主要な基礎学を2～3年生の段階で終了する。それから保存や補綴、口腔外科といった臨床の勉強がはじまり、5～6年では臨床実習に突入、最後は国家試験で一応歯科医として社会に出るライセンスは取得出来る。ところが卒業してくると、ほとんどこの基礎的な学問が出来ていないんですね。

　実際に臨床を始めてこの重要性に気づき、それでまた基礎的な勉強をやり直すといった矛盾が出てきます。

　今日まで、素晴らしい臨床を展開されている先生方の論文や著作を拝見しますと、基礎的な考え方が反映されていないものは無いですよね。つまり、臨床を行うには基礎的な検証や理論背景を常に要求される訳ですから、若い先生にはそういう思考を持ってもらいたい。そのためにも大学教育では、基礎学を重視していただきたいと思うのです。

落合　私がアメリカにいた頃、これはテキサスの大学ですが、いまあなたが言ったようなことに、類似した試みがされたことがあります。学部は1年、2年、3年となるんだけれど、その歯科大学では、そうではなくて、カリエス学年とか歯周病学年というのを作りました。たとえばカリエス学年の学生は、まず、カリエスの基礎的な勉強をする。組織学的にまた細菌学的、病理学的には、どうしてカリエスが発生するのか。カリエスの予防とはどういうことなのか。そういうことを

ずーっと学んできて保存学の話に移る。窩洞形成はどうやるのか。次に充填を教わる。つまり、カリエスについて原因論から治療の仕方まで、一貫した教育をする。それに合格すると、今度は歯周病の科目に移る、といった工合です。その大学でやっていたのは、実は実験的な試みなんです。アメリカでは、いいアイデアが浮かぶと、すぐに実験に移して成果をみる。私は科目別のその一貫教育を大変面白い、いいアイデアだと思いました。後で聞いてみると、万人の認めるところにならないで、その方法は立ち消えになったそうです。何か欠点があったのでしょう。

けれど、あなたの言うことはよく分かります。最初に2年間、基礎を勉強して、臨床へやって来ると、はじめに学んだことを大概忘れているんです。

田中　歯を削る時に、ただ削ることしか考えていない。そこには、発生学や解剖学で学んだことが関係しているんだけれど、それを忘れている。目先の作業のことしか考えられないと、幅の狭い臨床医にしかなれないと思うんです。

落合　あなたはそういう反省があるから、基礎的な勉強が全く役に立っていない、と思うんです。けれど忘れているようでも、学んだことは、頭のどこかに残っている。臨床医になってから、解剖学や発生学を読み返すと、実によく分かる。それが何よりの証拠です。

それから、考えられることは、一人の歯科医を育てるための修行期間ですね。いくら理想的に育てようと思っても、そのために10年、20年と掛けるわけにはいきません。ただ臨床医になっても、初心を忘れず基礎的な学習で学んだことを思い出して欲しいですね。臨床面をやりながら、基礎的な学問に興味をもつということで、それを忘れると歯科医の技術がただの職人仕事になってしまいます。

田中　臨床と基礎というものの分け方が、はっきりし過ぎているように思います。もっと、臨床的基礎とか基礎的臨床というものが、あってもいいんじゃないでしょうか。

落合　時代の流れと共に、両者の間が徐々に接近しつつあるように思えます。臨床も次第に高度になって、基礎的な知識がないと出来なくなってきています。二十一世紀には、両方が交じり合って、境い目がなくなってしまうかも知れない。だから、それにふさわしい教育をしなければならない、ということも言えます。

田中　縦割り教育よりは横割り教育の方が、ベストに近いということですね。

落合　ですから、さっき言ったように、小児歯科と成人歯科と老人歯科の横割り教育ですね。小児歯科を学んでいる段階で、小児の生理とか、小児の組織、小児の解剖から始まり、小児歯科とはこういうものだということを理解して、臨床まで行っていれば、今度は大人になった人が歯科の問題を起こしたらどうなるか、ということも自然に理解出来るでしょう。小児歯科と成人歯科と老人歯科は、対立するものではなくて根のところでつながっているんですから。

田中　まあ、教育に関しては、われわれ臨床医がとやかく言う問題ではないかも知れませんが、臨床医であるからこそ、そういう考え方を教育の現場で反映してほしいという気持ちがあります。

落合　いや、後輩の育成というのは大切なことだから、すべての人が関心をもっているべきです。我々歯科医が臨床をやれる時間なんて、そんなに長いことじゃありません。4、50年やれば、たいがい終わりになってしまう。だから後を継いでくれる人たちの教育というのは重大な問題です。

田中　私自身のことを棚に挙げて言うのですが、若い先生方と仕事をしていますと、情報を検索したり、列挙したりする能力は大変長けているんです。これはこれで素晴らしい能力なんですが、その情報を生かすことが出来ない。つまり知識は豊富かも知れませんが、それを使いこなす知恵がないんですね。非常にマニュアル的でモディファイドに弱い。もちろん、キャリアという差もあるし、全ての若者という訳ではないのですが、そういう意味でも、卒業されてきた先生には、6年間で歯科医になったというよりも、歯科医としては1年目であるという自覚で、基本的な学問を再度勉強していただきたいと思うのですが。

2　引退前後

田中　先生は、現役の仕事をお辞めになってから何年か経っておりますが、臨床医として最後の、閉院への心の準備といったことを伺いたいのですが。

落合　私は長い間、小児歯科医療だけに携わってきました。子どもをずーっと診てきた。その子が大人になると私の手を離れて、一般歯科医の方へ行く。同時に、また新しく生まれた赤ん坊が私のところへやって来て、その患者さんとの付き合いが始まる。そういうことの繰り返しです。一般歯科医の場合は、患者さんと一緒に年を取っていきますから、それはごく自然な現象です。小児歯科医の場合は、

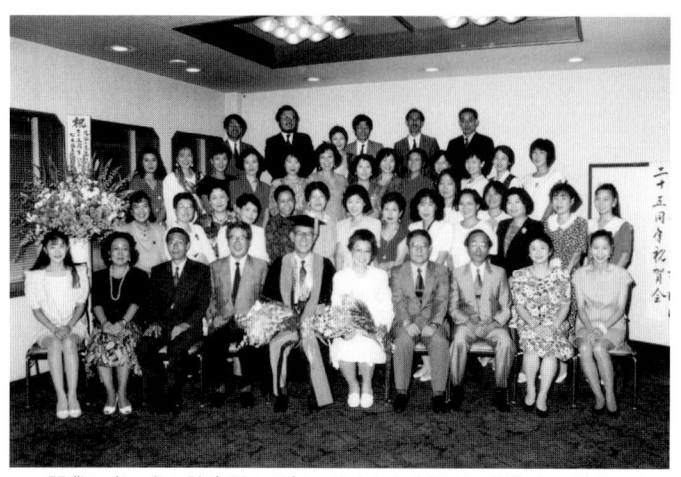

開業以来、私の診療所を手伝ってくれた歯科医、衛生士、受付の人達が懇親会をつくって、毎年一回集合している。開院25周年の時、私はＩＣＤの正装で出席し皆を驚かせた。

目の前の患者さんが次々に新しくなっていく。それと同時に連れて来る母親も変わっていく。面白いものだと思いました。

　年をとって一番大きな問題はこっちの体力ですね。目は悪くなる、腕の力も弱くなる、根も続かなくなる。つまり、精神的な問題を含めて、あらゆる能力が低下してくる。そうした場合、低下した能力に応じて、仕事を加減すればいいのかも知れない。しかし、小児歯科ではなかなかそうはいかない。

田中　トータル的な仕事ですからね。

落合　そうです。小児歯科医の仕事はなん歳ぐらいまで出来るんだろう、という問題は、10年ぐらい前から、第一世代と呼ばれる人たちの間で話題になっていました。私は正直な話、その当時はあまり深く考えてはいなかったけれど、だんだん目が見づらくなって、子どもの小さな口の中を覗いても暗くてよく見えない。子どもはよく動くし、なかなかじっとしていない。歯科医の診療というのは、それほど力の要る仕事ではないけれど、一種の精神労働ですよね。出来る範囲内でやっていればいいじゃないか、と言う人もいますが、出来ない範囲がだんだん大きくなってくると、やはり考えます。立派な仕事とは言えなくても、この程度にやれれば恥しくない、そう思っていられるうちに辞めるべきではないか、と思った

んですがね。

田中 歯科医が引退する場合、息子さんなり娘さんなりが、後を継ぐということがありますね。

落合 それはやはり患者さんの問題でしょう。そして子ども自身に、歯科医になりたいという意欲があれば、決して悪いことではないでしょう。ただ、私の場合は小児歯科医です。小児歯科医として、特殊な診療をしていたと思いますし、開業してからも、いろいろ変わったことをやりました。たとえば、同じビルの中で、隣に一般歯科医や矯正の先生に来て貰って、一種のコミュニティーみたいなものもこしらえた。かりに私の子どもが、歯科医になるとして一般歯科医になったら、どうなるか。私が開業医としてやって来たのとは、別の道を歩くわけでしょう。やはり、親と子どもとは別々の存在なんだと思いました。

田中 先生が引退を決心されて、一番気になったことはなんですか。

落合 それは患者さんのことですね。現在、診ている患者さんをどうするかという問題です。幸い開業医会も出来ているし、小児歯科の先生も増えていますから、患者さんの都合を聞いた上で、なん人かの先生に引き継いで頂きました。あの先生なら大丈夫だと思う先生を、なん人も知っていましたから。

田中 患者さんを引き継いで貰う手筈をつけるのに、どれくらい掛かりましたか。

落合 やはり、かれこれ2年半ですね。いや、もっとかな。患者さんのカルテを整理して、お役に立つかどうか分かりませんが、うちではこんな治療をやってこうなっていますと言って、先方の先生にカルテをお渡しする。そうこうしているうちに、また新しい患者さんがやって来る。門前払いも出来ないから事情をお話して、次の先生へのバトンタッチを考えながら治療を始める。まあ、そんなことが続いた2年半ですが、肉体的にも精神的にも思いの外に大変なことですよ。

そのほかの事務的な処理のようなことは、経費が掛かるにしても大した問題じゃありません。開業する時も、場所探しやら何やらで結構苦労しましたけれど、正直言って廃業する方が大変ですね。無から有を生じるよりも、有を無にする方が大変ということですかね。

田中 それまでに、多くのスタッフやドクターがいろいろな形で、先生に協力してきたわけですから。

落合 そうです。少なくともその時、現在うちにいる人たちについては、身の振り

方を考えてあげなくてはなりません。そういう人事の問題というのは、いざその時になってから、慌てて考えたって駄目なんです。あらかじめ、準備期間を設けて、少しずつスタッフを減らしていく。定員不補充というか、減った分は補充しないで不便を忍んでやっていくわけです。これは計画的に考えないと駄目です。

田中　いろいろお話を伺ってまいりまして、最後の質問になるかも知れませんが、先生は先生ご自身の、これからの人生をどうお考えですか。

落合　そうですね。何からお話すればいいのかな。

田中　歯科医の場合は、停年退職のように、なかなかすぱっとは辞められません。

落合　それは人それぞれでしょう。境遇も違えば、考え方も違う。後を継ぐ息子さんなり娘さんなりがいて、主な診療は子どもに任せる。自分は以前からの患者さんだけ診ていく。それはそれで結構です。だけど後継ぎがいないから体力が尽きるまで、この仕事をやっていく、というのもいいじゃありませんか。

田中　先生はまだまだお元気ですから、第二の人生というか、これからやってみたいことが、いろいろおありなんではありませんか。

落合　日本はこれからどんどん年配者が増えて、高齢化社会になりますね。初めての経験だから、日本の社会はそういう人達をどう扱うか戸惑っているのだろうけれど、まあ、ピンピンしている元気な高齢者を退職したからといって、何もしないで遊ばしておくことはない。できる分野、できる範囲で社会の役に立ってもらうべきですよ。

　それは若い時と違って体力も落ちているから、仕事の種類は若い人みたいに何でもという訳にはいかないかもしれません、口だけは達者だけれど（笑い）。でも経験は持っているし長い間生きて、それなりに考えもまとめているから、それを生かす方向での仕事はあると思うんです。

　現に私も東京の衛生士学校で、最近、医学概論とか歯科臨床概論とか称して、医療人としての基本になる考え方や知識の講義をしているんですが、高校を卒業したばかりの若い娘さん達は、意欲はあるんだけれど医療人としての常識とか基本的考え方がまだよくわからない。そこへ専門的な講義ばかりがドンドン進んでいくから、どうにも取りつきかたがわからないんですね。

　そこで今までの経験をまじえて医療の基礎的な話、例えば全般的な人体の仕組みとか口腔の機能、現在の歯科医療の考え方、それに患者さんとの具体的な接し

方、患者さんは何を望んでいるか、それにどう応えるか、また保険制度のあらましや背景など、教科書を離れて話をすると大変喜んでよく聞いてくれるんです。質問もよく出ますよ。ですから少しはお役に立っているなあ、と自分でも喜んでいます。

　こんなことも一つの高齢者の仕事になるんでしょうね。もちろん退職した方のお考え、特技などにもよると思いますが、そういったものを交えて結構お役に立つことはありますよ。今後の問題として、若い人達にもぜひ考えてもらいたいですね。

3　対談の終わりに

田中　小児歯科の創立からの発展史をつぶさに聞かせていただいて、現在小児歯科に従事している私としては非常に面白かったです。

　自分では分かっているつもりでも、こうして実際にお話を伺ってみると、見ると聞くとは大違いということが随分ありました。

　お話の内容としては昭和30年代の黎明期から、だいたい昭和50年代までを聞かせていただいたように思います。これ以降、つまり昭和60年から今日まで平成時代の状況は、私たちもおよそ把握していると思いますので、この辺で先生との対談を終わりたいと思います。いろいろと聞かせていただいて、大変有難うございました。

落合　いやあ、そんなこと言われると返って恐縮です。たいしてお役に立つこともなかったろうけれど、いろいろ聞いてもらって私こそ有難うございました。

　何だか一人で得意になって、つまらんことばかり喋ったような気がします。でも振り返ってみると、長い間、いろいろなことがあったんだなあ、と自分でも感じています。細かいことでは多分に勘違いや思い違いがあると思いますが、その点はお許し下さい。

田中　最後に現在に立って今後のことで、われわれの参考になることがありましたら、お伺いして対談の結びにしたいと思いますが、いかがでしょうか。

落合　そうですね。今後のことについては、私はもう退職した人間ですから、今さらとやかく言うことは何もありません。現役の皆さんによろしくお任せするだけです。

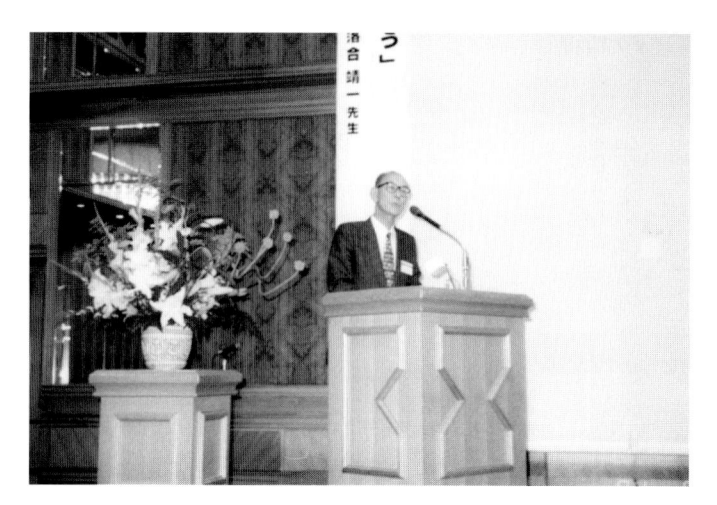

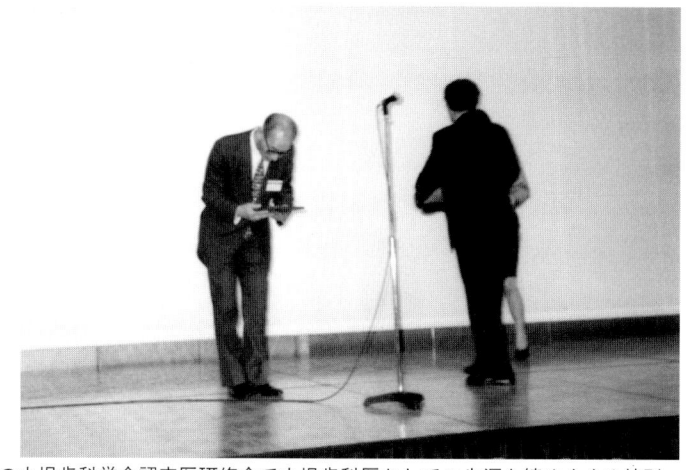

平成6年、長崎市の小児歯科学会認定医研修会で小児歯科医としての生涯を締めくくる特別講演をさせていただいた。片寄恒雄座長に感謝状をいただき、皆様の長年にわたるご指導とご厚誼に心から深く頭を下げた。

　ただ今日の状態を見ていると、世の中、大きく変わって皆さん大変だろうなあ、ということは分かります。
　何しろ従来は毎年200万人以上生まれた子どもの数が減りに減って、今じゃ120万足らずになっているんですからね。人口動態研究所が予測ミスで大謝りしてくれても仕方がないんで、こればかりは思いがけないことでした。教育とか産業、

経済など、いろいろな分野で予想が外れて困惑していますが、小児歯科だって決して例外じゃありません。

何しろ年間80万人も新生児が減れば、1人20本として総計1,600万本の乳歯が毎年忽然として姿を消すわけです。これだけだってかなりの騒ぎだのに、そのうえ疾病構造が変って昔のようなランパント・カリエスなんか、まず見られなくなってしまった。

これは結構なことで、私が40年前、アメリカで経験した小児歯科と同じ程度になったわけです。昔、ランパント・カリエスの洪水に休む間もなく追い回されていた頃には、友人たちといつになったらこのむし歯地獄から抜け出して、アメリカ並みに歯列の形成など考えながら、落ち着いた診療ができるようになるのだろう、とよく夢物語をしました。そして私たちの一生は、恐らく子供のむし歯退治に追われて終わるのだ、と諦めていました。しかしこれはどうやら達成されて成功したのです。

ただそうなると、今度はまた別の問題が出てきました。それは歯科医の増加です。むし歯が減ったら治す人が増えた、とは全く皮肉な話です。前にもお話したように、日本は過去からずっと歯科医不足の国でした。それがどうやら患者さんのむし歯が沈静化して小児歯科医も増え、需給関係もよくなっていくだろうと思ったら、今度は逆に歯科医が増え過ぎちゃったそうです。

本当に歯科医が余っているのかどうか私には分かりませんが、昭和40年代には4万人以下だった歯科医の数が、平成8年には8万人を越えて倍以上になっています。まだまだ増え続けて10万人までいくと言われます。日本は長い間、歯科医不足の対策ばかり考えてきたから、ここへきて歯科医が不足しなくなったら、どうしていいか分からない。それに歯科医が増えたら増えたで、またそれに応じた診療上の問題も起こり出している。本当に多すぎるのなら、これは減らすしかない。歯科大学の統廃合だって、真剣に考えなきゃならないかもしれないんです。これはなかなか難しいだろうけど、しかし学校だけ栄えて、歯科医療が荒廃したんじゃ何もならないものね。

他方では保険の問題、これが基本的に今後も今と同様、経済的に成り立つのかといえば、果たしてどうでしょうかね。福祉が財政を圧迫しているとは、かなり前からいわれていることです。まあ、日本の経済も今は決してベスト・コンディ

ションにはないけれど、いずれ上向いたとしても、今後人口構成も大きく変わるし、果たして現在の保険制度を支えていけるのかどうか、これだってかなり大きな問題でしょう。現在でもかなり問題はあるんだから。

田中 本当におっしゃる通りで、私たちもどうしたらよいか、日夜いろいろ考えて、少々疲れているところです。

落合 そうでしょうね。でもね、考えてみれば、今までお話したように、過去にも問題の無い時代なんて一度も無かったんです。それぞれの時代が、それ相応の問題を孕んでいました。結局、皆でそれをなんとか乗り越え、解決して現在に至ってきたんです。小児歯科が全くない時代からそれを作ることだって、無から有を生じるんですから、結構大変だったんです。ですから皆さんだけじゃありません、昔から同じです。どうか負けないで、しっかり頑張って下さい。目標さえ、きちっと摑まえていれば、必ずうまくいきますよ。ご健闘を祈ってます。

田中 そうですね、また頑張りましょう。今後ともどうかよろしくお願いします。本当に長い間、有難うございました。

年　譜／小児歯科医療と社会の動き

出典：小児歯科学雑誌、通巻42号、20周年記念号、昭和57年5月
　　　日本歯科医師会雑誌、第40巻11号、日歯年表特集号2、昭和63年2月
　　　日本全史、1991年3月、講談社

年	小児歯科周辺のできごと	社会のできごと
1945（昭20）		第二次世界大戦終結
1946（昭21）	歯科教育審義会設置	天皇、人間宣言
	東医歯大設立認可	米教育使節団報告書発表
1947（昭22）	第1回歯科医師国家試験実施	日本国憲法施行
	医療制度審議会設置（厚生省）	古橋広之進新記録樹立
	歯科医師会による保険歯科医の講習	
	阪大医学部に口腔治療学講座設置	
1948（昭23）	歯科衛生士法制定	教育委員会設置
	保険医指定　自由意志により出願制度	新制高校・大学発足
	政府職員の給与水準6,370円	1ドル360円レートになる
		全学連結成
		太宰治心中死
1949（昭24）	衛生士教育開始（6養成機関）	湯川秀樹ノーベル賞
		下山・三鷹・松川事件
1950（昭25）	阪大歯学部設立	朝鮮戦争勃発
	政治的に国民健康保険の動きが活発化し、	1,000円札発行
	歯科医側の保険収入に対する免税措置が	満年齢の制度始まる
	問題化	8大都市小学校完全給食
1951（昭26）	Dental mission来日	日米平和条約調印
	岩垣宏、保育歯科を提唱	民間ラジオ放送開始
		マッカーサー元帥罷免
1952（昭27）	保険収入対税問題の論議盛んに起る	日米安保条約発効
		パチンコ流行する
		東京に初のボウリング場
1953（昭28）	林了参議院当選	テレビ本放送開始
	日本歯科医師会学術会議が日本歯科医学	エリザベス女王戴冠式
	会と改称	軍人恩給復活
	医師、歯科医師の全国一斉調査	
1954（昭29）	岡本清纓、榊原悠紀田郎、深田英朗らに	洞爺丸沈没
	よる小児歯科活動おこる	50銭以下廃止
1955（昭30）	アジア歯科会議開催（東京）	1円アルミ貨発行

年	小児歯科関連	社会一般
1956(昭31)	租税特別措置法改正案国会通過 東医歯大に小児歯科学教室設置 岩垣宏著「俣育歯科学（永末書店）」 深田・山下・榎編「最近小児歯科学（医歯薬出版）」 岩垣宏著「歯の健康教育（永末書店）」 全国歯科医師社保対策総決起大会	美空ひばり流行始まる 神武景気に沸き立つ 日本、国連加盟 週刊誌ブーム起こる ペニシリン・ショック死 マナスル初登頂成功 売春禁止法公布
1957(昭32)	厚生省、歯科疾患実態調査開始 開業歯科医の講習会活発化	南極に昭和基地設置 5,000円札発行される なべ底景気 スプートニク1号成功
1958(昭33)	東京で小児歯科集談会（東医歯大、東歯大、日大歯）開始 新国民健康保険法公布（国民皆保険制度の基礎確立）	岩戸景気といわれる 10,000円札発行される エキスプローラ1号成功
1959(昭34)	鹿島俊雄参議院当選 国産エア・タービン開発	皇太子（現天皇）ご成婚 インスタント・ラーメン売り出される メートル法実施
1960(昭35)	衛生士学校2年制になる 落合靖一訳「小児歯科学（医歯薬出版）」	安保闘争 ケネディ大統領当選 初の女性厚生大臣出現 テレビ500万台突破 浅沼社会党委員長刺殺 所得倍増計画が閣議決定
1961(昭36)	小児歯科集談会に日歯大が参加 3歳児検診始まる 愛知学院大歯学部設立 保険歯科医師大会　一斉休診 国民皆保険実現	柏戸・大鵬横綱になる ライシャワー大使着任 核実験禁止決議
1962(昭37)	小児歯科集談会に大歯大、九歯大、阪大歯が参加 歯界展望〝小児歯科の臨床〟特別号（第1回）を発行	中性洗剤有害性問題化 南極平和基地閉鎖 サリドマイド販売停止 キューバ危機回避
1963(昭38)	小児歯科集談会を母胎に日本小児歯科学会設立（創立総会：東京） 小児歯科学雑誌1巻1号発行 厚生省医務局、歯科衛生課設置	ケネディ大統領暗殺 初の原子力潜水艦入港 生存者叙勲復活 新千円札発行

年	小児歯科医療	社会の動き
1964（昭39）	保険1点単価10円となり地域差撤廃 東京都歯科医師会一斉休診 神奈川歯科大設立 スペースライン型ユニット発売	日米テレビ宇宙中継開始 東京オリンピック開催 東海道新幹線営業開始 海外旅行自由化 新潟大地震
1965（昭40）	日大歯学部に小児歯科設置 母子保健法公布 岩手医大、東北大、新潟大、広島大に歯学部設立	家永三郎教科書検定訴訟 東大、名大などで無給医局員の診療拒否 朝永振一郎ノーベル賞
1966（昭41）	東歯大に小児歯科設置 開業設備にリース、ローン制度始まる 日本歯科衛生士会創立	ANA、BOAC、C-PAL機の墜落 日本の人口1億人を突破 封書15円、葉書7円に
1967（昭42）	日本小児歯科学会、日本歯科医学会の分科会に認定 北海道大、九州大に歯学部設立 健保特別法案強行採決、点数改正 歯科材料価格制定	青年医師連盟インターン制に反対、国試ボイコット 中国文化大革命
1968（昭43）	大歯大に小児歯科設置 小児歯科学会総会（岡山市）にアメリカ小児歯科学会M. Album会長来訪	郵便番号制度スタート 三億円事件 川端康成ノーベル賞受賞
1969（昭44）	高溶陶材、コンポジット・レジン登場	アポロ月面着陸 いざなぎ景気 大学紛争起る
1970（昭45）	医療費値上げ一斉休診 医事紛争起こり始める 城西（現明海大歯）、鶴見大歯学部設立	万国博（大阪）開催 よど号事件 三島由紀夫自殺
1971（昭46）	第3回国際小児歯科学会IADC（コペンハーゲン）に初参加 保険医総辞退 日歯大、鶴見大、岩手医大に小児歯科設置 日大松戸歯、岐阜歯大（現朝日大歯学部）設立	環境庁発足 1ドルが308円になる イタイイタイ病原告勝訴 阿賀野川中毒原告勝訴
1972（昭47）	松本歯大、日歯新潟歯、東北歯大（現奥羽大歯学部）、福岡歯大設立 カルボン酸セメント発売 医療費、郵便料値上げ	山陽新幹線岡山まで延長 浅間山荘事件 日中国交回復 パンダ初公開
1973（昭48）	日本小児歯科学会、国際小児歯科学会に	石油ショック

年		
	正式加盟 健康保険法改正（老人医療無料化） M. Massler教授、小児歯科学会総会（朝日大）で講演 学会例会のシンポジウムで〝小児ムシ歯の洪水をどうするか〟が論議 日本歯科医師会創立70周年記念	金大中事件 1ドル、277円で変動相場制 江崎玲於奈ノーベル賞
1974(昭49)	T. K. Barber教授、小児歯科学会総会（鶴見大）で講演 厚生大臣、中医協に差額問題を諮問	佐藤栄作ノーベル賞受賞 「かもめのジョナサン」大ヒット
1975(昭50)	歯科医療費、差額徴収で社会問題化	ベトナム戦争終結 「泳げ、たいやきくん」大流行 新幹線博多まで完成 国際海洋博（沖縄）開催
1976(昭51)	小児歯科学、国家試験の正式科目に加わる 阪大歯、東北大歯に小児歯科設置 歯科における差額徴収廃止	ロッキード事件、田中元首相逮捕 バイキング1号火星軟着陸 鹿児島に5つ子誕生
1977(昭52)	1歳6か月検診始まる 昭和大、徳島大に歯学部設立 健康保険改正案成立 化学接着性複合レジン日本で開発 総山孝雄FDI副会長就任 アイオノマー・セメント発売	カラオケ・ブーム 日本の人口、1億1千万を超す ジョギング流行 「津軽海峡冬景色」はやる
1978(昭53)	小児歯科と矯正歯科の標榜医制度成立 東日本学大(現北海道医療大)、鹿児島大に歯学部設立 北大歯学部に小児歯科設置 健康保険法改正、4歳未満児に50%加算	成田国際空港開港 試験管ベビー誕生 不確実性の時代
1979(昭54)	国際児童年、記念行事として小児歯科保健・医療制度の国際集会開催 租税特別措置法改定（5段階経費率） 東日本学大、新潟大、広島大、九歯大、九大歯に小児歯科設置	東京サミット開催 国公立大学共通1次試験 サッチャー内閣成立 ソ連アフガニスタン介入 第2次石油ショック 米大使館人質事件
1980(昭55)	岡山大、長崎大に歯学部設立 関口恵造、井上裕参議院当選 歯科材料価格基準改正	イラン・イラク戦争 日本の人口1億2千万

1981（昭56）	小児のムシ歯減少、顕著になる 国際障害者年 小児歯科学会、最後の秋季大会が盛岡で開催（次年度より学会大会は年に春季1回となる） 健康保健法改正、6歳未満児に50％加算、障害児加算、乳歯冠認定（小児歯科、健保に初の存在確立）	日本の人口1億2千万 神戸ポートピア博覧会 福井謙一ノーベル化学賞 スペース・シャトル初飛行 イラン米人人質解放
1982（昭57）	唇顎口蓋裂矯正治療、保険導入 日歯会、テレビ啓蒙番組"歯の時間です"を"笑顔でカムカム"に変更	東北・上越新幹線開業 500円硬貨発行
1983（昭58）	71回FDI年次大会東京で開催 老人保健事業開始 小児歯科学会、地方会設立検討開始	大韓航空機撃墜さる 初の体外受精児出産 アキノ議員暗殺
1984（昭59）	厚生省「将来の歯科医師需給に関する検討委員会」設置 特定療養費制度導入 退職者医療制度創設 日雇健康保険法廃止	新札発行 グリコ森永事件 ガンジー首相暗殺
1985（昭60）	診療報酬改定、歯周病の計画診療導入 光重合型複合レジン国産化	科学万博つくば開催 日航機747墜落事故
1986（昭61）	日歯会、歯科医師急増対策を文部省に申し入れ 外注技工料問題化 国家試験、年に1回となる 小児歯科学会関東地方会設立（全日本を6地方会で網羅）	スペース・シャトル事故 アキノ夫人大統領就任 ハレー彗星接近 三原山大噴火
1987（昭62）	歯科臨床研修財団設立 卒直後研修医制度の検討始まる 学会認定医制度の検討始まる	国鉄民営化、JR誕生 利根川進ノーベル医学賞
1988（昭63）	小児歯科学会認定医制度発足	昭和年代最後の年となる

あとがき

　日本は漆黒の戦争時代を経て、昭和20年代より様々な芽吹きが始まる。
　新たな思想や概念の元に、多くの物事が生み出された。
　社会的にはベビーブームが起こり、後の『団塊の世代』として、各時代に大きな影響を与えている。
　戦争は現代社会への脱皮としては大きな節目であった。
　しかし、戦争戦後を体験しない昭和30年代生まれの我々の世代においては実感の無い過去であり、まして次世代を担うであろう現在の若者にとっては、記憶に無い過去となってしまっているであろう。

　最近では世紀末という節目が何かのたびに口にされる。
　その時間の足元では、生活の上でさしたる変化がある訳では無いが、数年前を振り返り、比較してみるとその変化に驚愕する事がある。
　10年前にこの高度な情報社会を想像出来たであろうか。
　当たり前のように使用されるデジタルな生活機器と溢れるばかりの情報。そしてそれらに追走する膨張した混乱。
　階段を昇るように生きてきた者には、その段差はあまりにも大きく、ひとつ前の階段ははるか下にあり、想像しがたい高さと足元のもろさにすくみを感じる事がある。
　過去に対するノスタルジーかもしれないが、長くゆるやかな勾配の坂道を振り返り、見下ろす満足感はもう得られない。

　現代の歯科医療も、世相に対応するようにデジタル化され、情報は瞬時にして診療室に届けられる。

今ある情報の消化に精一杯でありながら、さらなる情報が追加され、膨満感を密かに感じているのは私だけであろうか。

　しかし、これらの情報は、アナログからデジタルへと変換されたからといえ、突如発生したものではない。

　今日の情報や技術が、突然変異的な偶然の産物ではなく、過去から未来への必然性によって構築されたからである。

　すべての事象には、発生の根源がありそして発達の過程がある。

　日本の歯科界において近代歯科医療の幕開けは、明治維新後の横浜の地より発祥したが、次なる大きな変革の時期は戦後の昭和20年以後である。我々が享受する現代歯科医学・医療の根源は、この時期にあると断定してよいものと思われる。

　歯科医師として、最新の情報や技術により武装化する事は重要であり又、医療人としては当然の義務である。

　しかし、それらの情報を消化するにおいて、先人達の業績を知り物事の根源を知る事は、さらなる情報の具現化に極めて役に立つものと思われる。

　本書の著者である落合靖一先生は、戦後より50余年の間、歯科界において常にその中心に存在し、特に小児歯科における第一人者である。

　その歯科医としての人生は、文学的な起承転結で構成されている。

　学者として臨床医として常に第一線に位置しながら、歯科界をリードしてきた一人である事は、誰しも認めるところであろう。

　1996年に臨床医としては引退されたが、その永きにわたる業績や交友関係のエピソードには大変興味深いものがある。

　落合先生と私は、1989年に開かれたアテネの国際小児歯科学会で初めてお会いしたのがご縁の始まりであるが、以来、公私にわたりご指導いただいている。

　そもそも本書の企画は、先生とお会いする機会の度に、様々な未知なる過去の話を聞くに及んでからである。

　市川にある先生の書斎にお邪魔し、深夜まで多くの文献や大先輩達の偉業を見聞

きする事が出来、過去からの投射が、鮮明に今日の映像として映し出される事に感銘を抱いた。

この感銘をより多くの同輩に伝えるには、私の文章表現力では不可能であり、落合先生に再度登場していただいた訳である。

落合先生を個人的に知る者は、魅力ある軽妙な語り口は周知の事と思う。本書においても、口語調を極力再現したつもりである。

戦後から今日に至るまでを、年表に沿い時代々々のトピックスについて、対談方式で記録させていただいた。

また自伝的要素もあるが、これは先生の人となりを理解していただくためでもある。

本書はそれぞれの世代において懐古的でもあり、また新しく小児歯科を学ぼうとする世代にとっては新鮮さを感じるであろう。

さて、述べ20時間以上の中で、まとまりの無い質問のため、私は対談者としてでは無く、物語の合間の合いの手の役しか果たせなかったが、私自身にとっては、大変有意義な時間を得る事ができた。

落合先生の魅力を十分に引き出せなかった事は残念ではあるが、その意図する事を読者諸氏にはご理解いただきたい。

本文に登場はしないが、多くの先生方の業績・エピソード、また様々なこぼれ話など、実に時代背景を紡彿させ、大先輩や先人達の人間性を知るものであった。

私自身、昭和40年代に始まった歯科大学・学部の増設時期以降の卒業世代であり、いわゆる歯科界における『団塊の世代』である。

常に過飽和の中で競争性を身につけ、日々の臨床に追われており、過去を知る由も無かった。

しかし、今知り得た過去は、現在の足元を照らすに十分な明るさであり、将来への足掛かりになるものと思われる。

本書が小児歯科に関わる者にとって、日本独自の小児歯科発展の記録として、ひ

とつの座標軸になる事を望むものである。
　ここで、あらためて本書に登場する歯科界を支えた多くの大先輩諸氏に感謝するとともに、出版に賛同をいただいたシエン社社長百瀬文隆氏、編集校正を担当していただい高橋昇之助氏に心から深く感謝するものである。また、最後に数十年の永きにわたり落合先生を支え、私のような若輩者にもお気遣いいただいた落合徳子夫人にも感謝の意を表したい。
　平成12年7月27日
　　44回目の誕生日・新診療室での再出発を控えて

田　中　晃　伸

著者略歴
落合　靖一

昭和3年6月29日　東京都出生
現住所：千葉県市川市菅野3丁目17番
　　　　6号
☎047-324-7067　Fax同じ

昭和24年3月	東京医学歯学専門学校（現、東京医科歯科大学）歯学科卒業
同　26年4月	東京医科歯科大学大学院入学
同　29年8月	フルブライト法による留学生として渡米 ハーバード大学フォーサイス小児歯科研究所に入所
同　30年9月	イリノイ州立大学歯学部大学院（小児歯科学教室）入学
同　31年6月	同大学院課程終了、帰国
9月	東京医科歯科大学講師（小児歯科学教室）
同　34年2月	WHO口腔衛生会議（オーストラリア）日本代表
同　35年3月	医学博士（東京医科歯科大学）
5月	東京医科歯科大学助教授（小児歯科学教室）
同　38年4月	N.I.H.人類遺伝研究者養成コース入会
同　39年4月	日本歯科医師会国際渉外委員会委員
同　42年1月	東京都新宿区四ッ谷1-4、野原ビルにて小児歯科医院開業、落合小児歯科研究所を開設
4月	東京医科歯科大学非常勤講師
9月	東京小児歯科臨床研究会会長
同　43年4月	日本歯科医師会テレビ放送委員会委員
同　45年4月	新潟大学歯学部非常勤講師

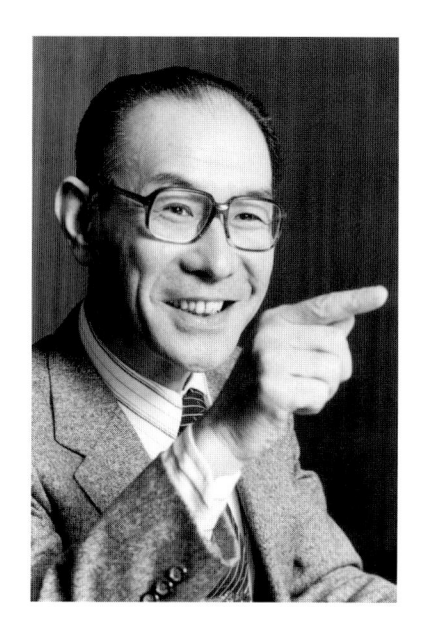

同 47年 5 月	国際歯科学士会会員（F.I.C.D.）	
同 49年 5 月	日本小児歯科学会副会長	
同 55年 5 月	国際歯科学士会　日本部会副会長	
同 56年 6 月	日本歯科医療管理学会副会長	
9 月	日本歯科医学会評議員	
同 57年 8 月	日本歯科医学教育学会副会長	
同 59年 2 月	日本歯科医学会短期研究委員会副委員長	
9 月	日本テレビ・デンタル情報推進協議会委員	
同 61年11月	日本小児歯科学会関東地方会会長	
同 63年 5 月	日本小児歯科学会　学会認定医（第 1 号）	
6 月	日本小児歯科学会認定医委員会副委員長	
平成 4 年 5 月	国際歯科学士会　日本部会会長	
同 8 年12月	落合小児歯科研究所を閉鎖、退職	

平成 9 年 5 月　日本小児歯科学会賞受賞
　　　　9 月　国際歯科学士会よりマスター受賞
　　　　　　　Master of International College of Dentists（M.I.C.D.）となる

現在　日本小児歯科学会名誉会員、日本小児口外科学会名誉会員、日本小児歯科学会関東地方会顧問、日本歯科医学教育学会参与、日本歯科医療管理学会理事、東京小児歯科臨床研究会顧問、神戸臨床小児歯科研究会顧問、東京都四ッ谷歯科医師会監事、学校法人日出学園理事、新東京歯科衛生士学校講師

著書および論文
学術書	最近小児歯科学	昭和32年	医歯薬出版
	脳性麻痺	昭和46年	医学書院
	小児歯科学	昭和52年	医歯薬出版
	臨床歯科遺伝学	昭和56年	医歯薬出版
	歯科医療管理学入門	昭和59年	医歯薬出版
	第一大臼歯	昭和61年	医歯薬出版

訳書	J. C. Brauer, et al著；小児歯科学	昭和35年	医歯薬出版
	C. J. Witkopf編；歯科遺伝学	昭和40年	医歯薬出版
	G. E. White著；ムシ歯学	昭和53年	わかば出版
啓蒙書	子どもの歯と保育	昭和36年	創元社
	口の中の戦争	昭和52年	大日本図書
	歯の健康と子どものからだ	昭和59年	築地書館
	インフォード・コンセント時代	平成3年	永末書店
	もしも歯がなかったら	平成5年	ぱすてる書房
	よい歯、つよい歯、かわいい歯	平成8年	大日本図書
	歯の健康図鑑（1〜4）	平成9年	大日本図書
論文	Improvements on apparatus of electoro-anesthesia, Bullt. Tokyo Med. Dent. Univ., Vol.6, No.2, 1959		
	幼児の齲蝕罹患の変遷とその背後にある要因の分析、今後の予防のあり方、日本歯科医師会雑誌、第48巻、第7号、平成7年10月号		
	小児歯科からみた国民皆保険制度の導入とその後の動向、小児歯科臨床、平成10年9月号		

ほか約180編

著者　略歴
田中　晃伸

昭和31年7月　和歌山県出生
現住所：茨城県鹿嶋市平井1295番27号
　　　☎0299-82-1114
　　　Fax0299-82-1113
　　　［E-Mail］aoi@sopia.or.jp

昭和56年3月　日本大学松戸歯学部卒業
　同年　4月　同大学　付属病院特殊診療科
　　　　　　　　　　　勤務
　　　　　　　同大学　障害者歯科学講座入
　　　　　　　　　　　局
　同 60年9月　同大学　退職
　同年　10月　茨城県鹿嶋市にて開業
　　　　　　　タナカ歯科医院（歯科医師臨床研修施設）

日本小児歯科学会関東地方会幹事
日本小児歯科学会障害児問題委員会委員
㈳日本歯科先端技術研究所　関東信越地区　常任理事
　　　　　同　　　　　　口腔インプラントマスター

歯学博士
日本小児歯科学会認定医
日本顎咬合学会認定医
歯科医師卒後研修指導医

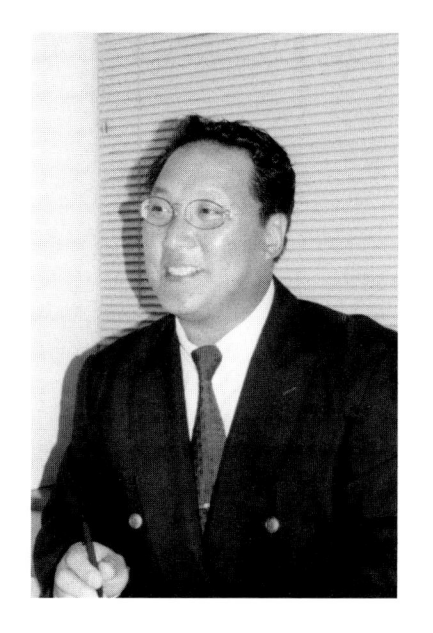

歯科春秋	定価（本体4,600円＋税）

2000年9月30日　第1版　第1刷

著　者　落合　靖一
　　　　田中　晃伸
発行者　百瀬　文隆
印刷所　株式会社　七映

発行　わかば出版株式会社

発売　株式会社　シエン社　デンタルブックセンター

〒112-0004　東京都文京区後楽1―1―10
TEL 03 (3816) 7818　　FAX 03 (3818) 0837

ISBN4-89824-012-7 C0047